中山大学附属第一医院院史文化丛书　❖　肖海鹏　骆腾　主编

基于岗位胜任力的护士专科能力提升及评价体系构建研究项目成果

妙手仁心

成守珍　徐朝艳○主审
彭福祥　郑　莹○主编

U0385724

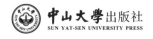

中山大学出版社
SUN YAT-SEN UNIVERSITY PRESS

· 广州 ·

图书在版编目（CIP）数据

妙手仁心／彭福祥，郑莹主编. -- 广州：中山大学出版社，2024.12. -- （中山大学附属第一医院院史文化丛书／肖海鹏，骆腾主编）. -- ISBN 978 - 7 - 306 - 08226 - 8

Ⅰ. R - 49

中国国家版本馆 CIP 数据核字第 2024725CR8 号

MIAOSHOU RENXIN

出 版 人：王天琪

策划编辑：鲁佳慧

责任编辑：麦颖晖

封面设计：林绵华

责任校对：袁双艳

责任技编：靳晓虹

出版发行：中山大学出版社

电　　话：编辑部 020 - 84110283，84113349，84111997，84110779，84110776

　　　　　发行部 020 - 84111998，84111981，84111160

地　　址：广州市新港西路 135 号

邮　　编：510275　　　　**传　真：**020 - 84036565

网　　址：http://www.zsup.com.cn　　E-mail：zdcbs@ mail. sysu. edu. cn

印 刷 者：佛山市浩文彩色印刷有限公司

规　　格：787mm×1092mm　　1/16　　22.5 印张　　440 千字

版次印次：2024 年 12 月第 1 版　　2024 年 12 月第 1 次印刷

定　　价：128.00 元

中山大学附属第一医院院史文化丛书
主 编 简 介

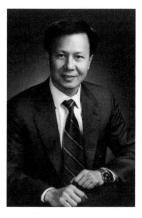

肖海鹏 教授，博士研究生导师。国务院学位委员会学科评议专家，国务院政府特殊津贴专家，中山大学附属第一医院院长、内分泌科首席专家，教育部临床医学专业认证工作委员会副主任委员，中国高等教育学会医学教育专业委员会副理事长，广东省医学会副会长。主持多项国家自然科学基金项目和省部级课题，学术成果发表在 *BMJ*，*Lancet Digital Health*，*Cell Research*，*Thyroid*，*JCEM*，*Diabetologia*，*Molecular Therapy* 等国际权威期刊，获广东省科技进步一等奖、广东教育教学成果特等奖、国家级教学成果二等奖、教育部宝钢优秀教师等多项荣誉，是首批全国高校"黄大年式教师团队"负责人、欧洲医学教育联盟（AMEE）ASPIRE-to-Excellence（国际合作）奖全球首家获奖医疗机构团队负责人、国内首位 AMEE Honorary Fellowship 国际奖获得者。

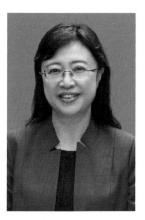

骆 腾 法学博士，研究员。中山大学附属第一医院党委书记。获得"全国优秀教育工作者""中国高等教育学会优秀工作者"称号。第八次优秀高等教育科学研究成果优秀奖主要完成人，第十三届最具领导力中国医院领导者卓越贡献奖获得者。曾担任中国高等教育学会常务理事、中国高等教育学会师资研究分会副理事长、中国质量协会医疗与健康分会副会长。现任中国卫生健康思想政治工作促进会委属委管医院分会副会长、中国卫生健康思想政治工作促进会医院党建研究分会副会长、广东省十四届人民代表大会常务委员会教科文卫咨询专家、国家卫生健康标准委员会医疗服务标准专业委员会委员、中国现代医院管理智库党的建设与医院文化专业委员会委员、党建引领公立医院高质量发展专家组成员、"公立医院高质量发展医疗服务能力提升项目"专家委员会委员。

《妙手仁心》 主审简介

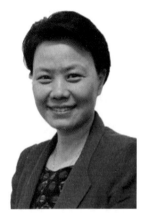

成守珍　博士研究生导师。中山大学附属第一医院护理学学科带头人，主任护师。第48届南丁格尔奖章获得者。任中华护理学会呼吸护理专业委员会主任委员、中华护理学会学术工作委员会副主任委员、全国医学专业学位研究生教育指导委员会护理分委会委员、国家卫生健康标准委员会护理专业委员会委员、国家卫生健康委医院管理研究所第一批医院评审评价专家、广东省护理学会理事长、广东省护理学会呼吸与危重症护理专业委员会主任委员、广东省护理专业质量控制中心主任、广东省政协委员、广东省科学技术协会常务委员。《中华急危重症护理杂志》副主编、《中国护理管理》副主编、《现代临床护理》主编。

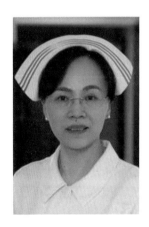

徐朝艳　博士研究生学历，硕士研究生导师。中山大学附属第一医院护理部主任，临床护理学教研室主任，主任护师。任中华护理学会全国护理科普教育基地负责人、中华护理学会护理管理专业委员会委员、中华护理学会护理产业工作委员会委员、广东省护理学会内分泌护理专业委员会主任委员、广东省护理学会护理管理专业委员会副主任委员、《现代临床护理》杂志副主编、《国际护理科学（英文）》《护理管理》编委。

《妙手仁心》 主编简介

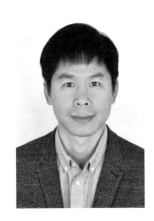

彭福祥 助理研究员，广东外语外贸大学比较文化研究博士生，中山大学附属第一医院党委办公室副主任、宣传部主任。中国卫生健康思想政治工作促进会宣传文化分会理事，广东省医学会健康传播自媒体联盟副主任委员，广东省医师协会健康传媒工作委员会副主任委员，广州市健康科普专家库成员，健康报特约记者。在全国、省、市宣传文化赛事中多次获奖，发表文章10余篇，主编图书4部。

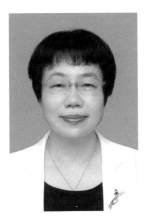

郑　莹 中山大学附属第一医院健康管理中心副主任，保健门诊中心、健康管理中心科护士长，主任护师，党支部书记。任中华护理学会健康管理专业委员会专家库成员、广东省护理学会科普专业委员会主任委员、广东省护理学会耳鼻咽喉科护理专业委员会副主任委员、广东省医学会健康传播自媒体联盟副主任委员。获国家卫生健康委员会"改善医疗服务突出贡献工作者"、中华护理学会"杰出护理工作者"荣誉称号。

本书编委会

总 主 编：肖海鹏　骆　腾

主　　审：成守珍　徐朝艳

主　　编：彭福祥　郑　莹

副 主 编：梁嘉韵　许赫赫

编　　委：章智琦　朱淑连　邹冬梅　谢　敏　周　萌

　　　　　陈小凤　谢凤兰

参编人员：（按姓氏笔画排序）

于　瑞	王　娜	王东芳	王丽娟	王孟媛	方丽璇	方春銮
邓　华	邓亚雯	邓红花	邓丽君	邓明芬	石　锐	龙英华
叶　莉	叶红杏	叶海丹	丘　梦	白利平	司徒妙琼	成守珍
吕林华	朱淑连	朱琼芳	伍秋娥	伍淑文	刘　成	刘　丽
刘文静	刘运霞	刘强强	关桂梅	关锦美	许　娴	许　薇
寻　南	严凤娇	苏永静	杜合英	李　元	李　云	李　花
李　莉	李　静	李小金	李向芝	李红玉	李红侠	李丽琼
李敏宜	李智英	杨云英	杨仲毅	肖　萍	吴玉娜	吴丽容
吴洁丽	吴琼玉	吴耀业	何春梅	何瑾云	余　娜	余　娟
沈曼璇	张小丹	张伟玲	张振发	张朝晖	陆丹华	陈　颖
陈　锷	陈　璐	陈小凤	陈少珍	陈月娥	陈玉英	陈伟玲
陈旭素	陈志芬	陈志昊	陈芸梅	陈利芬	陈妙虹	陈秋莲

陈晓丹	陈晓玲	陈婉东	陈慕瑶	林芝	林平顺	林建雄
林春喜	林哲欣	国宁	罗美	罗聪	罗晓青	周丽
周玉萍	周春燕	周惠兰	郑莹	胡丽苍	柯彩霞	钟乔欣
钟雪丹	袁新华	莫雄飞	贾银华	徐岩	徐朝艳	高明榕
郭志东	黄天雯	黄月友	黄月华	黄贤丽	黄孟君	黄美娟
黄敏敏	龚凤球	梁玉莲	梁启财	梁金秀	彭冲	彭莉
彭磊	彭利芬	彭芝银	覃华	揭二妹	曾云菲	温兰英
谢巧庆	谢肖霞	蓝丽	赖小令	赖晓娟	赖淑蓉	蔡金辉
廖丹	廖昌贵	谭运娟	黎渐英	薛卫华	戴巧艳	

前　　言

党的十九大作出实施健康中国战略的重大决策部署，党的二十大报告进一步指出"把保障人民健康放在优先发展的战略位置，完善人民健康促进政策"。

中山大学附属第一医院从"大健康、大卫生"出发，以倡导健康管理新理念、构建健康传播新矩阵、引领健康公益新风尚、培育健康科普新文化为抓手，致力于构建有特色的大健康知识普及体系。近年来，医院依托全国科普教育基地、中华护理学会全国护理科普教育基地，联合社会媒体打造健康传播矩阵，策划"70年·70位名医""医万个为什么""妙手仁心""百医百答"等大型系列健康科普宣传项目，组织400多位专家连续推出权威性高、影响力强的优质科普内容，在提升全民健康素养方面起到了引领示范作用。

俗语道，"三分医疗，七分护理"。护理人员也是促进健康知识普及的重要力量。在中山大学建校100周年之际，医院组织140多位护理专家编写成《妙手仁心》科普图书，内容聚焦内科、外科、妇科、儿科、心血管、耳鼻咽喉、急诊等学科常见护理问题，向大众传播科学、权威、实用的护理知识。本书还附有相关科普短视频，读者可以扫码观看。

愿每位读者都能在阅读之中汲取丰富的护理知识，养成健康生活方式，在热爱健康、追求健康中享受幸福生活。

编者

2024 年 6 月

目录
CONTENTS

第七篇　日常照护与居家 / 281

第一篇　内科

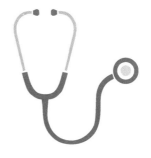

慢性呼吸道疾病患者
如何进行居家肺康复

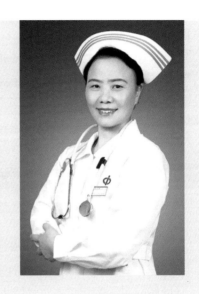

成守珍 中山大学附属第一医院护理学学科带头人，呼吸与危重症医学科主任护师，第48届南丁格尔奖章获得者。从事呼吸与危重症专科护理工作40年。任中华护理学会呼吸护理专业委员会主任委员、广东省护理学会理事长、广东省护理学会呼吸与危重症护理专业委员会主任委员、广东省护理专业质量控制中心主任、广东省政协委员、广东省科学技术协会常务委员等。

慢性呼吸道疾病（chronic respiratory diseases，CRD）患病率、致残率、致死率高，疾病负担重。肺康复能够提高运动耐力、减轻呼吸困难症状、提高生活质量和降低再住院率。

什么是肺康复

肺康复也称呼吸康复，是改善慢性支气管炎、慢性阻塞性肺疾病、间质性肺疾病等一系列疾病或肺手术后损伤导致的肺功能下降的一类康复手段的总称。居家运动康复是肺康复的主要康复形式。

如何进行居家肺康复

患者可根据自身条件，通过登楼梯、打太极拳、做呼吸操等运动进行居家肺康复。呼吸操是一种有利于调节人体各系统的健身操，推荐缩唇呼吸和腹式呼吸。

1. 缩唇呼吸

缩唇呼吸主要是通过腹式呼吸，用鼻子吸气，并在呼气时使口唇收拢（吹口哨样），以减慢呼气，延缓小气道陷闭，以达到提高肺活量和改善呼吸功能的目的。吸气和呼气的时长比例在 1：2～1：3，例如，吸气时心里默数 1、2、3，呼气时心中默数 1、2、3、4、5、6。

2. 腹式呼吸

腹式呼吸又称膈式呼吸，可增强膈肌的肌力和活动度，从而增加肺泡通气量，改善通气功能，缓解症状。具体做法为吸气时让腹部突起，吐气时腹部收缩。

（1）站、立、坐、卧皆可，随时可行，但以卧床为好。

（2）双手分别放于胸前部和腹部。

（3）用鼻吸气时腹部突出，呼气时腹肌收缩。

（4）一呼一吸保持在 12 秒左右，即深吸气（鼓起肚子）3～5 秒，屏息 1 秒，然后慢呼气（回缩肚子）3～5 秒，屏息 1 秒。

3. 注意事项

（1）缩唇呼吸和腹式呼吸每天训练 3～4 次，每次重复 8～10 遍。

（2）练习腹式呼吸时不能穿紧身内衣，因过度紧身束腰会妨碍膈肌的收缩和舒张，影响腹式呼吸的正常进行，使人感到呼吸困难。

（3）练习腹式呼吸时，可在腹部放置小枕头、杂志或书本等物体帮助训练。吸气时，物体上升，证明是腹式呼吸。

（4）如果出现了呼吸困难、面色苍白、疲劳、乏力或其他不适症状，应立即停止运动。不要过度担心，也不要因此产生害怕运动的情绪，这与个体对运动的耐受情况有关，可以酌情调整运动强度和频率并坚持运动，从而改善肺功能。

怀疑得了糖尿病，
该怎么做

徐朝艳　中山大学附属第一医院护理部主任，主任护师，硕士研究生导师，中山大学附属第一医院糖尿病护理专科带头人，胰岛素泵师。任中华医学会糖尿病学分会糖尿病监测与治疗新技术学组委员、广东省护理学会内分泌护理专业委员会主任委员。

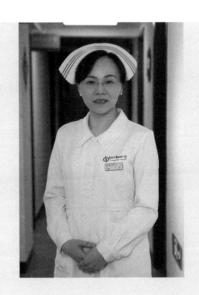

　　典型的糖尿病症状为烦渴多饮、多尿、多食、不明原因体重下降，部分患者可能会出现视物模糊、手指或脚趾末端有麻木感、皮肤不明原因的瘙痒等不典型的症状。

　　如果出现上述症状，需要重视，并尽快到医院就诊。根据病情需要检测空腹血糖、餐后2小时血糖和糖化血红蛋白，必要时通过口服葡萄糖耐量试验来检测空腹血糖和餐后2小时血糖以确诊糖尿病。

口服葡萄糖耐量试验应如何操作

1. 物品准备
300 mL温开水、杯子、葡萄糖粉1包（75 g无水葡萄糖粉）。
2. 试验流程
（1）试验前3天正常进食，每天饮食中碳水化合物含量不应低于150 g，早晨7:00—9:00时开始，受试者空腹8～10小时，将75 g无水葡萄糖粉溶于 300 mL 白开水中，在 5 分钟之内喝完。

（2）从喝糖水第 1 口开始计时，于服糖水前和服糖水后 2 小时分别采血检测血糖。

3. 注意事项

试验前停用可能影响试验结果的药物（如避孕药、利尿剂或苯妥英钠等）3～7 天。试验过程中，受试者不喝茶、咖啡，不吸烟，不做剧烈运动，但无须绝对卧床。

高血糖有哪几种状态

世界卫生组织（World Health Organization，WHO）于 1999 年对糖代谢状态进行分类（如表 1）。

表 1　糖代谢状态的分类

糖代谢状态	静脉血浆葡萄糖／（mmol/L）	
	空腹血糖	糖负荷后 2 小时血糖
正常血糖	<6.1	<7.8
空腹血糖受损	≥6.1，<7.0	<7.8
糖耐量异常	<7.0	≥7.8，<11.1
糖尿病	≥7.0	≥11.1

糖尿病分为哪几种类型

1997 年美国糖尿病协会（American Diabetes Association，ADA）和 1999 年 WHO 根据病因学，将糖尿病分为 4 型：

（1）1 型糖尿病（分为免疫介导性和特发性）：多由自身免疫性疾病引起，与病毒感染、人类白细胞抗原（human leucocyte antigen，HLA）相关联的胰岛 β 细胞受到破坏导致胰岛素分泌绝对不足有关。

（2）2 型糖尿病：临床最常见的糖尿病类型，表现为在复杂的遗传与环境因素共同作用下，胰岛素抵抗引起的胰岛素分泌相对不足到绝对不足的过程。

（3）妊娠糖尿病：在妊娠期间被诊断的糖尿病或糖耐量异常。

（4）特殊类型糖尿病：胰岛 β 细胞功能或胰岛素作用单基因缺陷、胰腺外分泌疾病（也叫胰源性糖尿病）、内分泌疾病、药物或化学品、感染及遗传相关疾病等导致的糖尿病。

慢性呼吸系统疾病患者
咳嗽、痰多怎么办

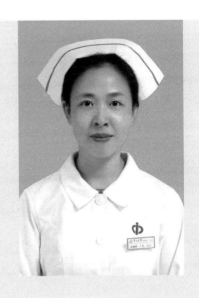

张朝晖 中山大学附属第一医院呼吸与危重症医学科区护士长，副主任护师。从事呼吸与危重症专科护理工作 20 多年。任广东省护理学会肺癌及免疫治疗护理专业委员会主任委员、广东省健康管理学会呼吸病学专业委员会常委兼护理组长、广东省护士协会呼吸疾病与睡眠管理护士分会副会长、《临床护理杂志》编辑委员会委员等。

咳嗽、咳痰在慢性呼吸系统疾病患者中很常见。痰液排出不畅会使肺部感染经久不愈，甚至痰液阻塞气道而危及生命。因此，合理有效地排痰和呼吸锻炼对慢性呼吸系统疾病的控制与治疗起着至关重要的作用。

主动呼吸循环技术（active cycle of breathing technique，ACBT）是一种有助于排痰的呼吸锻炼技术，它通过打开气道，充分扩张肺泡，并增加气道内的空气振动来帮助排出痰液。存在支气管分泌物过量的绝大部分人群都可以通过 ACBT 排出痰液，或使用 ACBT 辅助其他技术以达到治疗与康复的效果。

什么是 ACBT

ACBT 由呼吸控制（breathing control，BC）、胸廓扩张运动（thoracic expansion exercises，TEE）、用力呼气技术（forced expiration technique，FET）组成。呼吸控制有助于情绪由紧张状态逐渐放松；胸廓扩张运动强调吸气和呼气训练，通过最大肺容量位的屏息策略，可改善可能存在的低氧血症和降低肺组织塌陷的概率；用力呼气技术是在低肺容量位下哈气，可带动远端小气道分泌物到近端大气道，再用咳嗽的方法可将气道分泌物排出体外。

如何进行 ACBT 锻炼

ACBT 锻炼的具体做法如下：

（1）放松地坐在椅子上，一手放在胸骨柄上限制胸部运动，一手放在腹部以感觉腹部起伏。经鼻吸气，吸气时胸部不动，腹部鼓起，吸气后屏住呼吸 1～2 秒，然后缓慢呼气，腹部内陷，尽量将气呼出。重复 3～5 次。

（2）扩胸，双手放在胸廓上，吸气时感觉胸部向两侧扩张，用鼻吸气后稍屏气，然后用嘴慢呼气，呼气时胸廓向内收。重复 3～5 次。

（3）用力呼气（哈气），发出"哈——"的声音，就像平时对着镜子哈气一样。用力哈气可以有效增加呼气流速，促进痰液排出。

进行 ACBT 锻炼需要注意什么

整个 ACBT 锻炼过程都用"鼻吸嘴呼"方式，如果觉得张口呼气比较困难，可以采取缩唇吐气的方式，即嘴唇如吹口哨或吹蜡烛的方式吐气。此外，这三个动作是可以自由组合的。

无创通气时如何改善
不适症状

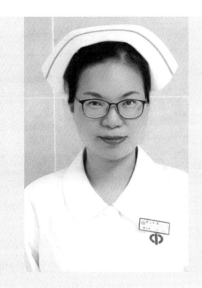

陈少珍　中山大学附属第一医院呼吸与危重症医学科区护士长，副主任护师。从事呼吸与危重症专科护理工作 25 年。任中华护理学会重症护理专业委员会专家库成员、首届中国研究型医院学会护理分会青年委员会副主任委员、广东省护理学会呼吸与危重症护理专业委员会副主任委员。

什么是无创通气

无创通气是指无须建立人工气道的机械通气方法，通过面罩、鼻罩或接口器等非侵袭性连接装置进行的无创正压通气（non-invasive positive pressure ventilation，NIPPV），适用于各种病因导致的急性呼吸衰竭患者。

无创通气的优点有哪些

无创通气的优点：保留上气道加温、湿化和过滤功能；改善患者状况，可以使用不同的通气模式，可间歇使用，容易脱机；减少镇静剂用量；避免气管插管及由其引起的并发症；可正常吞咽、进食，能讲话、咳嗽。

需要避免无创通气漏气吗

无创通气是"漏气通气"，这是其区别于有创通气的重要特点。无创通气的漏气不可避免，也不应去避免。漏气对于无创通气的成功实施至关重要，主要包括非故意漏气和故意漏气。非故意漏气主要是指通过人机界面的漏气，如面罩四周的漏气。非故意漏气太多或太少都不可，漏气太多影响人机同步性，漏气太少可能意味着面罩戴得太紧，容易造成面部压力性损伤等。非故意漏气不可预知，而且多变。故意漏气指的是通过呼气阀的漏气，这种漏气主要起到冲刷无效腔和呼气通道的作用。故意漏气可预知，且相对稳定。

无创通气漏气也是无创正压通气与有创正压通气技术实现方案不同的重要原因。这种不同体现在很多方面，如设备（呼吸机、呼吸回路、呼气阀）不同、呼吸机模式不同、呼吸机参数不同等。

无创通气时出现腹胀等不适怎么办

持续使用无创通气，会有面罩压痛脸部皮肤、口干、腹胀等不适，可以通过以下护理措施来缓解。

（1）关于面罩压痛脸部皮肤：可在面罩接触部位贴上泡沫敷料保护皮肤，根据病情每2～4小时取下面罩1次，避免鼻梁部、鼻翼两侧及下颌部皮肤长时间受压。如果面罩接触部位的皮肤无破损，颜色无异常，温度、湿度无改变，无水肿、硬结或水疱及感觉异常，可给予皮肤按摩。

（2）关于口干：可增加饮水量；调整湿化器，湿化液不宜过多，以中位线为宜；调整头带和面罩，保持密闭状态以减少漏气。如果出现面罩漏气、明显的压迫感，应呼叫护士进行调整。居家进行无创通气时，应掌握戴上呼吸机面罩的正确方法以及自我调整面罩松紧度的方法：将面罩宽松地戴在脸上；开启呼吸机以常用的睡眠姿势躺下（仰卧或侧卧），收紧头带，直到获得良好的密封效果并感到舒适（不要过度收紧）；将面罩垂直拉开脸部2～3 cm，直到外层胶垫膨胀，将面罩放回。

（3）关于腹胀：尽量做到用鼻吸气、用嘴呼气，减少说话，减少吞咽动作，避免吸入太多空气；在咳嗽、吐痰或必须说话时摘下面罩；取坐位或半卧位（床头抬高大于30°）或侧卧位；进食清淡易消化的食物，避免摄入碳酸饮料及产气食物；顺时针方向按摩腹部，以刺激胃肠蠕动。

尿毒症患者为什么
选择腹膜透析

关锦美 中山大学附属第一医院肾内科区护士长，副主任护师，从事内科临床护理及管理工作 35 年。任广东省肾脏病护理学会第一、第二任副主任委员，广东省肾脏病护理学会常务委员。

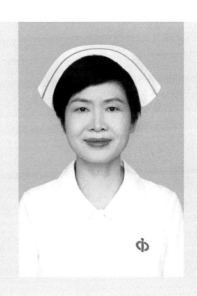

尿毒症患者如何选择透析方式

尿毒症患者除了要结合自身病情，还要综合考虑自身的日常生活、工作环境、家庭条件、就医情况等因素来选择适合自身的透析方式。

什么是腹膜透析

腹膜透析（peritoneal dialysis，PD）也叫居家腹透，是利用自身腹膜作为透析膜，依赖弥散和超滤作用，通过向腹腔灌入透析液来达到清除体内过多的水分和潴留的代谢产物，从而达到肾脏替代治疗目的的方法。

腹膜透析主要有什么优势

（1）利用自身腹膜，生物相容性好。
（2）持续透析，内环境相对稳定，心血管负荷小。

（3）操作简单易学，时间、地点、活动不受限制。

（4）居家自我操作治疗，减少去医院的次数和时间。

（5）操作简便、时间安排灵活，对工作和生活影响较小。

（6）最重要的是能更好地保护残肾功能，提高生活质量。

（7）如果使用自动腹膜透析机在夜间进行治疗，可以实现白天时间自由。

居家腹膜透析的环境和物品，
你准备好了吗

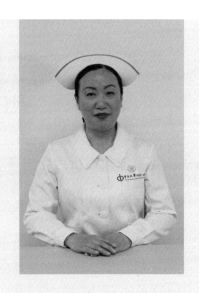

蔡金辉　中山大学附属第一医院贵州医院护理部主任，主任护师，腹膜透析专科护理小组组长。从事肾脏病及腹膜透析专科护理工作 34 年。任中华护理学会血液净化护理专业委员会委员、广东省护理学会腹膜透析护理专业委员会主任委员。

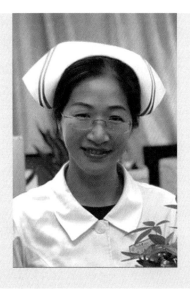

张小丹　中山大学附属第一医院肾内科腹膜透析中心主管护师，教学总带教。从事肾脏病及腹膜透析专科护理工作 19 年。广东省腹膜透析专科护士。任广东省护理学会腹膜透析分会常务委员。

腹膜透析是终末期肾脏病患者临床治疗应用最广泛的替代治疗方法之一，操作简单，对血流动力学影响较小。居家腹膜透析经济实惠，操作方便，简单易学，很大程度上节约了医疗资源。

腹膜透析治疗环境和物品准备的重要性

腹膜透析是"肾友"可居家自行操作的治疗方式，但对居家环境及物品准备有规范的要求。不合格的环境和使用不合格的物品容易导致腹膜透析患者发生腹膜炎。因此，合格的居家腹膜透析治疗环境及物品准备是确保腹膜透析治疗顺利进行的首要条件。

居家腹膜透析治疗的环境准备

进行居家腹膜透析时需要准备一间单独的腹膜透析换液操作间，操作间的具体要求如下：

（1）安装紫外线灯。在室内无人状态下，采用悬吊式或移动式紫外线灯直接照射消毒。灯管吊装高度距离地面 $1.8 \sim 2.2$ m。安装紫外线灯的数量为平均 $\geqslant 1.5$ W/m^3，照射时间 $\geqslant 30$ 分钟/次。

（2）采用紫外线消毒器对空气及物体表面进行消毒，其消毒方法及注意事项应遵循生产厂家的使用说明。

（3）消毒时对环境的要求：紫外线直接照射消毒空气时，关闭门窗，保持消毒空间内环境清洁、干燥。消毒空气的适宜温度为 $20 \sim 40$ ℃，相对湿度低于 80%，可安装温湿度计来测量室内温度和湿度。

（4）遵循生产厂家的要求定期更换紫外线灯。

（5）换液操作间光线明亮，严禁宠物进入。

（6）腹膜透析操作前关闭门、窗、风扇、空调等，避免人员走动，减少灰尘、细菌等在空气中流动。

（7）操作台面用湿布擦拭，并保持干燥、整洁。

居家腹膜透析治疗的物品准备

（1）恒温箱：过冷或过热的腹膜透析液灌入腹腔都可能导致身体不适，所以换液操作前，要将腹膜透析液加热到接近人体体温 37 ℃。腹膜透析液只能干加热，不可以用热水泡或微波炉加热，因此，用恒温箱加热腹膜透析液对患者来说非常重要。

（2）磅秤：用于称量透出液的重量，从而清楚地知道通过透析从身体里超滤出的液体量。这样可以通过超滤量来指导液体摄入量，预防水肿。因此必须备有一台刻度清晰、准确的磅秤。

（3）口罩：换液时必须全程戴好口罩，避免鼻腔和口腔中的细菌感染透析导管管口，预防感染。

（4）碘液保护帽：碘液保护帽是一次性物品，每次换液封管时必须更换成新的碘液保护帽，不可重复使用，且碘液保护帽内部要保证无菌，边缘不能触碰。

（5）洗手液、擦手纸：换液操作前，在流动水下用具有消毒功能的洗手液按七步洗手法充分洗干净双手，并用擦手纸擦干双手，洗手后避免双手触碰杂物，保持手部清洁。

除了以上物品，夹子、血压计（用于监测血压）、体重秤（用来称量体重）、输液架等都是居家腹膜透析治疗的必需品。

在进行居家腹膜透析治疗之前，准备好清洁的环境和适当的物品，是成功治疗的前提。希望"肾友"们都能够充分准备，规范操作。

腹膜透析患者谨防高磷血症
——"肾友"降磷小技巧

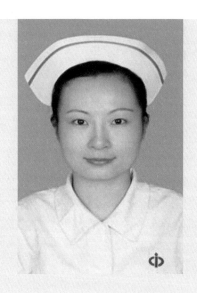

许　娴　中山大学附属第一医院肾内科区护士长，副主任护师。从事护理工作 20 余年。任广东省护理学会肾脏病护理专业委员会副主任委员。

磷是构成骨骼和牙齿的主要矿物质，体内磷及钙的平衡主要由肾脏控制。肾病患者对磷的调节功能下降，使磷堆积在血液中，降低钙质吸收，这一情况容易导致骨质病变，造成骨质疏松、高磷血症。高磷血症引起继发性甲状旁腺功能亢进，导致血管钙化，出现肾性骨病，增加死亡风险。腹膜透析患者需谨防高磷血症的发生。食物是磷的主要来源。控制磷的摄入，须从三方面入手：严格控制饮食、药物治疗和充分透析。以下分享一些降磷小技巧。

识别高磷食物，避免过多进食

以下食物含磷较高，应避免过多进食：
（1）含磷添加剂的食物，如香肠、火腿、牛肉干等加工肉类。
（2）肉类及海产品，如鸡、鸭、牛肉、鱼、贝类。
（3）内脏类，如肝、肾、心、脑、肠、蟹黄等。
（4）坚果类，如花生、核桃、榛子仁、白果、瓜子、芝麻、杏仁等。
（5）干豆类，如黄豆、红豆、绿豆、黑豆、眉豆、蚕豆、芸豆等。

（6）奶制品，如奶粉、奶酪、芝士、炼奶等。

（7）菌类，如银耳、香菇、蘑菇等。

（8）调料和零食，如花生酱、芝麻酱、可乐、朱古力等。建议"肾友"们学会看调料说明书。

厨房降磷小技巧

（1）肉类要用刀在纤维垂直方向切开，切成薄片或细丝，将纤维切断后，可使磷游离出来。将切好的肉焯水，磷会溶解进水里，而蛋白质得以保留在肉中，焯水后再进行烹饪。食用时不喝汤，可有效减少磷的摄入。

（2）吃鸡蛋只吃蛋白。

（3）学会焯烫食物：将食物切块水煮，水煮后再食用更健康。水煮可使蔬菜中的磷减少51%，豆类中的磷减少48%，肉类中的磷减少38%。

其他方法降磷

（1）充分的透析可以将大部分血磷清除。

（2）使用磷结合剂带走过多的磷质。

居家腹膜透析"肾友"
如何进行运动

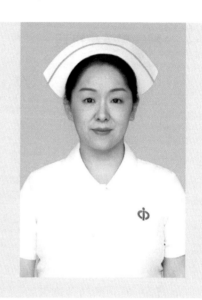

林建雄 中山大学附属第一医院肾内科腹膜透析中心护士长,主任护师,硕士研究生导师。从事肾脏病腹膜透析专科护理工作 20 余年。任广东省护理学会科创成果转化工作委员会主任委员、广东省护士协会腹膜透析分会会长。

　　如何正确运动是困扰腹膜透析"肾友"的常见问题。《腹膜透析患者体育活动和锻炼:国际腹膜透析学会和全球肾脏运动组建议》指出,适当的运动锻炼能有效地缓解腹膜透析患者身体虚弱和疲劳的症状,改善抑郁或焦虑状态,提升体能,增强心肺功能,改善肌肉组织代谢和脂质代谢,提高透析效果,从而提高生活质量。

腹膜透析"肾友"可进行的运动有哪些

1. 有氧运动

　　有氧运动指人体在氧气充分供应的状况下进行的运动训练,通常涉及全身主要肌群。常见的有氧运动项目有步行、慢跑、健身舞、游泳、乒乓球等。

　　(1)步行:随意走走停停地遛弯,运动量达不到运动效果。正确的散步姿势应是挺胸抬头,整个脊柱有向上挺拔的感觉,迈开步子,双臂随着步子的节奏前后摆动。运动场地应平坦无障碍。步速和运动强度根据年龄和个人体质不同而异,一般以微微出汗为宜。

（2）慢跑：在平坦的路上慢跑 2～3 分钟，休息一会又开始，如此反复跑约 30 分钟。可视身体状况逐渐延长跑步的时间、加快步伐或减少休息时间。

（3）游泳：《腹膜透析患者体育活动和锻炼：国际腹膜透析学会和全球肾脏运动组建议》建议游泳或其他水上运动最好在海水中或维护良好的游泳池中进行，避免暴风雨过后直接在开放水域游泳或进行其他水上运动，以减少暴露于水传播病原体。建议应用透明防水敷料或结肠造口袋保护腹膜透析管及其出口处。

2. 抗阻运动

抗阻运动是指肌肉拮抗自身重力或者克服外来阻力而进行的主动运动，可以恢复和发展肌力、调节心情、减少脂肪堆积、改善脑功能、缓解疲劳等。常见的抗阻运动项目包括拉伸拉力器或者弹力带、抬举哑铃等。

3. 灵活性训练

灵活性训练指通过柔和的肌肉拉伸和慢动作练习来增加肌肉的柔韧性及关节活动范围，帮助预防肌肉在其他运动中拉伤或撕裂。该类运动主要增强颈椎关节、上肢关节、下肢关节、骶髂关节的灵活性，一般多与有氧运动相结合，包括太极拳、广场舞、八段锦等。

4. 腹部核心肌群训练

腹部核心肌肉力量薄弱可能增加疝气发生风险并给腰椎带来额外的压力。更强的核心肌肉力量能支撑下背部并预防、治疗腰痛，更强的腹肌力量可支撑腹膜透析液带来的腹内压的升高，降低疝气发生风险。例如，平板支撑可锻炼腹横肌，侧身卷腹可锻炼腹内、外斜肌，仰卧卷腹可锻炼上腹直肌，仰卧举腿可锻炼下腹直肌等。为增加运动舒适度，建议在排空腹膜透析液的状态下进行。

运动的注意事项有哪些

1. 运动时机

导管置入后早期可步行。增加腹内压的运动不可过早进行。建议腹腔镜导管置入术后 2～3 周、开腹手术导管置入术后 4～6 周方可适当进行增加腹压的运动。

2. 留腹液体容量

对增高腹内压的运动，如举哑铃、打乒乓球等，运动前应排出腹膜透析液。如运动时间超过半小时或运动较剧烈，建议在排空腹膜透析液的状态下进行。

3. 运动频率

将运动融入日常生活，身体状况许可的情况下，每周进行 3 次或以上的运动，每次 30～60 分钟。

4. 做好运动前准备

（1）建议穿防滑运动鞋，防跌倒；穿透气舒适的衣服，及时擦汗、避免着凉。

（2）妥善固定腹膜透析管，避免牵扯。

（3）运动前应做热身运动。

（4）运动前需测血压及脉搏。血压过高或过低，感觉太饿、太饱、太冷、太热，身体疲劳或虚弱、情绪不佳、肌肉扭伤等不适，都应避免运动。

5. 选择合适的运动方式

避免过度剧烈、碰撞性的运动。疲劳、虚弱、有心血管疾病者应咨询医护人员后选择适当的运动方式。

6. 运动过程

运动过程中如有任何不适，应立即停止运动。如不适的感觉在运动停止后一段时间仍持续甚至加剧，应立即求医。

7. 运动后

运动后应做好放松运动。若运动后透出液变成粉红色或微红色，表明腹膜内出血，应暂停运动并咨询腹膜透析中心。若出现关节疼痛、胸口痛、体温过高或呼吸困难，应立即急诊就诊。

保护你的心脏从液体平衡开始

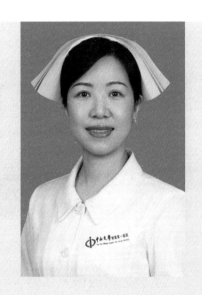

黎渐英 中山大学附属第一医院内科、神经科护士长及肾内科护士长，主任护师。任中华护理学会内科护理专业委员会委员、广东省护理学会临床研究护理专业委员会主任委员、广东省护理学会腹膜透析护理专业委员会副主任委员、广东省护士协会肾脏病护理分会副会长、《中华护理杂志》《现代临床护理》编委。

水肿是肾病患者的常见症状，易引发心功能不全等并发症，给患者带来不适，乃至病情加重，增加医疗费用，严重者危及生命。

什么是肾源性水肿

肾源性水肿是临床上最常见的水肿原因，也是肾脏疾病的常见症状之一。任何原因引起的肾小球滤过减少或肾小管重吸收增加，都会使水和钠的排出减少，引起组织疏松部分发生不同程度的水肿。病因治疗是根本，应积极治疗肾小球肾炎、肾病综合征。对症治疗包括限盐、利尿、控制蛋白尿等。

如何进行水肿的判断

（1）轻度水肿：水肿部位局限于踝关节以下；指压有凹陷，但平复较快，或者表面无水肿，仅有体重上升的变化。

（2）中度水肿：水肿部位波及踝关节以上，局限于膝关节以下；指压后有明显的或较深的组织凹陷，平复较慢，全身疏松组织有可见性水肿（图1）。

（3）重度水肿：水肿部位累及会阴、阴囊或腹腔；全身组织水肿明显，身体低垂部位皮肤紧张发亮，甚至有液体渗出；有时可有胸腔积液、腹水（图2）。

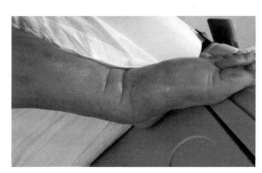
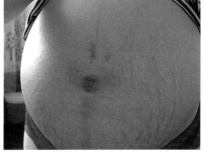

图1　下肢水肿　　　　　　　　　图2　重度水肿大量腹水

水肿之后应该怎么办

（1）每天测体重：穿着相似厚度的衣服，在固定的时间（晨起进食前、排便后），使用固定的磅秤，关注每天的体重变化及一段时间的线性变化（两天体重变化超过 0.5 kg 视为水肿）。

（2）每天监测血压，慢性肾病患者血压控制目标值≤130/80 mmHg。监测血压方法：袖带气囊中部放置于上臂肱动脉的上方，袖带下缘在肘窝的上方 2～3 cm，松紧以能塞进 2 个手指为合适。袖带绑得太紧时测出血压值偏低；绑得太松时测出血压值偏高。测量血压时气囊位置应与右心房水平同高。若取坐姿测量，身体挺直；若取卧位测量，需平卧。

（3）每天测量尿量：将当天 7 时的晨尿弃去，留取当日上午 7 时至次日上午 7 时的尿液，将 24 小时所排出的尿全部储存于一带刻度容器内；如果在这 24 小时内解大便，可以先排小便收集尿液，然后再排大便。

（4）控制水分摄入量：原则是量出为入，即每天液体摄入量为全日尿量的一半。

（5）利用工具准确记录液体出入量，入液量的记录包括一切流质食物。

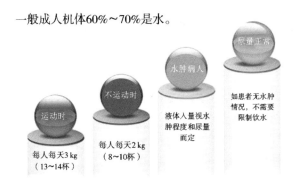

图3　控制水分摄入量

资料来源：尤黎明，吴瑛. 内科护理学［M］. 4 版. 北京：人民卫生出版社，2006.

控水小窍门有哪些

（1）使用有刻度的水杯，将每天允许摄入的液体总量分次喝，且每次小口喝。

（2）喝柠檬水或将水制成冰块解渴，不宜喝热水。

（3）口含冰块或用凉水漱口。

（4）咀嚼无糖口香糖。

（5）尽量找事情做，避免闲着的时候就想喝水。

克罗恩病活动期患者
怎样饮食

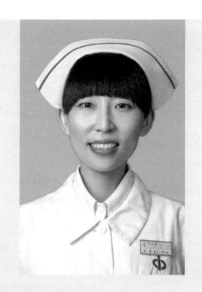

刘 成 中山大学附属第一医院南沙院区消化内科区护士长，主管护师，伤口造口专科护士。任中华护理学会内科护理专业委员会青年委员、广东省护理学会消化内科护理专业委员会副主任委员、广东省护理学会学术与对外交流工作委员会委员。

克罗恩病（Crohn disease，CD）是一种病因不明的胃肠道慢性炎性肉芽肿性疾病，是炎症性肠病（inflammatory bowel disease，IBD）的一种重要类型，病变多见于小肠，可分为疾病活动期和缓解期。疾病活动期肠道黏膜可能会出现水肿、溃疡、肉芽增生，从而导致腹痛、腹泻，甚至出现肠道狭窄、肠梗阻等。其中，营养不良是 IBD 患者最常见的全身症状之一，其发生率可达85%。

为什么克罗恩病活动期患者的饮食管理很重要

小肠是营养吸收的重要部位，肠道的炎症状态会导致患者营养吸收不良，而腹痛会使患者不敢吃或吃得少，长期营养摄入不足及消耗增加会导致患者出现营养不良。营养不良不仅会削弱患者的抗感染能力，影响手术切口和肠吻合口愈合，延长住院时间，增加手术并发症发生率和病死率，降低患者生活质量，也是造成 IBD 儿童与青少年生长发育迟缓和停滞的主要原因。

而不当的饮食又会导致疾病复发甚至加重病情，因此，"吃什么？怎么吃？"
也一直是困扰克罗恩病患者最常见的问题。

克罗恩病活动期患者的饮食原则是什么

克罗恩病活动期患者的饮食建议以"清淡软食"（bland diet）为主。
"清淡软食"是指一些质地非常软、膳食纤维含量低、利于消化系统消化吸
收的食物。采用"清淡软食"的主要目的是让消化系统可以得到充分的休
息。对于正经历克罗恩病或溃疡性结肠炎活动期的患者，清淡、低纤维饮食
有助于降低肠道蠕动频次和程度。富含纤维的食物较难被人体分解、吸收，
因此采用"清淡软食"的患者应该避免食用富含纤维的食物。

疾病活动期哪些食物可以吃

疾病活动期饮食的主要原则是推荐进食柔软、低脂肪、低纤维、易于消
化和不加香料的食物。

（1）对于碳水化合物，可以摄入白米或精白面类食物，如白面馒头、
精面面条以及白米饭，每份食物的纤维含量一般不超过 0.5 g。

（2）对于水果，一般建议选择苹果酱（无糖）、牛油果、熟透了的香
蕉，或者去皮、去籽后加工过的水果，如烤苹果、桃、梨罐头（无糖），这
些水果含不可溶性纤维较少，容易吸收。

（3）对于蔬菜，可以选择去皮的白薯或者红薯、精心烹制的煮烂的蔬
菜，包括胡萝卜、甜菜、四季豆、南瓜、番茄酱，以及清淡的汤，如西红柿
汤或蘑菇汤等。这些蔬菜含可溶性纤维比较多，可溶解于水又可吸水膨胀，
并能被大肠中微生物酵解，避免便秘。

（4）对于肉类，可选择肉汤、鱼、嫩肉或碎肉、低脂肪的鸡胸肉，建
议切碎且煮熟，切块中可以包含少量软骨，控制每份重量 55～85 g，即约
1 cm厚，掌心大小。

（5）对于奶制品，一般推荐以植物为基础的牛奶替代品，如杏仁奶、
核桃奶和椰奶、椰子酸奶等。如果患者无乳糖不耐受或乳酶缺乏症，可以谨
慎地选择牛奶或奶制品，无腹泻者，每天乳制品摄入量应控制在 2 次以内，
每次不超过 240 mL，奶酪摄入量应控制在 14 g 左右。

疾病活动期哪些食物不可以吃

原则上，疾病活动期应避免进食坚硬、高纤维、高脂肪、辛辣和产气食物。

（1）对于碳水化合物，克罗恩病合并肠道狭窄的患者，应避免食用全谷类食物（如全麦面包、全麦饼干、全麦意大利面、燕麦片等），因为这类食物纤维素含量比较高，如果患者有肠腔狭窄，可能会出现肠梗阻。另外，也应避免食用油炸糕点、甜甜圈、碳酸饮料等，避免加重肠道负担。

（2）对于蔬菜，不推荐食用煮熟的豌豆、西兰花、甘蓝、卷心菜、洋葱、花椰菜、玉米、含有种子的食物等，此类食物易产气，引起腹胀。

（3）对于水果，不推荐食用富含纤维的果汁（如西梅汁）和高纤维类水果（如无花果、各种莓果以及干果），尤其是干果，水分越少，纤维素含量越高。

（4）对于肉类，应避免进食肥肉、冻肉、加工肉等，因为冻肉、加工肉含有大量的卡拉胶，可加重疾病的症状。

（5）对于奶类，所有的炎症性肠病患者都应禁止食用未经巴氏杀菌的乳制品（如生牛奶），防止肠道微生态改变而导致感染的发生。

如果饮食不足以改善患者的营养状况，患者可在医生的指导下进行口服营养补充、部分肠内营养、全肠内营养或肠外营养。如果炎症消失但症状持续，且不伴肠道狭窄的患者，可以尝试通过减少摄入富含可酵解的寡糖、双糖、单糖和多元醇（fermentable oligosaccharides, disaccharides, monosaccharides and polyols, FODMAP）的饮食来改善症状，并逐渐增加膳食纤维的量。

与便秘说再见

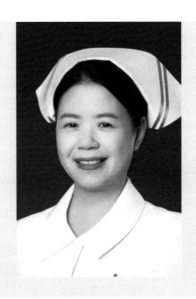

沈曼璇 中山大学附属第一医院老年科主管护师,老年专科护士。从事护理工作 29 年。任广东省护理学会老年居家护理专业委员会副主任委员。

便秘(constipation)是老年人的常见症状,其便秘程度随年龄增加而加重。据资料统计,老年人的便秘发生率为 15%～20%,长期卧床的老年人的便秘发生率可高达 80%,严重影响老年人的生存质量。便秘者可出现腹胀不适、食欲不振、心烦、失眠和头晕等症状,最常见的并发症为粪石性肠梗阻。此外,便秘还可导致大肠癌、痔、高血压,甚至可诱发心绞痛、脑血管意外等严重健康问题。

便秘的定义

便秘是指排便困难或排便次数减少(指每周排便少于 3 次),且粪便干硬,排便困难包括排便费力、排出困难、肛门直肠堵塞感、排便不尽感、排便费时以及需手法辅助排便。上述症状同时存在 2 种及以上时诊断为便秘,慢性便秘的病程应≥6 个月。

健康指导

1. 养成良好的排便习惯

定时排便,结肠活动在晨醒、餐后最为活跃,建议在晨起或餐后 2 小时内尝试排便；排便时取坐位，勿用力过猛；排便时集中注意力，避免排便时看书看报，减少外界因素的干扰；每次排便时间不宜过长，建议控制在 10 分钟内。

2. 调整饮食结构

饮食调整是治疗便秘的基础。

（1）增加食物纤维素的摄入，推荐每日摄入膳食纤维 25 ～ 35 g，多吃富含粗纤维的食物。蔬菜类：荷兰豆、秋葵、西兰花、马齿苋、油菜、韭菜等。水果类：梨、金橘、猕猴桃、芭蕉、西梅、桃等。杂粮：燕麦、鹰嘴豆、藜麦、红薯等。富含膳食纤维的食物口感较硬，老年人由于口腔咀嚼功能减退，吞咽困难，可以通过烹调（如切细、粉碎、调味等）增加膳食纤维的摄入。

（2）多吃产气食物以及维生素 B 含量丰富的食物，如玉米、黄豆、白薯、木耳、银耳及瘦肉等，利用其发酵产气，促进肠蠕动。

（3）增加润滑肠道的食物。对于体重正常、血脂不高、无糖尿病的老年人，可清晨空腹饮一杯蜂蜜水，刺激大肠蠕动。

（4）禁食生冷、辛辣及煎炸刺激性食物，避免大量饮酒（每天饮酒量不超过 42 g 或每周饮酒量不超过 84 g），减少摄入浓茶或其他含咖啡因的饮料。

3. 摄入足够的水分

指导老年人养成定时和主动饮水的习惯，以温开水为主；如果老年人无需要限制饮水的疾病，每天饮水量以 1000 ～ 1500 mL 为宜，每次 50 ～ 100 mL。

4. 适当增加运动量

改变静坐的生活方式，每日保持 30 ～ 60 分钟的活动时间。活动方式有散步、快走、打太极拳等，形式不限，以安全、不感到劳累为原则。避免久坐，对卧床患者，即便是坐起、站立或仅能在床边走动，对排便都是有益的。

5. 心理护理

调节情绪，使其精神放松，避免因精神紧张而引发便秘；良好的心理状态、睡眠及饮食习惯有助于缓解便秘。

6. 必要时遵医嘱口服缓泻剂

缓泻剂的类型：

（1）容积性泻剂：车前草、燕麦麸等。

（2）刺激性泻剂：番泻叶、酚酞、果导等。

（3）渗透性泻剂：乳果糖、聚乙二醇等。

（4）润滑性泻剂：麻仁丸等。

揭开胰岛素的神秘面纱

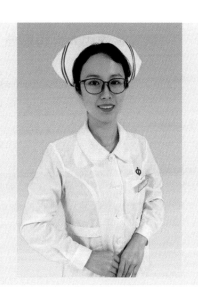

邓红花　中山大学附属第一医院内分泌科区代理护士长，主管护师。任中华护理学会糖尿病护理专业委员会青年委员、广东省护理学会糖尿病护理专业委员会副主任委员、广东省护理学会糖尿病教育护士、广东省护理学会糖尿病足病专科护士。

胰岛素是由胰腺的胰岛 β 细胞分泌的一种蛋白质激素，是机体内唯一降低血糖的激素。根据来源和化学结构的不同，胰岛素制剂可分为动物胰岛素、人胰岛素和胰岛素类似物。根据作用特点的差异，胰岛素制剂可分为超短效胰岛素类似物、常规（短效）胰岛素、中效胰岛素、长效胰岛素、长效胰岛素类似物、预混胰岛素、预混胰岛素类似物以及双胰岛素类似物。

糖尿病患者具体应该选择哪一种胰岛素或治疗方案，需要专科医生综合评估患者的病情、胰岛功能、自我管理能力等来决定。

胰岛素会让人上瘾吗

胰岛素是不会让人上瘾的。胰岛素是人体胰腺自身分泌的一种蛋白质激素，用以维持人体正常的血糖水平，也是机体唯一能直接降低血糖的激素。实际上，每个人都离不开胰岛素，胰岛素帮助身体把血液中的葡萄糖转运到身体的细胞内提供能量。糖尿病进展到一定程度或多或少都存在胰岛素分泌不足的情况，注射胰岛素就是额外补充身体缺少的胰岛素，就像肚子饿了我们需要吃饭一样，即使长期注射也是病情需要，不存在成瘾的问题。此外，注射胰岛素进行治疗能使身体的脂肪、糖、水、蛋白质及酸碱代谢平衡维持正常水平，使病情获得控制，延缓或防止糖尿病患者慢性和急性并发症的发生发展，使患者维持正常的生活和工作、保持良好的精神状态及体力。因此，注射胰岛素是治疗糖尿病的重要手段。

胰岛素适用人群有哪些

（1）1 型糖尿病患者需终身胰岛素替代治疗。

（2）在调节生活方式的基础上，口服降糖药治疗 3 个月后，糖化血红蛋白仍大于 7.0% 的 2 型糖尿病患者。

（3）在糖尿病（包括新诊断的 2 型糖尿病）病程中，出现无明显诱因的体重显著下降的患者。

（4）分型困难且与 1 型糖尿病难以鉴别的新诊断糖尿病患者，以及有明显的高血糖症状、酮症或酮症酸中毒的新诊断 2 型糖尿病患者。这部分患者可以在血糖得到良好控制和症状显著改善后，再根据病情确定后续的治疗方案。

注射胰岛素会有哪些不良反应呢

注射胰岛素后的不良反应，可能是全身性的，如过敏反应、低血糖等；也可能是局部不良反应，如皮下脂肪的增生、脂肪萎缩、出血、疼痛等。

目前随着技术的进步，胰岛素引起的过敏反应发生率在逐步降低；通过规律的生活和治疗，低血糖的发生也可以有效地避免；通过注射技术的规范和注射装置不断改进，也可以避免局部不良反应的发生。

居家血糖监测，
你真的做对了吗

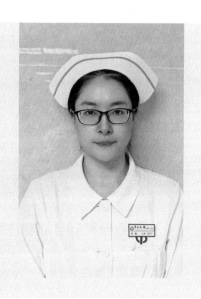

寻　南　中山大学附属第一医院内
分泌内科区护士长，主管护师。任广
东省医师协会糖尿病教育专业委员会
委员、广东省护理学会内分泌委员会
专家库成员。

为什么要进行居家血糖监测

血糖监测是糖尿病患者日常管理的最基础和最有效的手段，也是糖尿病
管理的重要内容。居家血糖监测结果既可以反映糖尿病患者的实时血糖水平
和糖代谢紊乱的程度，评估患者的饮食、运动、情绪、应激等，以及疾病、
药物对患者血糖的影响，还可以反映患者自我管理水平，有助于评价降糖治
疗的效果及降糖方案的合理性，指导治疗方案的调整并改善患者的生活
质量。

如何进行居家血糖监测

1. 物品准备

血糖仪，血糖试纸，一次性采血针，75% 酒精，棉签，垃圾袋。

2. 测量步骤

（1）测量前先将血糖监测需要的物品准备齐全。

（2）清洗双手，被测量的手臂自然下垂或适当按摩手指。

（3）使用75%酒精消毒手指指腹，消毒范围为一个指节。

（4）等待酒精完全干燥后，取试纸，插入血糖仪，等待血糖仪上滴血标识出现后，将采血笔紧贴皮肤然后按下按钮，血滴能够自然涌出是最好的。

（5）将试纸测试端靠近手指指腹两侧，血液将自动被吸入测试区，最后用棉签按压手指。

（6）等待3～5秒，读取结果，并做好血糖记录。

3. 注意事项

（1）试纸开启后有效期参照瓶身的要求和说明。

（2）使用一次性采血针，调节家用采血笔采血针的长度以能够保证采血量充足且患者能耐受最小疼痛为宜。

（3）应使用75%酒精进行消毒，切勿使用其他类型的皮肤消毒剂。

居家血糖控制目标和注意事项

1. 血糖控制目标

常规成人 2 型糖尿病患者血糖控制目标：空腹血糖在 4.4 ～ 7.0 mmol/L，餐后 2 小时血糖 ≤10 mmol/L，糖化血红蛋白 <7.0%。因每个患者的情况有所不同，具体的血糖控制目标需要咨询专科医生。

2. 注意事项

（1）糖化血红蛋白可以反映过去 2 ～ 3 个月的平均血糖水平，是目前评估糖尿病患者长期血糖控制状况的公认标准，也是调整降糖治疗方案的重要依据。糖尿病患者在糖化血红蛋白未达标前应每 3 个月检测 1 次血糖，达标后可以每 6 个月检测 1 次。

（2）2 型糖尿病患者每年至少进行 1 次肝功能、肾功能、血脂、尿酸、尿常规和眼底检查以及神经病变筛查等。

（3）不同血糖监测时间点的适用范围和不同治疗方案的血糖监测原则可见表1、表2。

表1 毛细血管血糖监测时不同监测时间点的适用范围

监测时间点	适用范围
餐前	血糖水平很高或有低血糖风险
餐后 2 小时	空腹血糖已获良好控制，但糖化血红蛋白仍不能达标者；需了解饮食和运动对血糖影响者

续表 1

监测时间点	适用范围
睡前	注射胰岛素（特别是晚餐前注射）患者
夜间	胰岛素治疗已接近达标，但空腹血糖仍高者；疑有夜间低血糖者
其他	出现低血糖症状时应及时监测血糖，剧烈运动前后宜监测血糖

资料来源：中华医学会糖尿病学分会.中国 2 型糖尿病防治指南（2020 年版）［J］. 中华内分泌代谢杂志，2021，37（4）：311 - 398.

表 2　不同治疗方案人群毛细血管血糖监测的原则

不同治疗方案人群	监测原则
生活方式干预者	可根据需要有目的地通过血糖监测了解饮食控制和运动对血糖的影响，从而调整饮食和运动方案
使用口服降糖药者	可每周监测 2～4 次空腹血糖或餐后 2 小时血糖
基础胰岛素治疗者	应监测空腹血糖
预混胰岛素治疗者	应监测空腹和晚餐前血糖
特殊人群	个性化的监测方案

资料来源：中华医学会糖尿病学分会.中国 2 型糖尿病防治指南（2020 年版）［J］. 中华内分泌代谢杂志，2021，37（4）：311 - 398.

预防糖尿病足，
从小事做起

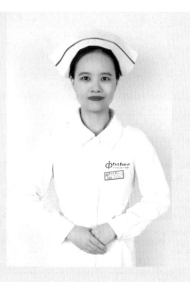

黄敏敏 中山大学附属第一医院南沙院区内分泌与代谢疾病科区护士长，主管护师，中华医学会糖尿病学分会糖尿病专职教育者，广东省糖尿病专科护士，胰岛素泵师。从事内分泌专科护理工作 10 余年。任中华护理学会内科护理专业委员会青年委员、广东省护理学会内分泌护理专业委员会副主任委员。

糖尿病足是我国糖尿病患者致残、致死的严重慢性并发症之一，其发病率高，治疗困难，花费巨大。所有糖尿病慢性并发症中，糖尿病足是相对容易识别、预防比较有效的并发症，积极地预防足溃疡可以明显降低截肢率及死亡率。

什么是糖尿病足

根据《中国 2 型糖尿病防治指南（2020 年版）》，糖尿病足是指初诊糖尿病或已有糖尿病病史的患者，足部出现感染、溃疡或组织的破坏，通常伴有下肢神经病变和（或）周围动脉病变（peripheral arterial disease，PAD）。

如何预防糖尿病足的发生

1. 足部的日常检查

（1）检查部位：每天至少检查双足 1 次，检查部位包括足跟、足踝、足弓、足背、足掌、足底、足趾，特别是足趾之间的缝隙。自身存在视力障碍者或动作不便者，可以请有经验的家人帮忙检查，动作不便者也可使用镜子照看。

（2）检查内容：检查足部是否有伤口、水疱、红肿、鸡眼，皮肤颜色是否改变，是否有内生趾甲、干裂、趾缝间溃疡等。

2. 足部的卫生保健

坚持每天洗脚，不建议泡脚，时刻保持足部的干爽。

正确的洗脚方法：

（1）温水（水温 < 37 ℃）洗脚。

（2）动作轻柔，避免使用毛刷，避免指甲划伤足部。

（3）建议选用中性或弱酸性沐浴露或香皂。

（4）洗完后用浅色、干净、柔软、吸水性好的毛巾将水轻轻擦干，特别是足趾间，避免擦破皮肤。

（5）皮肤干燥时可以使用油膏类护肤品。

3. 选择合适的鞋袜

（1）鞋子的选择：一般选用软皮面、厚胶底、系带或魔术贴、宽鞋头的鞋子，避免选择尖头鞋、高跟鞋、拖鞋、凉鞋等；穿新鞋时，需要在家中先试穿 20～30 分钟，脱下鞋后检查双脚是否有压红的区域或摩擦的痕迹，然后从每天穿 1～2 小时开始，逐渐增加穿新鞋的时间，确保及时发现潜在问题。

（2）袜子的选择：选择清洁、柔软、浅色的棉袜或者纯羊毛袜，袜子不宜过松，也不宜过紧；坚持每天换洗袜子，袜子要在阳光下晒干，有异味的袜子应该及时更换。

4. 足部的趾甲护理

（1）建议每周定期进行趾甲护理。若患者动作不便或者视力欠佳，应请家人帮忙，避免受伤。

（2）选用合适的工具，如指甲钳，避免直接使用剪刀、刀片修剪趾甲。

（3）修剪趾甲应避免"深、圆、尖"，将趾甲修剪平整，长度与趾尖平齐即可。

（4）若发生嵌甲，应请足病医生或者护士处理。

5. 其他注意事项

（1）不宜用热水袋、电热器等物品直接保暖足部。

（2）避免赤足行走。

（3）避免自行修剪胼胝或用化学制剂处理胼胝，应由专业人员修除胼胝或过度角化的组织。

（4）一旦发现问题，及时至专科医生或护士处诊治。

出现哪些情况，
需要到风湿免疫科就诊

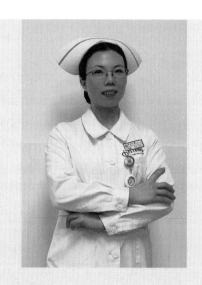

龙英华 中山大学附属第一医院风湿免疫科护士长，副主任护师。从事临床护理工作 25 年。任广东省护理学会风湿免疫病护理专业委员会副主任委员、广东省精准医学应用学会高尿酸血症和痛风分会护理专业委员会副主任委员、广东省护士协会优质护理与服务创新分会副会长、广东省护士协会风湿免疫学科护理分会副会长。

什么是风湿免疫病

风湿免疫病是指主要侵犯关节、骨骼、肌肉和关节周围软组织（如肌肉、肌腱、滑膜、滑囊、韧带和软骨等），累及皮肤、血管及以多系统损害为主的慢性疾病。风湿免疫病种类繁多，病因复杂，常见的包括类风湿性关节炎、强直性脊柱炎、系统性红斑狼疮、干燥综合征、皮肌炎/多发性肌炎、硬皮病（系统性硬化症）、骨关节炎、系统性血管炎等。

风湿免疫病的特点

风湿免疫病较为共性的表现有关节疼痛、肿胀、肌肉无力、肌痛、皮疹和长期发热等，非器官特异性自身免疫病还累及眼、耳、鼻、口腔和重要脏器，存在发病率高、多系统损害、致残率高的特点。风湿免疫病比较复杂，发病情况差异大，为异质性疾病。其基本病理改变为结缔组织及血管的慢性炎症。病程呈慢性、迁延、反复，各组织、系统均可受累，临床表现不一，中后期往往会引起内脏器官损害，并且不可逆。风湿免疫病的病因目前尚不明确，考虑与免疫紊乱、遗传、环境和感染等相关。

什么情况下应及时到风湿免疫科就诊

（1）不明原因的长期发热。经抗生素或抗结核治疗无效者，需要警惕风湿免疫病所致发热可能。

（2）四肢关节疼痛或肿胀。其包括各种急、慢性关节炎，关节红肿、疼痛、肌肉僵硬，活动受限。关节症状是风湿免疫病最常见的症状之一，主要表现为关节的肿胀、疼痛、晨僵等。如有关节明显肿胀，应及早就医，以免延误治疗的最佳时机。

（3）雷诺现象。患者往往在寒冷或情绪改变时出现双手或双足发白、变紫，温暖或情绪稳定后变红，最后转为正常颜色，多伴有疼痛。多见于弥漫性结缔组织病，如混合性结缔组织病、系统性硬化症、系统性红斑狼疮等。

（4）口干、眼干。长期不明原因的口干、眼干、龋齿，唾液、泪液甚至汗液减少。常见于干燥综合征，口干主要表现为唾液少、舌红少苔，严重者牙齿脱落；眼干主要表现为眼睛干涩，有进沙子的感觉。

（5）腰背痛或足跟痛。反复的腰背痛、腰骶痛、臀部痛或髋部痛，夜间或休息时加重，尤其是后半夜腰背部疼痛更常见，活动后会减轻，起床时有僵硬感，有时还伴有膝关节、踝关节肿痛，提示可能患脊柱关节炎，应至风湿科就诊。

（6）反复口腔溃疡。反复发作的口腔溃疡，往往合并外生殖器溃疡及眼部病变。白塞综合征患者可出现这种表现。

（7）淋巴结肿大。病因不明的慢性淋巴结肿大、成人腮腺肿大者。

（8）局部或全身皮肤硬化。面部、四肢甚至全身皮肤发紧、变硬，甚至萎缩、变薄者。

（9）肌痛、肌无力。四肢近端肌无力，蹲下后站起困难、手臂上举困难或者拧毛巾无力，不明原因的肌酶升高，全身肌肉疼痛。

（10）皮疹。出现不明原因的皮疹、脓疱疹、丘疹、痤疮样皮疹，晒太阳后出现皮肤过敏、皮肤结节、红斑等，面部出现蝶形红斑，四肢出现结节性红斑，全身皮疹、皮下结节反复发作，严重脱发，眼眶周围、颈前或关节伸面皮疹。

（11）反复眼炎。反复出现眼红，甚至出现复视、视野缺损、视力减退，应及时排查。

（12）反复流产。容易反复出现孕早期（孕 10 周或 10 周以上）不可解释的自发性流产。

（13）化验结果异常。如红细胞沉降率增快、C 反应蛋白升高、免疫球蛋白增高、尿酸升高、类风湿因子和抗核抗体或其他结果阳性等。抗血小板抗体、抗心磷脂抗体、抗中性粒细胞胞浆抗体等异常，提示有患风湿免疫病可能。

（14）其他表现。如出现结节性红斑、光过敏、脱发、复发性血栓形成、复发性耳郭肿痛、复发性脓性或血性鼻涕、全身性疼痛伴失眠，以及肢体怕凉、怕冷等，均有可能是某种风湿免疫病的表现。

出现上述情况，应及时、正确选择专科就诊，早期诊断，尽早进行规范治疗，早日为健康保驾护航！

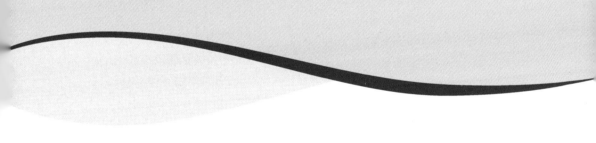

第二篇　外　科

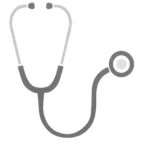

胃肠道肿瘤术后患者
居家应该怎样饮食

陈 颖 中山大学附属第一医院胃肠外科中心主管护师,营养专科护士。任广东省护理学会加速康复外科护理专业委员会常务委员、广东省健康管理学会护理与健康促进专业委员会营养护理专业组委员。

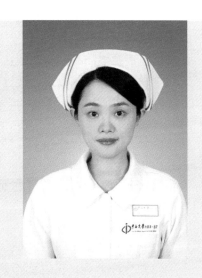

我国是胃肠道肿瘤高发国家,根据全球癌症统计报告,2020 年我国癌症新发病例总数约 456.9 万例,其中结直肠癌、胃癌分别占 12.2% 和 10.5%,高居发病谱的第二、第三位,威胁我国居民的生命健康。目前,手术是胃肠道肿瘤患者的首选治疗方式。

在加速康复外科理念的指导下,胃肠道肿瘤术后患者住院天数明显减少,多数患者出院时只能进食流质或半流质饮食,而部分胃肠道肿瘤术后患者需 2～6 周才能恢复至正常饮食。因此,出院后居家饮食是影响患者预后及生存质量的重要因素。

胃肠道肿瘤术后患者能吃什么

1. 原则

胃肠道肿瘤术后患者饮食原则是由稀到稠,循序渐进。

胃肠道肿瘤术后患者由于消化道重塑、胃肠道功能障碍,术后饮食需由稀到稠、循序渐进地过渡至正常饮食,即由清流质、流质、半流质、软食逐步过渡到普通饮食。

2. 如何循序渐进地过渡饮食

具体过渡方法根据患者病情、胃肠道功能恢复情况而定。可参考：术后1～3天进食清流质或流质饮食，以米汤及肠内营养粉为主；术后4～7天，若无腹胀、腹痛等不适，在流质饮食的基础上添加半流质饮食，如汤粉、汤面等；进食半流质饮食3～7天后，若无腹胀、腹痛等不适，在半流质饮食的基础上适量增加易消化的软食，如软饭、饺子、馒头等；进食软食3～7天后，在软食的基础上，逐渐过渡至普通饮食即正常人的饮食。

3. 什么时候可以恢复至正常饮食

一般情况下，部分胃切除、肠切除术后患者约于术后2周恢复至正常饮食；全胃或大部分胃切除术后患者约于术后1个月恢复至正常饮食。

胃肠道肿瘤术后患者尽量不要吃什么

（1）辛辣刺激性食物。

（2）咖啡、浓茶。

（3）生冷食物，建议食物要熟透，不吃生肉，包括鱼生、不全熟的牛排等，不饮生水。

（4）过热的食物，如热茶、热粥等过热的食物，以免导致或加重胃肠黏膜损伤。

（5）酒精，建议戒酒，酒精可损伤胃黏膜。

胃肠道肿瘤术后患者能吃多少

1. 进食原则

胃肠道肿瘤术后患者饮食量应遵循由少到多、逐渐增加的原则。

2. 进食量

全胃或大部分胃切除术后患者第一次进食量宜由20 mL开始，部分胃切除、肠切除术后患者第一次进食量宜由50 mL开始；若无腹胀、腹痛等不适，患者可根据自己耐受情况，逐渐增加每次的进食量。

胃肠道肿瘤术后患者应该怎样吃

1. 少量多餐

胃肠道肿瘤术后患者消化道重塑、胃肠道功能障碍，饮食应遵循少量多餐的原则。在术后早期，每天进餐次数 6～10 次，经过 1～6 个月的恢复，每次进食量可逐渐增加，进餐次数逐渐减少，但全胃或大部分胃切除术后患者仍需坚持少量多餐，避免倾倒综合征的发生。

2. 细嚼慢咽

建议胃肠道肿瘤术后患者尤其是全胃或大部分胃切除术后患者，一口食物咀嚼 20～30 次。细嚼慢咽有利于食物消化，并可有效预防倾倒综合征。

3. 餐后平卧

全胃或大部分胃切除术后的患者建议餐后平卧 10～20 分钟，尽量不要餐后立即活动，以免发生倾倒综合征。

4. 均衡膳食，防治贫血

（1）适当增加富含铁的食物，如蛋黄、动物肝脏、动物血等。

（2）适当增加富含维生素 B_{12} 的食物，如动物肝脏、牛肉等红肉类及鱼等。维生素 B_{12} 需与胃壁细胞分泌的内因子结合方能在回肠被吸收。全胃或大部分胃切除术后患者由于内因子缺乏，维生素 B_{12} 不能被肠道吸收，故此类患者须在医生指导下每年至少注射一次维生素 B_{12}，预防巨幼红细胞贫血。

5. 适当活动，增进食欲

适当活动可促进胃肠蠕动，增进食欲，防止腹胀、腹痛等不适。

6. 及时就诊

居家康复过程中如有腹胀、腹痛、呕吐、腹泻、便血等不适，请及时就诊。

口服肠内营养患者
如何应对腹泻

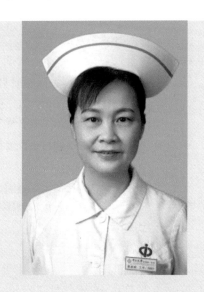

黄美娟 中山大学附属第一医院消化内科区护士长，副主任护师。从事护理工作32年。任中华医学会消化病学分会护理协作组委员、广东省护理学会消化内科护理专业委员会主任委员、国家公共营养师、营养指导员、广东省护理学会首届肝病专科护士。

　　口服营养补充是指当膳食提供的能量、蛋白质等营养素在目标需求量的50%～75%时，应用肠内营养制剂或特殊医学用途配方食品进行口服补充的一种营养支持方法，通常每天可提供300～900 kcal，提供方式包括餐间补充或小口啜饮，其目的是改善患者的营养状态、生活质量和临床结局。口服肠内营养是最理想的肠内营养给予途径。而腹泻是肠内营养治疗的常见并发症之一，研究提示，内外科病房口服肠内营养腹泻的发生率为30%。因此，对口服肠内营养支持患者进行预防腹泻管理尤其重要。

什么是腹泻

　　腹泻是指每天排便超过3次，或粪便量超过200 g，粪便稀薄，85%是水分的疾病。

导致口服肠内营养患者腹泻的因素有哪些

（1）口服肠内营养浓度过高。浓度高的肠内营养液的渗透压高，容易导致水分潴留在胃肠道，从而引起渗透性腹泻。

（2）口服速度过快。短时间内大量肠内营养进入肠腔，刺激肠道使肠蠕动加快，食糜停留在肠道时间过短，不能够被充分吸收而导致腹泻。

（3）长期禁食。研究发现，给予肠内营养前禁食患者腹泻发生率是非禁食患者的 24.5 倍。禁食期间，肠道黏膜缺乏食糜的刺激，肠内黏膜层绒毛高度和绒毛细胞增殖速度下降，长时间会导致肠道黏膜逐渐萎缩，且禁食时间越长，黏膜萎缩越严重，继而引起营养吸收障碍，导致肠黏膜废用性改变。

（4）药物影响。

A. 口服钾制剂。低血钾患者需口服钾制剂，钾制剂是高渗透溶液，进入小肠会引起大量的液体潴留肠道，当超过小肠自身吸收能力时则发生腹泻；钾制剂对肠道有较强的刺激作用，使肠蠕动过快，从而引起腹泻。

B. 促胃动力药。促胃动力药物能促进胃肠道蠕动，影响水分吸收，增加腹泻的发生。

C. 抑酸药物。抑酸药物可升高患者胃内的 pH 值，低酸环境有利于细菌繁殖导致肠源性感染，进而加重腹泻。

D. 抗菌药物。多数抗菌药物有导致腹泻的不良反应，抗菌药物容易导致菌群失调，从而增加腹泻的可能性，甚至导致难控制性腹泻。

（5）肠道炎症。肠道炎症影响对营养物质及水分的吸收，炎症病变的肠道黏膜在食物的刺激下移动加快，导致食物通过肠腔过快，从而发生腹泻。

发生腹泻该如何处理

（1）不能因为发生腹泻而直接停止肠内营养。

（2）长期禁食患者可先进行预服用。肠内营养前一天给予患者 250 ～ 500 mL 温开水或生理盐水分次少量口服，如果未出现腹泻，第 2 天可以进行肠内营养。

（3）采用阶梯浓度冲调法。第 1 天以肠内营养液说明书的 1/3 标准浓度冲调，如果没有出现腹泻，第 2 天增加到 2/3 标准浓度，第 3 天增加到标准浓度，让肠道有慢慢适应的过程。

（4）采用模拟管饲法。将肠内营养液按标准浓度冲调好装进保温杯中，每 3～5 分钟喝 2～3 口。

（5）营养液温度。营养液温度以 38～42 ℃为宜，用玻璃杯冲调好以温度计测量，或以前臂内侧手感测温，以温暖不烫手为宜。

（6）选用含可溶性膳食纤维的肠内营养制剂。研究表明，膳食纤维有维持肠道微生态平衡和免疫功能，可溶性膳食纤维可降低肠道炎症反应指标。

（7）补充谷氨酰胺。谷氨酰胺是肠道黏膜上皮细胞的主要能量物质，增加肠道中谷氨酰胺的含量可降低黏膜通透性，维护肠道黏膜结构，减少肠道细菌易位，改善肠道免疫功能，从而减少腹泻的发生。

（8）如果使用以上方法后还是出现腹泻，提示患者对这种营养配方不耐受，建议转换营养制剂。

得了肝硬化，
应该怎样饮食

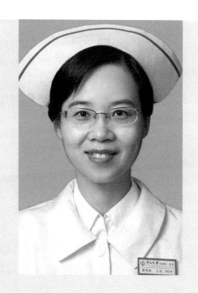

黄贤丽　中山大学附属第一医院消
化内科区护士长，副主任护师。从事
护理工作 27 年，国家二级公共营养
师。任广东省护理学会炎症性肠病专
业委员会主任委员、广东省护士协会
消化疾病管理护理分会副会长。

　　肝硬化（liver cirrhosis）是由多种原因引起的一种慢性、进行性、弥漫
性炎症及纤维化肝病。通俗地讲，肝硬化就是肝脏受损之后形成的"结节
样的瘢痕"。肝硬化患者营养不良的发生率为 20%～50%，通过饮食补充营
养对肝硬化患者十分重要。饮食不当，将影响肝脏的修复，加重肝脏负担，
诱发疾病恶化。

怎样饮食才能既保证营养又促进肝脏修复

　　对于肝硬化患者，要想既保证营养又促进肝脏修复，关键是要做到
"三高一低，少食多餐"。
　　（1）"三高"：指高热量、高蛋白和高维生素饮食。充足的热量有助于
改善患者的营养状态，一般以米、面等碳水化合物为主；高蛋白饮食可以促
进受损肝细胞修复和再生，主要以豆制品、鸡蛋、牛奶、鱼、鸡肉、瘦猪肉
为主；维生素对于促进代谢、保护肝脏有重要的作用，其多存在于新鲜的蔬
菜和水果中，如西红柿、柑橘等富含维生素 C。

（2）"一低"：指低脂饮食，控制脂肪的摄入。脂肪摄入过多，脂肪沉积于肝内可引起脂肪肝，导致肝功能进一步受损。因此，建议清淡饮食，避免吃肥腻、多油食物，如动物皮、肥肉、奶油、浓汤及煎炸食物；烹饪菜肴时不用动物油，而是使用少量植物油。

（3）少食多餐：每天可以食4～6餐，即3次正餐及3次加餐（含夜间加餐），每餐吃七分饱；进食容易消化的食物，配合少量活动，以减轻腹胀不适；睡前加餐以补充碳水化合物为主。

怎样饮食才能避免加重肝脏负担及诱发并发症呢

要想避免加重肝脏负担及诱发并发症，主要是要做到"一戒、二防、三不吃"。

（1）"一戒"：戒除烟、酒。烟草含有大量尼古丁，可导致肝细胞损害加重，应尽早戒烟；酒精在体内主要通过肝脏代谢而排出体外，饮酒会加重肝硬化，因此不宜摄入酒及含酒精的饮料。

（2）"二防"：防肝性脑病、消化道出血、肝损害等并发症。

A. 防肝性脑病。血氨升高时，需适当限制蛋白质的摄入，尽量选择植物蛋白（如豆制品），待病情好转后再逐渐增加蛋白质摄入量。

B. 防消化道出血。如有食管胃底静脉曲张，切勿进食过烫和坚硬的食物（如带刺、带壳及有骨头的食物），或含有大量粗纤维的蔬菜（如韭菜、芹菜、笋等）；可以将食物加工制作成菜泥、肉末、食团等小且外表光滑的流质、半流质或软食，并注意细嚼慢咽。活动性出血期间需要禁食、禁水。

C. 防肝损害。严格按医嘱规范服药，不随意服用中西药或保健品。多数退烧止痛药和某些传统中药（如何首乌、土三七、雷公藤、马兜铃、大黄等）或中成药（如壮骨关节丸、天麻丸、小柴胡汤等）容易引起肝损害，需在医生指导下服用。

（3）"三不吃"：不吃辛辣、生冷刺激食物，不吃烟熏、烧烤食物，不吃太咸或腌制食品。有腹水或水肿者还应适当限制盐的摄入。

消化内镜术后饮食管理

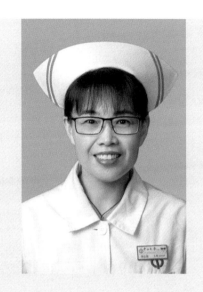

李红侠 中山大学附属第一医院消化内科护理组长，主管护师。从事消化专科护理工作 15 年。广东省慢性伤口造口专科护士、广东省护理学会"互联网＋护理服务"出诊护士。任广东省护理学会消化专科护理专业委员会常务委员。

随着医学的发展，许多胃肠道疾病都可以在消化内镜下进行微创手术治疗，如贲门失弛缓症、胃肠道黏膜下肿物、消化道早癌等。消化内镜手术创伤小、恢复快、住院时间短（平均 1～3 天）、可减轻患者费用，因此选择行消化内镜下手术的患者越来越多。

消化内镜术后患者的护理成为医护人员关注的重点之一，因术后的饮食管理跨越住院和居家两个时间段，所以成为医护人员和患者关注的重点。那么消化内镜手术后应该怎样进行饮食管理呢？

消化内镜手术后饮食管理的五个阶段

（1）禁食阶段：术后 24～72 小时。

消化内镜手术后需要禁食、禁饮。一般术后禁食、禁饮 24 小时，因个人及手术情况而异，根据手术部位、创面大小和深度及症状综合决定。例如，手术时间长或术后出现并发症，则需延长禁食时间至 72 小时，或遵医嘱，禁食期间予静脉营养支持。

（2）流质饮食阶段：术后 25～72 小时。

术后禁食 24 小时后，观察患者情况，若无腹胀、腹痛等症状，实验室检查结果无明显异常，可试饮用 50～100 mL 温开水。若无腹痛、腹胀等不适，予流质饮食（如大米汤、小米汤、米糊、蛋花汤等）1～2 天。饮水后若有不适，应延长禁食时间。术后 1 周内不宜饮用牛奶、浓茶、碳酸饮料等刺激胃酸分泌的食物。

（3）半流质饮食阶段：术后 3 天至 2 周。

术后 3 天至 2 周可进食半流质饮食，如米粥、肉碎粥、煮烂的汤面、汤粉等。半流质饮食后如有不适，应延长流质饮食时间。

（4）软食阶段：3～4 周。

进食软食后若有不适，应延长半流质饮食时间。若无不适，可进软食（如软熟的面条、粉条、蒸饺、馄饨、肠粉、米饭等），水果可进食香蕉、草莓、猕猴桃等。进食软食时间一般持续 3～4 周。

（5）普食阶段。

进食软食 3～4 周后若无特殊情况可过渡到普通饮食。

消化内镜术后饮食注意事项

（1）食物和水的温度以 38～40 ℃为宜，不宜过热或过冷。测量食物温度最直观的方法就是食物入口不觉得烫也不觉得冷。

（2）宜细嚼慢咽，每口食物咀嚼 20 下左右才下咽，不宜进食粗糙、辛辣刺激的食物（如芹菜、韭菜、坚果类、辣椒等），严禁烟酒。

（3）术后 1 周内不宜饮用牛奶、浓茶、碳酸饮料等刺激胃酸分泌的液体。

（4）进食后若出现明显腹痛、腹胀、呕血、血便等情况应及时就医。

结肠镜检查前
如何做好肠道准备

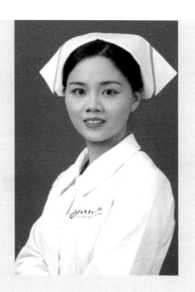

刘文静　中山大学附属第一医院消化内科护师，消化内科专科护士。从事消化内科护理工作 8 年。任广东省护理学会消化护理专业委员会委员。

　　结肠镜是目前筛查、诊断和治疗结肠病变的重要手段，而充分的肠道准备可使患者获得较高的肠道清洁度，可以提高腺瘤及病变检出率，缩短进镜时间，减少检查过程中的不适感和并发症，对实现高质量的结肠镜诊疗具有重要意义。

哪些人需要做结肠镜检查

结肠镜检查适用于以下人群：
（1）年龄大于 40 岁者结肠癌的普查。
（2）原因不明的下消化道出血者。
（3）原因不明的中下腹疼痛者。
（4）原因不明的慢性腹泻者。
（5）低位肠梗阻或有原因不明腹部肿块的患者。
（6）结直肠癌术后、结肠息肉术后患者。
（7）患有慢性肠道炎症性疾病者。
（8）影像学检查发现异常怀疑结直肠肿瘤者。

（9）肠道疾病手术中需内镜协助探查和治疗者。

结肠镜检查前饮食需要注意什么

（1）检查前一天采用低渣饮食或者流质饮食，如去皮的葡萄、香蕉、白馒头、鱼肉、软面条、粥水、鸡蛋羹等，有慢性便秘者需要于检查前3天采用低渣饮食。

（2）避免进食蔬菜、水果和带皮带籽或难消化的食物，如橘子、青菜、火龙果、全麦面包、菌菇、动物跟腱肌肉等。

（3）检查前一天晚上8点以后禁食，需要麻醉者于检查前4小时禁食、禁饮。

服用泻药的过程中需要注意什么

（1）不要在配好的泻药中添加任何有色调味料，包括牛奶、果汁和红糖。

（2）2000 mL泻药尽量在2小时内喝完，每10～15分钟喝250 mL。

（3）喝泻药的过程中，可以边喝边来回走动、顺时针按摩腹部，促进肠蠕动，加快排泄。

（4）如果出现浑身出冷汗、乏力、心慌，多提示出现了低血糖反应，应暂停服用泻药，立即口服无色的葡萄糖水或冰糖水，待症状缓解后再继续服用泻药。

（5）如果出现腹胀、呕吐等不适，应适当减缓服药速度。

（6）排泄时不要在厕所久坐，以免晕厥。

（7）需要长期服用降压药的高血压患者，应在检查当天服用完泻药后用一小口水送服降压药。糖尿病患者应根据饮食情况调整胰岛素和口服降糖药物的使用，检查完毕且恢复饮食后再使用胰岛素和口服降糖药物。

如何判断肠道准备是否符合要求

（1）一般服用完泻药1小时左右开始排便，排便6～8次以上，最后一次大便呈无色水样便（图1）或黄色透明水样便（图2）即可。

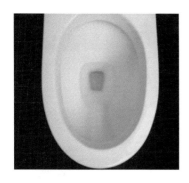
图 1　无色水样便

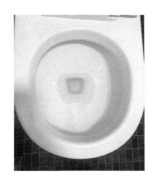
图 2　黄色透明水样便

（2）最后一次大便为带粪渣样便（图3）或呈黄色浑浊水样便（图4）均表示肠道准备不合格，可以适当增加饮水量或在专业人员的指导下增加服用肠道清洁剂。

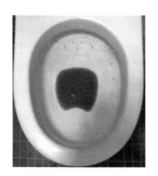
图 3　带粪渣样便

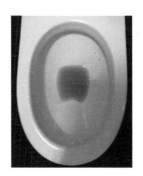
图 4　黄色浑浊水样便

结直肠手术后
什么时候开始进食

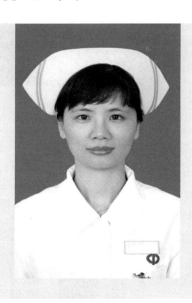

赖小令 中山大学附属第一医院胃肠外科中心护理组长，主管护师，营养专科护士，高级外科专科护理小组核心成员。任广东省护理学会微创外科专业委员会副主任委员。

结直肠手术后什么时候可以吃东西，可以吃些什么

（1）基于加速康复外科理念，术后早期进食能促进胃肠道功能快速康复，使患者排气时间更早，术后腹胀、腹痛、营养不良等发生率降低，有利于缩短平均住院时间，减少住院费用。一般手术麻醉清醒后可以开始小口饮用温水或者温的清亮饮料，每次 30～50 mL，患者根据胃肠道耐受能力，每间隔 1～2 小时喝 1 次，术后当天总量一般控制在 300～500 mL。

（2）术后第一天和第二天，在医护人员的指导下，吃流质饮食，每次 50～100 mL，每间隔 2～4 小时进食 1 次，每日总量控制在 1000 mL。流质饮食包括米汤、去油的肉汤、肠内营养粉等液态或含在嘴里能化成水的食物。肠内营养粉冲调方法可根据说明书上写的调配比例或根据患者胃肠道耐受能力，必要时按标准浓度的 1/3～1/2 进行调配，用温开水调配，调配时先加 1 勺肠营养粉调均匀，再加第 2 勺，每日 300～500 mL，从小剂量开始，小口啜饮，然后逐渐增加饮用量，使患者能够更好地耐受。应注意奶

类、豆类及豆制品等易产气食物容易导致腹胀，不建议多吃。

（3）术后第 3 天到第 6 天，在原饮食的基础上，如无腹胀、腹痛等不适，可由稀到稠，逐渐进食稀粥或软烂的面条，须少量多餐，每日总量可控制在 1500 ～ 2000 mL。

（4）术后第 7 天到第 10 天，在原饮食的基础上，如无腹胀、腹痛等不适，可进食加肉或加瓜果类的稠粥、汤粉、汤面、云吞、饺子、包子等食物。术后 2 周如无不适可逐渐恢复至正常饮食。建议摄入高维生素、优质蛋白、清淡饮食，且少量多餐，每餐以进食至五六分饱为宜。

（5）造口患者少食易产气及产味的食物，如豆类及豆制品、洋葱、番薯、碳酸饮料、巧克力、韭菜、芹菜、大蒜等。进食时细嚼慢咽及少说话，避免肠道内气体增加。

（6）术后中、重度营养不良及术后需继续行放疗或化疗的患者，建议出院后继续给予口服营养补充及优质高蛋白饮食，时间可达 3 ～ 6 个月或更长，以改善营养状况，提高生活质量。

（7）术后建议咀嚼口香糖，每天 3 ～ 5 次，每次 15 分钟。咀嚼口香糖的目的是通过咀嚼促进唾液分泌，从而促进胃肠道功能的恢复。

（8）进食过程中，如有腹胀、腹痛、恶心呕吐、发热等不适，应及时咨询医护人员。

（9）术后鼓励患者活动，可促进肠道功能恢复，保证术后饮食的顺利过渡。活动宜循序渐进，量力而行，避免过劳。

术后早期进食注意事项

术后患者早期进食要遵循由稀到稠、由少到多、少量多餐、细嚼慢咽的原则，饮食的量及食物性状需要根据个人的胃肠道耐受情况调整，逐渐过渡。

"要命"的急性胰腺炎，
你应该知道的小知识

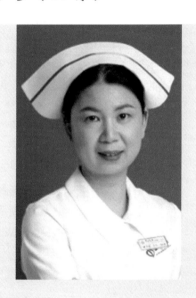

林平顺 中山大学附属第一医院胆胰外科护士长，副主任护师。任中华护理学会外科护理专业委员会专家库成员、广东省护理学会外科护理专业委员会副主任委员。

急性胰腺炎（acute pancreatitis）是一种常见的急腹症，病情复杂多变，重者出现胰腺坏死，继发全身多器官功能衰竭，病死率高，要重视早期的临床表现并及时治疗。

急性胰腺炎有哪些致病危险因素

（1）胆道疾病。由胆道疾病（如胆囊结石、胆总管结石、肝内外胆管结石、胆道蛔虫病）诱发的急性胰腺炎占胰腺炎的50%以上，称胆源性胰腺炎。暴饮暴食等不良饮食行为可引起此类人群的胰腺发生"自我消化"，从而诱发急性胰腺炎。

（2）饮酒。乙醇能直接损伤胰腺，还可刺激胰液分泌，造成胰管破裂，诱发急性胰腺炎。

（3）代谢性疾病，如高脂血症和高钙血症。

（4）过度进食。暴饮暴食，尤其是高脂肪的荤食易诱发急性胰腺炎。

（5）药物因素。利尿剂、5-氨基水杨酸、硫唑嘌呤、雌激素、甲硝唑、对乙酰氨基酚、糖皮质激素、磺胺类等药物可导致急性胰腺炎。

急性胰腺炎有哪些症状

（1）腹痛。常于饱餐和饮酒后突然发作，腹痛剧烈，呈刀割样疼痛。多位于左上腹，可向左肩及左腰背部放射。胆源性胰腺炎（胆石症诱发）者腹痛始发于右上腹，逐渐向左侧转移。

（2）腹胀。腹胀与腹痛同时存在。

（3）恶心、呕吐。早期出现剧烈而频繁的呕吐，呕吐后腹痛不缓解。

（4）合并胆道疾病感染时常伴有寒战、高热。

怎样预防急性胰腺炎

（1）积极治疗胆道疾病和代谢性疾病。依据医生的建议积极治疗胆道疾病，如胆囊结石、胆管结石，进行降血脂与降血钙治疗，积极治疗甲状旁腺功能亢进等。

（2）推荐均衡的饮食结构。饮食有度，避免暴饮暴食，少食油腻食物，不酗酒，少饮酒。

（3）培养健康的生活方式。选择合适的运动并坚持锻炼，劳逸结合。

（4）控制体重，避免过度肥胖。

（5）学会放松，避免过度劳累和精神紧张。

（6）遵医嘱合理使用药物，注意观察易诱发胰腺炎的药物的副反应，如有不适，及时就诊。

（7）定期体检，特别注意有无胆道疾病及血糖、血脂、血钙等指标的变化，做到早发现、早治疗。

怀疑急性胰腺炎发作该怎么做

典型的急性胰腺炎发作表现为饱餐和饮酒后突然出现腹部剧烈疼痛，伴腹胀、恶心、呕吐，还有部分患者可能会出现寒战、高热等症状。

如果出现上述症状，应重视，禁食并尽快到医院就诊。根据病情需要检测血清淀粉酶、尿淀粉酶，必要时行腹部超声、CT 协助诊断。

肝移植术后必须
服用免疫抑制剂吗

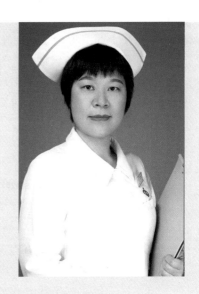

叶海丹 中山大学附属第一医院器官移植科区护士长，副主任护师。从事器官移植专科护理工作 30 余年。任广东省护理学会器官捐献与移植护理专业委员会主任委员、广东省器官医学与技术学会胰岛功能医学专业委员会副主任委员。获 2019 年广东医学科技奖三等奖、2011 年广东省护理学会科学技术奖三等奖。

肝移植（liver transplantation）是指肝脏疾病发展到晚期危及生命时，采用外科手术的方法，切除已经丧失功能的病肝，然后将一个健康完整的肝脏或部分肝脏移植入人体内，以挽救濒危患者的生命。肝移植已经成为治疗终末期肝病的唯一有效方法。

肝移植术后为什么会出现排斥反应

人体免疫系统可以识别和清除任何存在于体内的侵入物，这是人体的一种自然免疫本能；体内的免疫系统会将植入的新器官识别为外来物，并设法清除，这样就会发生排斥反应。排斥反应常表现为术后 5 ~ 15 天出现发热、肝大、黄疸加深、胆汁分泌骤减、肝功能异常、血清胆红素急剧上升、碱性磷酸酶上升、凝血酶原时间延长。为防止免疫系统对移植器官的攻击和破坏，器官移植术后必须服用免疫抑制剂抗排斥。即使是完善的医疗和护理，排斥反应在少部分患者中还是会发生，但如果及早发现，大多数排斥反应可被治愈。

肝移植术后服用免疫抑制剂的注意事项有哪些

器官移植术后，为防止机体对移植器官发生排斥反应，患者需要终身服用免疫抑制剂。正确服用免疫抑制剂至关重要，在服药时，需要注意以下事项：

（1）术后可能需要服用1～3种免疫抑制剂，一般是每天服用2次，一定要在规定的时间服用，服药时间的变动范围不应超过30分钟，最佳间隔时间为12小时，绝对不能少于8小时。缓释剂型免疫抑制剂则每天服用1次。免疫抑制剂的服用须定时、定量，不可擅自调节药量或停药。

（2）建议在服药前2小时或服药后1小时进食，尽量保证空腹状态服药。

（3）定好每天服药时间点后，尽量不要改动，并定好闹钟，避免忘记服药。

（4）若不小心忘记服药，马上补服一次，并调整下次服药时间，两次服药的间隔时间不能少于8小时。

（5）定期采血检测主要免疫抑制剂浓度，以此为基础调整药物的服用量，从而保持适当的血药浓度。如需抽血检验免疫抑制剂浓度，一般选择在早上服用免疫抑制剂前抽血。

（6）使用其他任何药物前应咨询主管医生，避免因药物之间的相互作用影响免疫抑制剂的药物浓度。

（7）严格遵守医嘱调整免疫抑制剂用量。

"睡一觉"就完事，
无痛胃肠镜真这么神奇吗

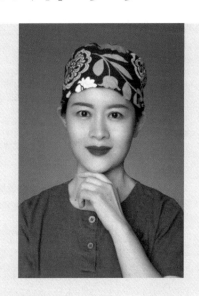

朱琼芳 中山大学附属第一医院手术麻醉中心麻醉科护士长，副主任护师。从事麻醉护理工作 25 年。任广东省健康管理学会麻醉护理专业委员会主任委员、广东省护理学会麻醉护理专业委员会副主任委员、广东省护士协会麻醉护士分会副会长、广东省护理学会日间手术护理专业委员会专家库成员。

现代人生活节奏快，三餐不规律，长期的不良饮食习惯常常会导致胃肠道疾病的发生。为了防治各种胃肠道疾病，胃肠镜检查不可少。但往往一提到胃肠镜检查，人们的第一反应是痛苦、难受，甚至是恐惧，无痛胃肠镜的出现，无疑为这类患者带来了信心和希望。

胃肠镜检查是怎样的感觉

胃肠镜是一根前端带有摄像头的长管道。进行胃镜检查时镜子从口腔置入，经过喉咙，进入食管、胃和十二指肠。镜子经过喉咙时，患者会感到恶心呕吐，喉咙有被顶住甚至疼痛的感觉。镜子进入胃部后，不适感就会消失。此时，医生会往胃内打入气体观察，患者会感觉上腹闷胀，开始打嗝。进行肠镜检查时，镜子从肛门进入大肠，直到盲肠。整个过程需要反复打入和抽掉气体，因此患者会感到腹胀，如果肠道敏感，会出现绞痛和便意。做胃镜检查和肠镜检查时，医生有时会夹取一些组织进行化验，或者切除息肉。

什么是无痛胃肠镜

无痛胃肠镜是指给患者注射小剂量的麻醉性镇静药物，使患者进入睡眠状态后再进行胃镜或者肠镜检查。患者在整个检查过程中都是处于睡眠状态。这是一种风险相对较小的麻醉方法，大部分人都适用。这种方法不但能让患者舒适地接受检查和治疗，而且能够显著提高胃肠镜检查质量。

如何实现无痛

进行胃肠镜检查时，麻醉医生给患者经静脉注射一种起效快、有效时间短、作用确切的麻醉药物（常用药物为丙泊酚），患者在 30 秒内即可进入深睡眠状态，在毫无知觉中完成整个检查和治疗过程，感觉"睡一觉"检查就做完了。无痛胃肠镜的麻醉是静脉麻醉，采用的镇静药物剂量非常小，保留了患者的自主呼吸，不需要用进行气管插管和机械通气，患者在检查结束后 15 ～ 30 分钟就能醒来。无痛胃肠镜检查前麻醉医生应充分做好麻醉前评估，包括检查者身体状况、疾病史、服药史、过敏史，特别是 65 周岁以上的患者更需要进行全面评估。

无痛胃肠镜检查需要注意什么

（1）患者应在麻醉前禁食 6 ～ 8 小时、禁饮至少 2 小时；如果存在胃排空功能障碍或胃潴留，应延长禁食和禁饮的时间。

（2）无痛胃肠镜检查后患者需要休息 30 分钟以上，若无头晕、嗜睡等不适症状，在一名家属陪同下方可离开。

（3）检查结束当天不能单独外出，不宜驾驶机动车辆或从事精细、高空作业、签署文件等工作。

乳腺癌该如何预防

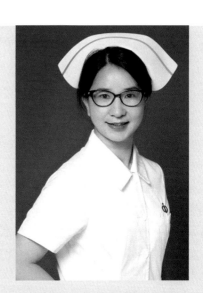

莫雄飞 中山大学附属第一医院甲状腺乳腺外科护士长，副主任护师。任广东省护理学会乳腺护理专业委员会副主任委员、广东省护士协会乳腺外科护士分会副会长、广东省健康管理学会乳腺病学专业委员会委员。

乳腺癌是女性常见的恶性肿瘤，发病率呈现逐年上升趋势，严重影响广大妇女的身心健康，甚至危及生命。

影响乳腺癌的因素有哪些

（1）乳腺疾病既往史。有良性乳腺疾病既往史会增加患相应癌症的风险；不典型导管、小叶增生将使乳腺癌的发病风险明显增加。

（2）乳腺癌家族史、基因突变以及大剂量的电离辐射暴露史。

（3）月经婚育史。月经初潮年龄早、绝经年龄晚、未育、初次足月产年龄较大、未母乳喂养均会增加患乳腺癌的风险。

（4）饮食因素。长期高脂的饮食习惯易导致营养过剩，引起肥胖，从而可能增加乳腺癌的发病风险。

乳腺癌会有哪些表现

（1）乳房肿块。早期一般表现为患侧乳房出现无痛、单发肿块，质地硬，表面不光滑，活动度欠佳；晚期肿块可侵入胸筋膜、胸肌，以致肿块固定于胸壁而不易被推动。

（2）乳房皮肤局部改变。乳房表面皮肤凹陷，即"酒窝征"。皮肤呈橘皮样改变。

（3）乳头溢液。非妊娠乳头分泌咖啡色、棕色或血性液体。

（4）乳头改变。乳头凹陷或抬高，或偏向一侧。

（5）淋巴结肿大。淋巴结肿大最初多见于腋窝，肿大淋巴结质硬、无痛、可被推动。

如何预防乳腺癌

1. 保持健康的生活方式

（1）均衡饮食。控制高热量、高脂肪饮食，尽量多吃新鲜蔬菜、水果、全谷物，避免吃不必要的营养品，避免营养过剩导致肥胖。

（2）戒烟禁酒。

（3）不乱用、滥用激素类药品及保健品。

（4）适当运动，增强体质。

（5）规律作息，避免熬夜。

（6）保持良好的情绪。

2. 提高乳腺健康意识

（1）定期进行乳房自我检查。未绝经的女性，检查时间最好选在月经周期的第 7～10 日，或月经结束后 2～3 日；绝经后的女性，每月固定选定一天进行检查。检查时首先站在镜前看乳房有无异常，比如大小和外形是否对称；有无局限性隆起、皮肤凹陷或橘皮样改变；乳头有无回缩或抬高等。接着取平卧或侧卧位，将食指、中指和无名指并拢，用指腹在乳房上进行环形触摸，注意有无肿块、压痛以及双侧腋下有无异常硬块。最后用手轻轻挤压乳头及周边，观察乳头有无液体溢出以及溢出液体的颜色。

（2）如果乳腺有异常，及时就诊咨询专业医生。

3. 定期进行乳腺专科方面的筛查

乳腺专科方面筛查包括乳腺 B 超、钼靶检查。

器官捐献小知识

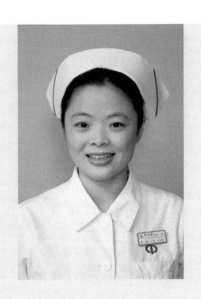

陈　璐　中山大学附属第一医院人体器官获取组织（OPO）工作组组长，护师。从事器官捐献与移植宣传工作15年。任中国人体健康科技促进会人体器官与组织捐献专业委员会委员、广东省器官医学与技术学会胰岛功能医学委员会委员。

人体器官获取组织是什么

人体器官获取组织（Organ Procurement Organization，OPO）是指依托符合条件的医疗机构，由外科医师、神经内外科医师、重症医学科医师及护士、人体器官捐献协调员等组成的从事公民逝世后人体器官获取、修复、维护、保护和转运的医学专门组织或机构。

什么是公民逝世后器官捐献

公民逝世后器官捐献是指根据本人或其亲属的意愿，在其不幸去世后，以自愿、无偿的方式进行器官捐献，救治因器官衰竭而需器官移植的患者，延续患者生命，传递希望和爱。

公民逝世后器官捐献需要哪些程序

公民逝世后器官捐献程序包括需要捐献识别、捐献评估、捐献确认、死亡评估、器官获取、善后缅怀等。

器官捐献有年龄限制吗？哪些器官可以捐献呢

器官捐献年龄一般不超过 65 周岁，遗体、角膜、组织捐献没有绝对的年龄限制。原则上，经评估，没有感染艾滋病或其他严重传染病、没有未治愈的肿瘤（除原发性脑肿瘤），功能良好的肝脏、肾脏、心脏、肺脏、胰腺、小肠、眼角膜等器官或组织，一般都可以捐献。

器官捐献会影响遗体的美观吗

器官捐献不会影响遗体的美观，器官获取时采用严格的外科手术标准。手术后，医生会仔细缝合并且恢复遗体原貌，在场全体人员会向捐献者默哀缅怀，捐献全过程都体现对捐献者的尊重。

器官捐献有哪些方式

器官捐献包括两种情况：一种是有完全民事行为能力的公民通过书面申请器官捐献志愿登记，并且没有撤销该登记，待其身故后由其直系亲属同意的器官捐献；另一种是公民生前未表示不同意捐献人体器官，待其身故后，其配偶、成年子女、父母以书面形式共同表示同意的器官捐献。

有哪些方式可以快速便捷地完成器官捐献志愿登记

（1）通过"中国人体器官捐献"与"施予受"微信公众号、官网、合作单位进行在线登记。
（2）前往当地红十字会进行现场登记。

器官捐献志愿登记是否可以取消

如果捐献者意愿有改变，可以随时取消登记。

捐献者家属是否可以不让公众知道器官捐献的消息

捐献者及其家属的隐私会受到严格的保护，未经捐献者家属许可，相关机构不会向公众或媒体透露捐献者信息。

器官捐献缅怀纪念仪式

为弘扬"人道，博爱，奉献"的红十字精神，缅怀纪念人体器官、遗体、角膜捐献者，2008年5月，广东省红十字会在广州市增城区万安园公墓设立了广东省红十字纪念园。

鼻肠管的护理要点

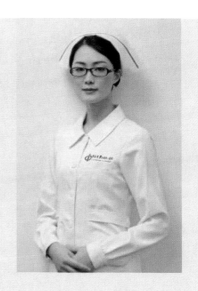

贾银华　中山大学附属第一医院南沙院区呼吸与危重症医学科区护士长，主管护师。从事呼吸与危重症医学科护理工作 10 余年。中华护理学会呼吸与慢病管理专职护士。任广东省护理学会呼吸专业委员会副主任委员。

什么是鼻肠管

鼻肠管是一种由鼻腔插入，经咽部、食管、胃，置入十二指肠或空肠，用于肠内营养输注的管道，为不能经口进食或不能安全进食的患者提供营养支持。

鼻肠管置入的适应证与禁忌证

（1）适应证：不耐受经胃管喂养且应用促胃肠动力药效果不佳的患者，存在高误吸风险的患者，神经疾病患者，胃肠动力不全（胃残余量 > 100 mL）超过 24 小时未改善的患者，对经胃喂养不耐受且使用促胃动力剂 24 ～ 48 小时后仍然存在胃残留量大于 500 mL 或有高误吸风险的患者。

（2）禁忌证：上消化道解剖结构异常的患者，凝血功能严重障碍的患者，颌面部及颅底损伤的患者，存在食管胃底静脉曲张或上消化道出血的患者，有消化道穿孔、肠道坏死或上消化道梗阻的患者，接受过上消化道手术的患者等。

使用鼻肠管的注意事项

（1）管路固定方法。第一条胶布固定于鼻翼处，采用"Y"字形 + 高举平台法固定，即先用酒精棉片清洁固定处皮肤，再将"Y"形弹力胶布的下端固定在患者的鼻翼处，两段弹力胶布一段以顺时针方向自上而下缠绕导管，另一段以逆时针方向自上而下缠绕导管；第二条胶布固定于面颊处，使用高举平台法将导管固定于患者同侧脸颊或耳垂。每日更换胶布，检查鼻面部皮肤情况并清洁；测量及记录管道长度，确保鼻肠管刻度无变化；胶布如有松动、潮湿应及时更换。

（2）营养制剂的保存。营养制剂开封后，常温下保存时间不宜超过 4 小时，4 ℃下保存时间不宜超过 24 小时，以防止腹泻发生。配制的肠内营养制剂常温保存不宜超过 4 小时，超过 4 小时应置于冰箱冷藏，24 小时未用完应弃去。

（3）喂养体位。喂养时宜床头抬高≥30°，可预防反流或误吸。

（4）输注速度。推荐使用营养泵持续输注营养液，速度由慢到快，3 ～ 5 天增至患者所需目标量。

（5）保持管道通畅。喂养前后、注药前后及导管夹闭时间超过 24 小时，均应进行冲管；持续喂养时，每 4 小时用 20 ～ 30 mL 生理盐水或温开水进行脉冲式（即推—停—推—停）冲管；注入固体药物时，应充分研磨、溶解后再注入。

（6）每天 2 次口腔护理，预防口腔感染。

发生异常状况如何处理

（1）发生导管堵塞时，应及时就诊；禁止直接插入导丝疏通导管。

（2）怀疑导管移位时，应暂停喂养，立即固定管道，及时就诊，由医护人员确定导管位置后再输注营养液；发现导管完全脱出时，待重新置管后再进行营养液的输注。

泌尿系结石是怎么"炼"成的

蓝 丽 中山大学附属第一医院泌尿外科区护士长，副主任护师。从事泌尿外科专科护理工作近 30 年。任第八届、第九届广东省护理学会泌尿外科护理专业委员会副主任委员兼秘书、广东省医学会男科学分会护理学组组长、广东省医学会泌尿外科分会护理学组副组长、亚洲泌尿护理学会秘书长、亚洲理遗护理学会秘书长等。

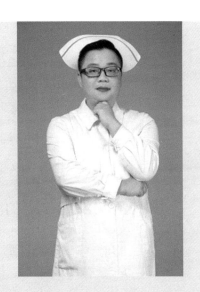

泌尿系结石是什么

泌尿系结石又称尿石症，包括肾结石、输尿管结石、膀胱结石和尿道结石，可见于肾、输尿管、膀胱和尿道的任何部位，其中以肾结石及输尿管结石较为常见。肾结石与输尿管结石的典型表现为肾绞痛与血尿，在结石引起绞痛发作以前，患者不会有任何感觉。膀胱结石主要表现则是排尿困难和排尿疼痛。疼痛的性质可为钝痛、隐痛、放射痛、绞痛等，合并感染时则出现尿频、尿急、尿痛；结石阻塞输尿管时，可引起尿路积水、肾功能衰竭等严重后果。但有些患者则无明显的症状。该病治疗后相对容易复发，因而在治疗后仍需要注意调整生活习惯。

泌尿系结石是怎么形成的

泌尿系结石的病因比较复杂，至今为止尚未完全阐明。多数学者认为泌尿系结石形成是多因素综合作用的结果，大体由以下几个因素导致：

（1）遗传因素。部分患者属于结石体质，比如胱氨酸结石患者、遗传性高钙尿症患者等。

（2）饮食因素。平时饮食中大量食用高草酸、高钙的食物，或是饮水量较少，导致尿液减少和尿液浑浊，容易造成尿液中晶体沉积，从而引起泌尿系结石。

（3）感染因素。女性尿道的特殊生理结构导致其容易出现反复的泌尿系感染，引起慢性的肾盂肾炎，也会造成结石的发生。

（4）解剖因素。输尿管狭窄或者肾脏出口狭窄，导致尿液排出受阻，容易造成尿液中的晶体沉积在肾盂形成结石。

（5）药物因素。长期大量服用某些药物，如维生素 D、抗坏血酸、皮质激素、阿司匹林、磺胺、碱性药物等会造成结石的发生。

如何预防泌尿系结石的产生

（1）加强锻炼，适量运动，增强体质。

（2）养成多饮水的习惯。每天应饮水 2000 mL 以上，以稀释尿液，降低尿内盐的浓度，减少尿盐沉积的机会。

（3）饮食方面，不同的结石应区别对待。

A. 尿路结石：饮食宜清淡，多吃蔬菜、水果，如西瓜、冬瓜、梨、鲜藕等。

B. 草酸钙结石：应予低草酸、低钙饮食。少吃含草酸高的食物，如竹笋、菠菜、毛豆、甜菜、西红柿、土豆、龙须菜、榨菜、海带、苹果、红茶、可可、巧克力等。忌吃过多含钙高的食物，如牛奶、奶酪、豆类、虾皮等。少吃富含维生素 A、维生素 D 的食物。

C. 磷酸盐结石：应行低磷、低钙饮食，宜吃酸性食物，如乌梅、核桃仁、杨梅等。

D. 尿酸结石：宜吃低嘌呤类的食物，如玉米、燕麦片、藕粉、蛋类、黄花菜、胡萝卜、芹菜、黄瓜、茄子、莴苣、山芋、南瓜等。忌吃含嘌呤多的食物，如家禽肉类、动物内脏、扁豆、沙丁鱼、红茶、咖啡、巧克力、黑葡萄汁、酒精饮料等。

当出现血尿、腰痛或尿少、无尿等情况时应尽快就医，以免延误病情，希望大家呵护泌尿健康，杜绝结石的"炼"成！

肾移植术后如何做好
出入量平衡自我管理

陈　锷 中山大学附属第一医院器官移植中心肾移植区区护士长，副主任护师。从事外科及器官移植专科护理工作 36 年。任广东省护理学会器官捐献与移植护理专业委员会委员、广东省护理学会围术期医院感染控制护理管理专业委员会副主任委员、广东省护理学会外科护理专业委员会专家库成员、广东省护士协会器官移植护士分会副会长。

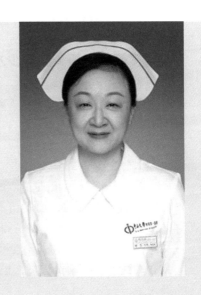

　　肾移植术后患者出院时，医护人员往往都会再三叮嘱要记得每天做好出入量记录及体重测量。术后每天早上测体重，是监测每天的液体出入量是否平衡的一个非常简单有效的方法。每天尿量的多少受当天液体摄入量／出汗量的影响，所以尿量的绝对值并不能准确反映移植肾的功能状态。因此，患者出院后，在居家生活的自我监测中，应做好出入量平衡的管理。

如何做好体重管理

　　（1）坚持每天早上空腹状态下测量体重并记录。

　　（2）术后 1 年内应严格控制体重，避免体重明显增加的同时也增加免疫抑制药物用量。

　　（3）注意饮食结构的合理性，避免高糖食物、减少高脂食物及避免一次性大量蛋白质摄入。严格控制每天的饮食量，每顿饭吃七八分饱，能满足身体对营养的需求即可。

　　（4）不能使用减肥药，以免导致严重的腹泻或消化不良，严重影响免疫抑制药的吸收。

（5）动态监测身体质量指数（body mass index，BMI），制订合理的锻炼计划。

BMI = 体重（kg）/身高（m）^{2}。

BMI > 25 kg/m^2 为肥胖，BMI < 18 kg/m^2 为营养不良。

肾移植术后每天喝多少水合适

（1）每天的入量统计除了统计饮水量外，还要统计水果、汤、粥等饮食中的含水量。

（2）正常人每天饮水量应为 1500～2000 mL，肾移植术后每天饮水量建议也保持在 1500～2000 mL。

每天饮水量：一天的水摄入量 = 前一天的尿量 + 500～700 mL。

（3）肾移植术后，血肌酐高于正常水平，当每天的尿量低于 1000 mL 时，应严格限制饮水量，坚持每天监测体重，量出为入。

（4）如果慢性肾功能不全患者出现下肢及眼睑水肿，需要选择少量多次的方式饮水及控制饮水量，根据水肿及尿量情况来控制摄入水量及每天盐的摄入量。

如何健康饮水

（1）短时间内饮水量过多时，少数人会出现"水中毒"现象，出现循环血量增多，血浆渗透压下降，从而导致血液稀释性低钠，可发生大量排尿，出现头晕、呕吐、虚弱、心跳加快等症状，严重时还会出现痉挛、昏迷，甚至危及生命。

（2）避免"不渴不喝"，在不渴的时候也要喝一些水，养成良好的喝水习惯。

（3）在运动或大量出汗后记得喝温水，并且慢慢喝，切忌饮用凉水或冰水。因为这时心脏处于高速运转的状态，消耗了大量的热量与电解质，如果迅速喝大量的水，尤其是凉水和冰水，就会更加消耗身体的热量，使胃和心脏突然收缩，导致心脏功能急剧下降，以及胃液的稀释和消化功能下降。

手术室为何温度低

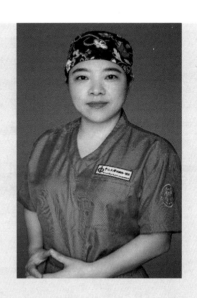

龚凤球 中山大学附属第一医院护理部副主任，手术麻醉中心科护士长，南沙院区消毒供应中心（CSSD）执行主任，手术室护理学科带头人，主任护师，硕士研究生导师，中山大学护理学院菁英导师。任中华护理学会手术室专业委员会委员、《中华护理教育》杂志编委、广东省护理学会手术室护理专业委员会主任委员、广东省护士协会手术室分会副会长。

很多手术患者反映进入手术室感觉像是到了"冬天"一样，非常冷。那么，手术室真的有这么冷吗？为什么要设置这样的温度？在这种情况下患者会感冒吗？

手术室的温度应该是多少

手术室温度需要保持在较低的范围。按国家层流手术室建设标准要求，室内温度均控制在21～25 ℃，湿度保持在40%～60%，有助于保持手术室的洁净状态。

正常人的体温在36～37 ℃，手术室的温度明显低于人体正常温度。如果手术患者来手术室前穿衣单薄，或患者精神紧张，这些都会使患者感到手术室较冷。

为何手术室的温度低

（1）洁净手术室有一整套完整的空气净化系统，保证手术过程中空气的洁净，手术室内采用的末端过滤器的效率不低于高中效过滤器的空调系统或全新风通风系统，较低的温度可以有效抑制病原体的繁殖，避免引起手术感染。合适的低温可以保障手术室空气更为洁净。

（2）手术过程中，医生加穿无菌手术衣，患者身上需要铺若干层无菌单以起到一定的保温作用，手术室的温度和湿度保持在合适范围，能够最大程度避免医生和患者术中大量出汗，预防医生汗水滴落及患者体液丢失，确保手术安全。

（3）舒适的温度可以使手术医生集中注意力、情绪稳定、保持思路敏捷，确保手术医生高效地完成手术。

患者会不会感冒呢

可以确切地说，患者是不会感冒的。患者进入手术室后，护士会给予患者综合保温措施，如术前对手术室空气加温、对覆盖于患者体表的被单和衣服加温、对输液液体加温等，同时麻醉医生会在术中动态监测患者的体温，确保体温保护的准确有效。

什么是加速康复外科

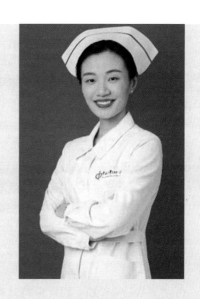

徐　岩　中山大学附属第一医院南沙院区胃肠外科护士长，主管护师。长期从事消化道肿瘤护理工作。任广东省护理学会胃肠外科护理专业委员会委员、广东省护理质量改进工作委员会委员。

加速康复外科的定义

加速康复外科（enhanced recovery after surgery，ERAS），是指采用有循证医学证据的围手术期处理的一系列优化措施，通过外科、麻醉、护理、营养等多学科协作，对涉及围手术期处理的临床路径予以优化，通过缓解患者围手术期的各种应激反应，达到减少术后并发症、缩短住院时间及促进康复的目的。ERAS 历经 20 年发展，已经从围手术期处理的创新概念逐渐转变为各领域国际公认的围手术期管理流程。其实施的精髓是减少手术患者在围手术期由于伤害性刺激造成的应激反应。

加速康复外科的优点有哪些

ERAS 通过有效、合理、适度的改良常规治疗流程，减轻手术应激反应，减少手术并发症的发生，降低手术风险，从而加快患者术后的恢复，缩短术后住院时间，减少住院费用，提高术后患者的生活质量，改善患者手术体验和提高满意度。

加速康复的具体措施有哪些

（1）加强术前宣教、术前评估，完善术前准备，预防并发症。注重营养管理，不进行机械性的肠道准备，缩短术前禁食时间。患者术前 6 小时禁食固体食物，术前 2 小时可在医护人员指导下服用合适的含碳水化合物的清流质饮料。

（2）鼓励使用微创手术，术中注意保持患者体温及手术室内温度，使用短效全身麻醉药及局部麻醉药，采用多模式镇痛，术中注意出入量平衡，避免水钠潴留，尽量采用小切口，尽量不放或少放引流管。

（3）术后常用的措施包括早期经口进食、早期下床活动、尽早拔除管道，同时预防恶心、呕吐及加强营养管理等。

ERAS 的核心原则是通过多模式方法减轻手术应激反应，进而降低并发症发生风险。ERAS 运行模式要求多学科协作以及患者及其亲属的配合，这是进行 ERAS 的前提。这里必须强调患者及其亲属积极参与配合的重要性，否则无法充分发挥 ERAS 的效果。多学科会诊（multidisciplinary treatment，MDT）中各学科优化围手术期管理措施以及手术流程的再造，每一项优化措施均应有循证医学证据的支撑，在术前、术中、术后的管理中，围手术期MDT 组合应用于同一患者，密切协作，贯穿始终，以取得最佳效果，减少疼痛和降低风险，实现快速康复的目的。

术后早期活动

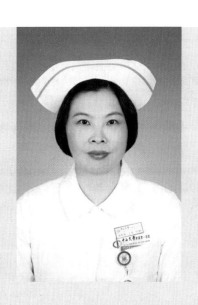

彭利芬 中山大学附属第一医院胃肠外科中心护士长，副主任护师，加速康复外科护理学科带头人，静脉治疗专科护士，中欧伤口造口专科护士。从事胃肠外科疾病护理工作近 30 年。任广东省护理学会加速康复外科护理专业委员会主任委员。

术后早期活动有哪些好处

术后早期活动可以促进呼吸、胃肠、肌肉、骨骼等多系统功能恢复，有利于预防肺部感染、压疮和下肢深静脉血栓等问题，同时有利于引流、促进伤口愈合。循序渐进的术后早期活动还有助于增强患者信心、减轻焦虑，有利于患者自我管理能力的恢复。

手术后什么时候可以开始活动

患者一般在手术清醒后可以按指导采用半坐卧位或做适量的床上活动（如活动四肢、踩脚踏车、踝泵运动等）。建议术后第 1 天开始逐步下床活动。术后早期活动建议制定每日活动目标量，根据自身的耐受情况逐日增加活动量。

术后早期活动需要注意什么

（1）术后早期下床活动应建立在做好术前宣教指导，实施多模式镇痛，根据病情需要尽早拔除鼻胃管、尿管和腹腔引流管等各种导管的基础上。

（2）进行术后早期下床活动前需要做好身体功能和心理状态的评估，包括一般状态评估、肌力功能评估、营养状态评估、管路安全评估、心理状态评估以及环境和自身安全的评估。

（3）术后当天，患者以床上活动为主，锻炼及活动四肢，为下床活动做好准备。术后第1天，患者根据自身床上活动及耐受情况，在医护人员的指导下进行离床活动。

（4）离床活动前，先做好身体等条件的评估，固定好管道，可以借助合适的辅助行走工具进行离床活动。

（5）首次离床活动需要遵循"六部曲"：

第一步：先抬高床头 30°～60°，保持 3～5 分钟，看是否有头晕等不适。

第二步：进行床上自主活动，可活动头颈、四肢，或者踩脚踏车等。

第三步：无不适时可移坐到床旁，双下肢下垂，双脚着地保持 3～5 分钟，观察是否有头晕、心慌等不适。

第四步：床旁先站立 3～5 分钟，如没有头晕等不适，在床旁活动 5～15 分钟。

第五步：在医护人员指导及协助下，扶墙缓慢行走 5～10 分钟，以不感到疲劳为宜。

第六步：逐步过渡到在病区内自由行走。术后活动可根据自身耐受情况，循序渐进逐渐增加活动距离和时间，活动过程中如有不适，应立即停止活动。

术后早期活动，需要注意活动后的感受，以自身感觉舒适为主，不建议过于追求活动距离或量。另外，加速康复外科理念下的多模式镇痛，可以减轻下床活动时伤口疼痛带来的不适。正确的术后早期活动方式和合适的活动量，可以促进术后患者身心更好地康复。

复杂牙拔除为什么
要在手术室进行

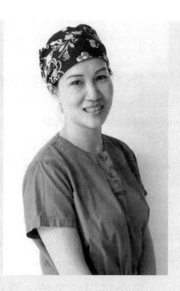

邓　华　中山大学附属第一医院手术麻醉中心代理护士长，主管护师。从事手术室专科护理工作 25 年。任广东省护理学会日间手术专业委员会常务委员。

什么是复杂牙拔除术

　　复杂牙拔除术是指通过简单的局部麻醉、挺松、拔除等步骤难以完全拔除患牙的拔牙手术。复杂牙拔除术的复杂性主要体现在三个方面：①牙齿天然位置结构的复杂性，如阻生牙被邻牙挡住或埋在颌骨中，或牙齿与周围的解剖结构（如上颌窦、下颌神经管、颏神经孔等）关系比较密切；②牙齿病理状态下的性质改变，如经牙体治疗后的牙齿脆性增加，或慢性炎症刺激造成牙齿周围骨质出现致密性的改变；③患者全身健康状况的复杂性，如患者既往有高血压、糖尿病、心脏病等病史，或者需要拔牙者局部或全身有感染、炎症、肿瘤等。

复杂牙拔除术与普通牙拔除术的区别

　　普通牙拔除术风险较低，拔除普通牙后患者反应较轻；复杂牙拔除术前常需要评估患者的全身情况，排查其他系统性疾病，对症治疗，并选择最适合的麻醉方式。有些复杂牙埋伏于颌骨内，拔除时需要切开黏膜并去除部分颌骨，易损伤邻牙或上下颌神经血管，拔除后患者反应较强烈，肿胀、低烧、疼痛较明显。部分复杂牙拔除后骨缺损面积较大，需要进行植骨、二期植骨盖膜。既往有慢性病或拔牙损伤较大的患者术后还需要根据情况行对症支持治疗及调整慢性病用药方案。

复杂牙拔除的禁忌证有哪些

（1）血压高于 180/100 mmHg 的高血压患者。

（2）近 6 个月有出现心肌梗死或近期心绞痛频繁发作的患者。

（3）空腹血糖大于 8.8 mmol/L 的患者。

（4）安装心脏支架后正在服用抗凝血药物的患者，需要停药 1 周后再进行拔牙。

（5）急性肿瘤患者，若肿瘤与牙齿邻近，建议将牙齿与肿瘤一同切除。

（6）急性炎症期患者，建议急性炎症期后再进行拔牙。

复杂牙拔除为什么要在手术室进行

（1）多数情况下，拔牙可以在门诊完成。个别复杂牙拔除术创伤较大，局部麻醉下患者无法耐受，需要在手术室全身麻醉状态下完成，如牙齿埋伏较深、去骨较多等情况。

（2）复杂牙的拔除需要用特殊的手术仪器设备来分离牙根，才能达到完整拔除的目的。

（3）若患者有较严重的基础疾病，在局部麻醉下未能完成拔牙手术，可在全身麻醉下监测患者的生命体征，确保患者生命安全。此外，复杂牙拔除术耗时较长，在全身麻醉下进行可以缓解患者的疼痛和焦虑。

复杂牙拔除后有哪些注意事项

（1）术后患者咬住创面上的棉球 30 分钟至 1 小时，以达到止血的目的。

（2）术后麻醉清醒 6～8 小时后方可饮水或进食，水和食物的温度应较低，饮食以清淡为主，避免进食辛辣、酸、甜、油腻等刺激性食物，拔牙当天忌烟、忌酒。

（3）拔牙后切忌立刻洗热水澡或用热水洗脸；24 小时内尽量不漱口、刷牙；术后口腔内的口水不可口含或用力吐出，以免刺激创面出血；禁止用舌舔创面。拔牙后 24 小时内，唾液中有淡红色血水混合物属于正常现象。若拔牙 2～3 小时后伤口仍出血不止，应吐出鲜红血块，及时到医院就诊。

（4）建议口服抗生素预防感染，严重者可静脉用药。

日间手术的奥妙

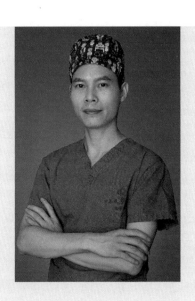

吴耀业 中山大学附属第一医院南沙院区手术麻醉中心区护士长，主管护师。中华护理学会麻醉专科护士，粤港澳联合培养手术室专科护士。从事手术、麻醉、重症专科护理工作13年。任中华护理学会日间手术护理专业委员会青年委员、广东省护理学会日间手术护理专业委员会主任委员、广东省护士协会麻醉护士分会副会长。

根据国际日间手术协会（International Association for Ambulatory Surgery，IAAS）及中国日间手术合作联盟（China Ambulatory Surgery Alliance，CASA）相关规定：日间手术是指患者在1个工作日内完成并出院的手术或操作，不包含在诊所及门诊进行的手术或操作。需要特别说明的是，日间手术是对患者有计划地进行手术或操作，不含门诊手术；因病情或其他原因需要住院延期的，住院时间一般不超过48小时。随着日间手术技术的不断发展，我国目前可开展的日间手术种类已有700余种，术后康复体系也在日渐完善。

日间手术有什么优点

（1）日间手术可以提高优质医疗资源的利用率，缩短住院等候和治疗的时间，使更多的患者得到适当的手术治疗。

（2）日间手术可以为患者带来更好的就医体验，从门诊、检查、手术预约，到手术、术后观察、出院，只需24～48小时，给患者带来便捷的就医流程。

（3）手术时间安排弹性大，患者住院时间缩短。

（4）与传统手术相比，日间手术术后感染概率低，能有效促进患者快速康复，术后患者可以尽早回归正常的学习、工作及生活。

（5）整体花费更低，医疗费用下降，可减轻患者的经济负担。

日间手术的术前注意事项有哪些

（1）饮食方面。患者在全身麻醉术前宜进食清淡易消化的食物，忌油炸、脂肪含量高、肉类食物及活血化瘀类食材。成人全身麻醉术前一般禁食6～8小时，禁水4～6小时；小儿全身麻醉术前一般禁食配方乳6小时，禁食母乳4小时，禁饮清水饮料2小时。局部麻醉患者一般可正常饮食，如有特殊要求，请根据医生要求饮食。

（2）皮肤准备方面。术前一晚沐浴、洗头、剪指甲；手术当日不化妆，做好口腔清洁，摘下活动性假牙，去除首饰、隐形眼镜、手表等物品。

（3）手术前7天，停止吸烟，如果出现感冒、发烧、流涕、腹泻、水痘或其他疾病时，暂不适合手术，应重新预约手术时间。女性患者如遇月经期需提前告知医护人员。

（4）术前使用阿司匹林、华法林者，应停药7天以上。

日间手术术后有哪些注意事项

（1）术后可根据自身情况适量活动，避免劳累，避免受凉，预防感冒。

（2）术后日常活动时需家属陪同，并注意观察患者精神状态，预防意外跌倒。

（3）术后根据自身情况，选择易消化、清淡饮食，避免过早进食牛奶、豆浆、碳酸饮料等易产气食物，以免引起腹胀不适，避免进食油腻食物。

（4）术后注意自我观察，如出现伤口大量出血、剧烈腹痛、剧烈呕吐、体温高于38.5 ℃等严重不适症状时，请及时就医。

麻醉的奥秘

陈旭素 中山大学附属第一医院手术麻醉中心麻醉复苏专科护理带头人，副主任护师。从事手术麻醉专科护理与护理管理工作 41 年。任中华护理学会麻醉护理专业委员会委员、广东省护理学会围麻醉期舒适护理专业委员会主任委员。

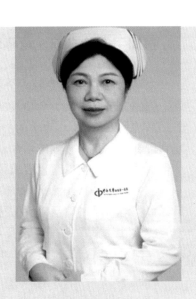

什么是麻醉

很多人简单地以为，麻醉就是"打一针，睡一觉"。事实上，"外科医生治病，麻醉医生保命"。麻醉是一项专业性很高的技术，麻醉医生根据患者手术类型和患者身体情况综合考虑，为患者选择最安全的麻醉方式，既让患者在进行手术的时候感受不到疼痛或者减弱痛苦感，又能保证手术过程的安全。麻醉分全身麻醉和区域麻醉。全身麻醉患者的意识消失，区域麻醉患者的意识是清醒的。

全身麻醉过程

全身麻醉有插管麻醉和非插管麻醉两种。

插管全身麻醉过程：麻醉诱导→"插管"→麻醉维持→"拔管"→麻醉恢复。

非插管全身麻醉过程：麻醉诱导→麻醉维持→麻醉恢复。

所有麻醉前都要先建立静脉通道，用于麻醉医生给患者输注药物和其他液体。当患者进入手术室，建立静脉通道后，麻醉医生或护士会给手术患者的胸前、上臂或背部、额部贴上心电电极片，用于监测患者的心电图，了解患者心脏功能的变化；在上臂或大腿绑袖带测量血压；手指夹一个小夹子，测量血氧饱和度等。

全身麻醉开始时，麻醉医生会先给患者的口鼻区域戴上一个面罩，让患者吸氧气。此时患者不必紧张，自然呼吸就可以了。然后麻醉医生通过输液通道给患者注药，几分钟后患者意识消失，即完成麻醉诱导。

在麻醉睡着期间，患者是不能自主呼吸的，因此，麻醉医生会将气管导管置入患者呼吸道，即"插管"。完成插管后，将气管导管连接麻醉机，辅助维持手术麻醉过程患者的呼吸功能。手术后当患者醒来时，感觉喉咙里有东西，此时无须紧张，也不要咬管，放松，自然呼吸，听从医护人员的指挥，做"睁开眼睛，用力握手"等动作。如果各项指标达到要求，医护人员会让患者"张大口"，拔除导管，即"拔管"。

拔管后如果患者有任何不适，如喉咙痛、伤口痛等，应告诉医护人员。

拔管后医护人员会继续对患者进行监护和观察一段时间，当患者能够自行正常呼吸，回答医护人员问题，各项监测指标与手术前基本一致，医护人员将送患者返回病房。

椎管内麻醉

椎管内麻醉是区域麻醉的一种类型，又分为硬膜外麻醉和蛛网膜下腔麻醉（即"腰麻"）两种。麻醉时，患者需要侧躺蜷缩，将背部暴露，麻醉医生在患者背部椎间隙打一小针，注射局部麻醉药，等注射部位的疼痛缓解，然后再将长针头插入，注入麻醉药。一次注药通常可维持 4～6 小时麻醉效果。如果手术时间长，术后还要继续镇痛，麻醉医生会放一条细软硅胶管（即硬膜外导管），根据患者情况从导管补充用药，维持麻醉过程。

麻醉前注意事项

（1）禁食。所有麻醉前都必须禁食。一般术前 8 小时禁食固体食物，术前 6 小时禁饮牛奶，术前 2 小时禁饮水或无渣液体（如不含果肉的果汁）。如果不禁食、禁饮，麻醉过程中，如胃内有食物，食物有可能会反流到食管，甚至进入肺内，这将会导致危及生命的严重并发症。

（2）戒烟。最好提前 2 周戒烟。戒烟可以减少气道分泌物，减少术后肺部并发症的发生。

（3）如果有假牙或松动牙齿，一定要提前告诉医生，并取下活动假牙，避免特殊情况下在插管过程中触碰到假牙或松动牙齿造成其脱落，不慎掉入气道或食道。

（4）停止服用一切保健品。有些保健品中的成分，如银杏、人参、菊花制品、大蒜素等，都可能会增加手术风险。对于高血压、糖尿病等患者，要告诉医生正在服用的药物，根据医生的意见，正确使用或停用。

（5）如果患者有手术麻醉史、药物过敏史或其他特殊情况，都要告诉麻醉医生。如果患者家人曾经在手术或麻醉后出现异常疾病或症状，也一定要告知医生。

（6）不要涂指甲油，以免影响医护人员测量血氧饱和度。

麻醉会影响患儿发育吗

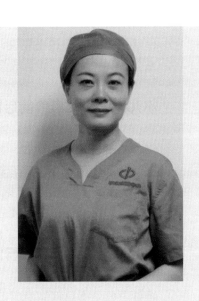

陈慕瑶 中山大学附属第一医院手术麻醉中心重症专科护士，副主任护师。从事麻醉与危重症专科护理工作近 30 年。任中华护理学会疼痛护理专业委员会专家库成员、广东省护理学会疼痛护理专业委员会副主任委员、广东省护士协会疼痛护理分会副会长。

麻醉（anesthesia）一词源于希腊文 narkosis。麻醉是指由药物或其他方法产生的一种中枢神经和（或）周围神经系统的可逆性功能抑制，这种抑制的特点主要是感觉，特别是痛觉的丧失。

麻醉分为局部麻醉和全身麻醉。外科缝合、拔牙等小手术一般采用局部麻醉，被麻醉者意识不丧失；常用的局部麻醉药有罗哌卡因、利多卡因、丁哌卡因等。外科大手术一般采用全身麻醉，被麻醉者意识丧失；全身麻醉药有丙泊酚、依托咪酯，以及吸入麻醉药七氟烷等。麻醉过程中通过使用麻醉药抑制神经系统达到镇静、镇痛作用。临床上，一些用于手术麻醉的麻醉药品有很强的镇静、镇痛作用，一方面可以用于手术患者的全身麻醉，另一方面还可用于创伤、癌症等患者的疼痛治疗。

麻醉是一种保护

目前的科学研究没有证据显示麻醉会影响患儿的长期记忆及生长发育。相反，全身麻醉可为患儿提供保护：①全身麻醉可减少患儿精神创伤。全身麻醉是指麻醉药经过气道吸入、静脉等途径进入患者体内，患者在类似"睡着"的过程中完成手术，手术过程神志意识、痛觉消失，真正做到无知觉无痛，术后患者慢慢清醒过来。②麻醉药起效快、作用消失快，对人大脑的影响是短暂的、可逆的，而非毒理性和创伤性的。药物通过肝脏、肾脏或肺的代谢排出体外，基本不会滞留在体内；麻醉过后神经系统运作会恢复正常。也就是说"麻醉过去很快，醒过来也很快"。③不麻醉或手术麻醉前准备不充分，其并发症可能造成患儿重大人格障碍或严重智力影响。

小儿患者手术麻醉前后饮食有哪些要求

（1）麻醉前禁食 8 小时，禁饮牛奶 6 小时，禁饮水或无渣液体 2 小时。

（2）平时多饮水，多吃新鲜的蔬菜、水果，少吃辛辣刺激的食物。

（3）术后开始进食时间要遵从医生要求，进食量从少到多，且遵循从清水到流质再到半流质的饮食过渡，最后恢复正常饮食。

小儿患者感冒能做麻醉吗

感冒患者是不建议做麻醉的，如果感冒期间行麻醉、做手术会增加发生并发症的风险。患者在感冒时机体抵抗力下降，不是手术和麻醉的最佳时机。如感冒引起咳嗽，说明局部有炎症存在，炎症引起的咳嗽、咳痰会增加气道高反应，容易引起气道的痉挛，气道压难控制，造成严重的低氧血症；呼吸道分泌物较多，无法自主排出，有误吸风险；随着手术时间的延长，分泌物逐渐增加，易堵塞呼吸道，引起窒息；术后痰多难排出、患儿躁动，也容易引发术后的出血和其他并发症。麻醉过程所出现的意外大部分是由气道管理不善引起的。因此，感冒患者不建议进行麻醉，建议在感冒痊愈之后再行麻醉、做手术。

第三篇 心脑血管、神经

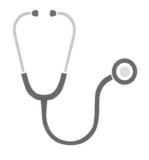

房颤的患者一定会发生脑卒中吗

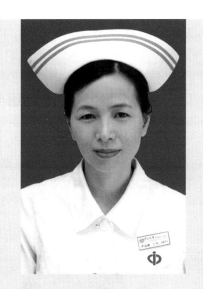

严凤娇 中山大学附属第一医院心血管医学部科护士长，主任护师，硕士研究生导师，中山大学护理学院菁英导师。任中华护理学会心血管护理专业委员会委员、中国医药教育协会护理专业委员会常务委员、中国心血管健康联盟心血管病护理及技术培训中心专家委员会委员、广东省护理学会心脏康复护理专业委员会主任委员等。

什么是房颤

心房颤动（atrial fibrillation），简称房颤，是一种室上性快速性心律失常，伴有不协调的心房电激动和无效的心房收缩。房颤的心电图特征包括不规则的 RR 间期（当房室传导功能未受损时）、没有明确重复的 P 波和不规则的心房激动。房颤是临床上常见的心律失常之一，其发生率随着年龄增长而增加。房颤会增加缺血性脑卒中（即中风）的发生风险，与非房颤患者相比，房颤患者脑卒中发生率是正常人的 5 ～ 6 倍。

房颤的病因有哪些

房颤发病机制复杂，多方面因素均可促进房颤的发生、维持，包括年龄增加、原发疾病［包括心血管疾病，如高血压、瓣膜性心脏病、冠心病、先天性心脏病、心肌病等；以及非心血管疾病，如内分泌疾病（如甲状腺功能亢进)、呼吸系统疾病（如睡眠呼吸暂停综合征、慢性阻塞性肺疾病等)、自身免疫性疾病、肿瘤等]、不健康生活方式（超重或肥胖、饮酒、吸烟、体力活动过量或不足等)、遗传等。

此外，严重疾病状态（如重症感染）及外科手术均会增加房颤发生风险。识别并纠正导致房颤发作的可逆因素，积极倡导健康生活方式可避免大部分由可逆因素导致的房颤发生，因此，房颤在很大程度上是一种可预防的疾病。

房颤患者该如何预防脑卒中的发生

不同的房颤患者发生脑卒中（图1）的风险不同，需要对患者进行个体化评估。危险因素包括女性、高龄、脑卒中或短暂脑缺血发作、高血压、糖尿病、心力衰竭和血管病等。

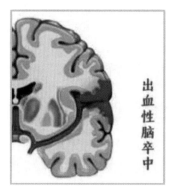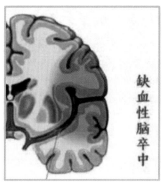

图1　脑卒中

房颤患者脑卒中风险的评估是动态的，脑卒中的发生风险随着年龄的增长、伴发疾病的出现而增加，建议房颤患者每年评估一次。

脑卒中高危的房颤患者，需要长期口服抗凝药物，这可有效地预防脑卒中。患者一定要保持良好的服药依从性和服药持续性。口服抗凝药包括经典的华法林与新型口服抗凝药。如服用华法林，还须定期检测国际标准化比值（international normalized ratio，INR)；服用新型口服抗凝药不需要检测 INR，按时服药即可。在服用抗凝药的过程中，需要注意出血的不良反应，轻者出现皮下瘀斑、鼻腔和牙龈出血，重者出现血尿、便血、呕血、咯血等，甚至会出现脑出血，出现这些情况时需要及时就医。

如何管理房颤的危险因素

心血管危险因素、并发症及不良生活方式与房颤发生、发展密切相关，严格管理这些危险因素及并发症是房颤综合管理的重要组成部分。

（1）肥胖。肥胖会显著增加房颤患者的脑卒中的发生及死亡风险，也是房颤消融术后复发的独立危险因素。减重可减轻房颤的相关症状，改善生活质量。

（2）运动。运动与房颤发生的风险关系比较复杂，适当强度的运动可预防房颤的发生，但长期进行高强度运动的运动员发生房颤的风险较高。适当运动（每周不少于150分钟的中等强度运动或不少于75分钟的高强度运动）与房颤患者的心血管死亡和全因死亡风险下降有关。

（3）饮酒。饮酒是房颤发生的危险因素，即使少量饮酒也会增加房颤的发生风险。戒酒可减少房颤发作，降低房颤负荷。

（4）吸烟。吸烟人群房颤发生风险更高，且呈剂量依赖关系，戒烟者的房颤发生风险显著低于目前吸烟者。

（5）糖尿病。糖尿病患者房颤发生风险比无糖尿病者高34%，同时糖尿病也会增加房颤患者的脑卒中的发生和死亡风险，因此，控制好血糖是关键。

预防冠心病猝死及
心绞痛发作

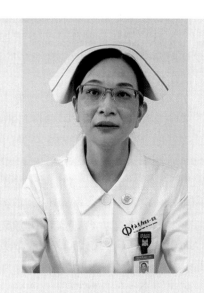

杨仲毅 中山大学附属第一医院心血管医学部心内科区护士长，副主任护师，硕士研究生导师。任广东省护理学会心血管内科护理专业委员会主任委员、心脏康复护理及心血管儿科护理专业委员会专家库成员，获"全国五一巾帼标兵""广东省五一劳动奖章""南粤建功立业女能手"称号。

什么是冠心病

冠状动脉粥样硬化性心脏病（coronary atherosclerotic heart disease）指冠状动脉发生粥样硬化引起管腔狭窄或闭塞，导致心肌缺血缺氧或坏死而引起的心脏病，简称冠心病（coronary heart disease，CHD），也称缺血性心脏病（ischemic heart disease）。

冠心病有哪些危险因素

研究表明，冠心病是多种因素作用于不同环节所致的冠状动脉粥样硬化，其主要危险因素包括：

（1）年龄、性别。冠心病多见于 40 岁以上人群，49 岁以后发病率明显增加，但近年来发病年龄有年轻化趋势。女性发病率较低，这与雌激素有抗动脉粥样硬化的作用有关，但在绝经期后发病率迅速增高。

（2）血脂异常。脂质代谢异常是动脉粥样硬化最重要的危险因素。目前最肯定的是低密度脂蛋白胆固醇（low-density lipoprotein cholesterol，LDL-C）的致动脉粥样硬化作用。

（3）高血压。高血压患者患冠心病的概率增加 3～4 倍，可能由于高血压时内皮细胞损伤，LDL-C 易进入动脉壁，并刺激平滑肌细胞增生，引起动脉粥样硬化。

（4）吸烟。吸烟者冠心病的发病率和病死率比不吸烟者高 2～6 倍，且与每天吸烟的支数成正比。被动吸烟也是危险因素。吸烟者前列环素释放减少，血小板易在动脉壁黏附聚集，易致动脉粥样硬化；同时，烟草中的尼古丁可直接导致冠状动脉痉挛和心肌损伤。

（5）糖尿病和糖耐量异常。糖尿病患者发病率比非糖尿病者高出数倍，且病变进展迅速。糖尿病患者还常有凝血因子Ⅷ增高及血小板功能增强，加速血栓的形成并引起动脉管腔闭塞。

冠心病可怕吗

大部分时候冠心病是不可怕的，因为冠心病可以通过药物、介入及外科手术等方法有效治疗。

但冠心病也有可怕的一面，约 120/10 万的冠心病患者可能因急性心功能衰竭而发生突然急性死亡，称为冠心病猝死，多发生于夜间和清晨。预防冠心病猝死，应避免以下情况：

（1）情绪异常激动、精神过度紧张。

（2）剧烈运动及过度的体力活动（尤其在饱餐和寒冷的时候）。

（3）暴饮暴食、大量饮酒等。

冠心病患者如何预防心绞痛发作

冠心病心绞痛分为稳定型心绞痛和不稳定型心绞痛两种。稳定型心绞痛发作较规律，常有诱因，一般不会危及生命；不稳定型心绞痛发作频率不确定，可能没有诱因，但有生命危险。此外，疼痛导致的恐惧心理可能会加重病情。因此，预防心绞痛发作很重要。

冠心病患者在日常生活中，应注意监测血脂、血压、血糖，并遵医嘱坚持用药；避免情绪激动或精神过度紧张；避免暴饮暴食或寒冷刺激；戒烟，限酒，科学运动，劳逸结合，控制体重。对于休息状态下仍存在的心绞痛，应立即原地休息，呼叫"120"或其他专业人员护送就医。

希望冠心病患者热爱生命，积极控制危险因素，有效预防心绞痛发作，让冠心病变得不再可怕！

心脏骤停，该如何急救

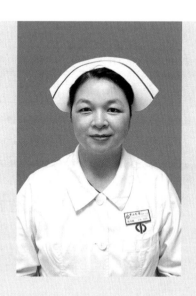

陈月娥　中山大学附属第一医院急诊科区护士长，主管护师。从事急诊急救工作 24 年。任广东省护理学会高级生命支持专业委员会副主任委员。

心脏骤停是指各种原因引起的心脏突然停止搏动，从而导致有效心泵功能和有效循环突然中止，引起全身组织细胞严重缺血、缺氧和代谢障碍，如不及时处理可危及生命。

根据国家心血管病中心 2018 年发布的数据与《中国心脏骤停与心肺复苏报告（2022 年版）》，我国心脏骤停总体发病率为 97.1/10 万，公众实施心肺复苏比例为 17.0%，院外猝死抢救成功率不足 1%。因此，现场心肺复苏普及十分有必要。

当在公共场所遇到患者倒地，该如何实施急救

首先应评估现场环境是否安全，这点很重要，确认环境安全后，跪坐于患者胸部一侧分别拍打患者双肩并大声呼叫，评估患者意识情况。

如果呼叫患者没有反应，用手摸患者喉结，旁开近侧两横指相对凹陷处，看是否有动脉搏动；同时俯身到患者口鼻前，感受是否有呼吸和观看胸廓是否有起伏。注意判断时间不能超过 10 秒，必要时仅需要判断意识及呼吸情况即可。

确认患者无意识、无脉搏、无呼吸后，立即呼叫旁人帮忙拨打"120"急救电话，同时立即准备心外按压。为保证按压有效，应让患者仰卧于硬板床或地上，按压部位位于两乳头连线中点（婴幼儿在双乳连线与胸骨垂直交叉点下方一横指），按压的时候双手交叉，掌跟重叠，用手掌根部持续按压，按压时利用按压者上半身的重力，垂直按压胸廓，手臂不能弯曲，注意每次按压手掌不能离开胸廓，按压深度在 5 ～ 6 cm，要保证胸廓有回弹空间，按压频率为 100 ～ 120 次/分。针对幼儿患者可用一手手掌下压（深度为 5 cm）；婴儿可采用环抱法，双手拇指重叠下压，或采用一手食指、中指并拢下压，深度为胸部前后径的 1/3（约为 4 cm）。

如果施救者是专业人士，提倡进行口对口人工呼吸，可以提高复苏质量和成功率；如果施救者是非专业人士，进行持续胸外按压至心跳与呼吸恢复或急救人员到达现场。

发生院外猝死时，应注意什么

（1）并不是所有倒地的患者都需要实施心肺复苏，如癫痫、晕厥、昏迷等患者虽然意识丧失，但仍然存在呼吸和心跳，此情况不属于心脏骤停，无须进行心肺复苏。

（2）心脏按压需要体力，且需要持续按压，如果有多人在场，尽量轮换着按压，避免体力透支，以确保按压的有效性。

（3）有条件的情况下，尽早使用自动体外除颤器（automated external defibrillator，AED）。

早期、高质量的心肺复苏对于挽救突发性心脏骤停患者的生命非常重要。尽管心肺复苏术教育和培训在全国都很普遍，但大多数人很少有机会为他人实施该项技术，即使是专业的救援人员，进行心肺复苏的概率也不高。因此，希望大家能经常学习心肺复苏相关知识并学以致用，只有这样，才能提高急救成功率，让每一个发生心脏骤停的患者都有获救的机会。

急性心肌梗死患者的急救

余　娜 中山大学附属第一医院急诊重症监护病房（EICU）病区护士长，副主任护师。从事急危重症护理工作 27 年。任广东省护理学会 ICU 谵妄护理专业委员会专家库成员、广东省护理学会高级生命支持专业委员会副主任委员。

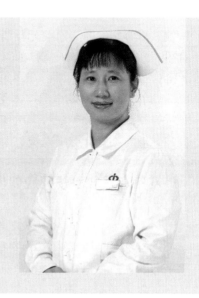

急性心肌梗死的高危人群有哪些

急性心肌梗死是指因持久而严重的心肌缺血所致的部分心肌急性坏死，常伴有严重的心律失常/心力衰竭或休克。

心肌梗死多发生在冠状动脉粥样硬化、狭窄的基础上，既往有冠心病病史、高血压、糖尿病、外周动脉疾病、脑血管疾病、高脂血症的人群应积极控制原发病，避免过度劳累、情绪激动、暴饮暴食、寒冷刺激，保持大便通畅，戒烟、戒酒。一旦出现胸痛、胸闷等症状应及时就医。

急性心肌梗死的高危人群包括老年人，吸烟者，酗酒者，有冠心病家族史者，高血压、高血脂、糖尿病、动脉粥样硬化及肥胖等疾病患者。受现代生活方式、饮食习惯、工作压力等多种因素影响，年轻人急性心肌梗死的发病率也在逐年增加。

急性心肌梗死有什么表现

（1）前驱症状。50% ～ 81% 的患者在发病前数天有乏力、胸部不适、活动时心悸、气急、烦躁、心绞痛等前驱症状。

（2）胸痛或上腹部疼痛。胸痛部位常为胸骨后或心前区剧烈的压榨性疼痛（通常超过 30 分钟），可向左上臂、下颌、颈部、背或肩部放射，含服硝酸甘油不能完全缓解；常伴有恶心、呕吐、大汗、呼吸困难等。当高龄、高危人群出现上腹部疼痛时，应配合医生完成心电图或其他心肌标志物检测，以鉴别诊断心肌梗死及消化道疾病。糖尿病周围神经病变、高龄等患者可表现为无痛症状或直接的意识障碍。

（3）心律失常，部分患者可发生晕厥。

（4）心力衰竭或心源性休克。主要是急性左心衰竭，表现为呼吸困难、咳嗽、发绀、烦躁等症状。出现心源性休克时，主要表现为面色苍白、皮肤湿冷、烦躁不安、脉细而快、大汗淋漓、少尿或神志淡漠等。

发生急性心肌梗死应如何急救

（1）当发现患者发生急性胸痛时，请第一时间拨打"120"急救电话，说明患者现有不适症状及其既往病史；提供详细的地址及地标性建筑并保持电话通畅；请求他人帮忙到路口接车，指引急救人员快速到达现场。

（2）患者就地休息，减少活动以减少心肌耗氧，有条件的可以进行吸氧。注意不要用力咳嗽、不要拍打胸口，保持平静，等待救治。

（3）等待救治过程中家属需密切观察患者意识情况，可为其测量血压、心率，这样有助于病情评估；协助准备就诊需要用到的身份证、医保卡、病历资料、平时服用的药物等。

（4）若患者出现对呼唤、拍打双肩无反应，观察不到胸廓呼吸活动或呈濒死叹息样呼吸，应立即将患者搬至硬板床、地面等平坦坚硬的位置并行心肺复苏。

（5）如在公共场合出现此情况，请在进行心肺复苏的同时联系工作人员，就近取用自动体外除颤器（AED），并按照 AED 指示进行电击除颤。

心脏持续性的缺血、缺氧会导致心肌不可逆的损伤，甚至在发作数分钟至数小时内可发生严重并发症。在发生急性心肌梗死时，需要患者家属与医护人员紧密配合。此外，公共场合 AED 的普及及正确使用，可为急性心肌梗死并发恶性心律失常患者争取早期除颤，提高生存率。

患有先天性心脏病
可以接种疫苗吗

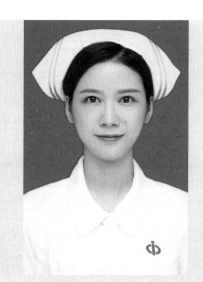

陈小凤　中山大学附属第一医院心血管儿科主管护师，中华护理学会心血管专科护士。任中华护理学会循证专业委员会专家库成员、广东省护理学会心血管儿科护理专业委员会副主任委员、广东省护理学会学术与对外交流工作委员会委员、广东省护理学会心脏康复护理专业委员会青年委员。

先天性心脏病（congenital heart defect，CHD）是胎儿期心脏及大血管发育异常所致的先天畸形，是最常见的畸形。在我国，刚出生的新生儿被诊断为先天性心脏病的概率约0.8%。但在所有围产期出生缺陷中，先天性心脏病约占26.7%，长期居首位，也是发达国家婴儿死亡的首要原因。患有先天性心脏病，可以接种疫苗。

先天性心脏病患儿为何要接种疫苗

先天性心脏病患儿由于出生缺陷，更容易患感染性疾病。如果仅为心脏大血管结构性异常，不合并免疫相关综合征，也没有炎症或免疫介导的心肌炎或心肌病，接种疫苗可更好地抵御感染性疾病，不会加重病情，亦不会影响心脏功能。单纯先天性心脏病患者只要没有明显的反复肺炎、体重不增、心功能不全等症状，无论术前还是术后，一般都可以按计划接种疫苗。

先天性心脏病患儿如何接种疫苗

1. 可以正常接种疫苗

（1）对于先天性心脏病患儿疫苗接种，专家建议：单纯的卵圆孔未闭患儿可以正常接种疫苗；5 mm以下的单纯房间隔缺损、2～3 mm以下的单纯室间隔缺损，并且心肺功能正常［如左心室射血分数（left ventricular ejection fraction，LVEF）≥60%］、心脏大小正常、无分流的患儿可以正常接种疫苗；半岁以内的单纯动脉导管未闭、导管口径2～3 mm以下、无肺动脉高压、无发绀的患儿，也可以照常接种疫苗。

（2）患儿接受外科手术后3个月或介入治疗后复查，经专科医生评估心功能无异常后，可以正常接种疫苗。

（3）复杂先天性心脏病合并内脏异位的患儿常发生无脾（解剖或功能性），患儿的感染风险特别高，应接种所有计划内的疫苗，并适当给予抗生素预防感染。

2. 建议暂缓接种疫苗

（1）患有复杂先天性心脏病或单纯的房间隔缺损、室间隔缺损、动脉导管未闭，有症状者或需要治疗的患儿，都应暂缓接种疫苗，可以等手术之后再考虑接种。

（2）部分复杂先天性心脏病患儿可能会合并免疫受损的综合征，如迪格奥尔格综合征（DiGeorge syndrome），需要免疫科医生评估决定是否可接种减毒活疫苗。

（3）合并免疫缺陷、感染、严重营养不良、使用免疫抑制剂、进行性神经系统疾病、其他慢性疾病急性发作等情况的先天性心脏病患儿，需要专科医生评估后决定是否可以接种疫苗。

（4）一般不建议在手术前的3～4周内接种疫苗。

先天性心脏病患儿如何选择疫苗

先天性心脏病患儿体质较弱，尽量接种副反应小的灭活疫苗，提倡尽量接种联合疫苗。联合疫苗的优点是接种次数少、副反应少，其预防效果与单独疫苗的预防效果是一样的。先天性心脏病患儿接种疫苗后在门诊观察的时间也应长些，如观察1小时，并根据接种后患儿的反应情况确定下一步接种方案。

心脏瓣膜置换术后口服华法林抗凝期间要忌口吗

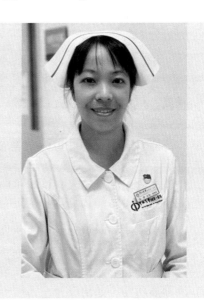

丘 梦 中山大学附属第一医院心脏外科区护士长，主管护师。任广东省护理学会心血管外科护理专业委员会副主任委员、广东省护理学会护理信息专业委员会常务委员。

抗凝是什么意思

抗凝是指应用抗凝血的药物，干扰凝血因子，阻止血液凝固，主要用于血栓栓塞的预防和治疗。

华法林有什么作用

华法林（warfarin）是一种双香豆素衍生物，通过抑制维生素 K 及其环氧化物的相互转化而发挥抗凝作用，从而有效防止血栓的形成，但其作用能被维生素 K_1 拮抗。

心脏瓣膜置换术后为什么要口服华法林？需要口服多久

心脏瓣膜置换术所植入的机械瓣膜或者生物瓣膜，对人体来说都是一种异物，可能会导致血栓的形成，从而增加发生血栓栓塞的风险，因此心脏瓣膜置换术后需要口服华法林预防血栓形成。

机械瓣膜置换术后患者需要终身口服华法林，生物瓣膜置换术后患者一般口服华法林 3～6 个月。

华法林的抗凝效果受到哪些因素影响

华法林的抗凝效果受到患者年龄、基因多态性、饮食、药物等因素的影响，其中，饮食是重要影响因素之一。一些富含维生素 K 的食物（如绿叶蔬菜、杜果、木瓜、大豆油等）会影响华法林的抗凝效果。

服用华法林期间饮食需要忌口吗

心脏瓣膜置换术后口服华法林抗凝期间不需要忌口。虽然有很多食物会增强或减弱华法林的抗凝效果，但这些食物都含有不同的营养价值，如果因为服用华法林而拒绝进食这些食物，会造成人体营养不均衡，而且饮食上广泛忌口会造成生活质量和幸福感的下降。但服用华法林期间应避免使用有活血化瘀等功效的中草药。必须遵医嘱按时、按量服用华法林，定期抽血，监测凝血功能，如出现鼻出血、不明原因瘀斑、黑便等情况应及时就诊。

均衡饮食第一位，不要独宠一食材。
感冒药物要谨慎，问过医生方可食。
中医补料不可取，杜果尽量少参与。
甩手告别烟和酒，我与华少（华法林）是好友！
只要做到以上四点，心脏瓣膜置换术后服用华法林抗凝治疗的患者也可以吃得健康、吃得开心。

慢性心力衰竭患者
居家自我管理知多少

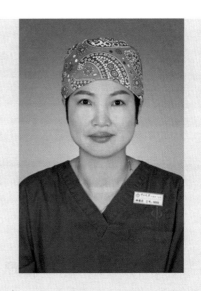

林春喜 中山大学附属第一医院心血管医学部冠心病监护（CCU）病区护士长，副主任护师，护理硕士研究生临床导师。任广东省护理学会心力衰竭专业委员会主任委员。

心力衰竭（heart failure）简称心衰，是各种心脏结构和（或）功能性疾病导致心室充盈和（或）射血功能受损，心排血量不能满足机体组织代谢需要，以肺循环淤血和（或）体循环淤血、器官组织血液灌注不足为临床表现的一组综合征，主要表现为呼吸困难、体力活动受限和体液潴留。根据心衰的发生时间、速度、严重程度，心衰可分为慢性心衰和急性心衰，以慢性心衰居多。慢性心衰是心血管疾病的终末期表现和最主要死因。在我国，引起慢性心衰的病因以冠心病居首，其次为高血压，而风湿性心脏瓣膜病的比例与 1980 年前相比则有所下降。

心衰的患病率与年龄相关，60 岁以下人群患病率小于 2%，而 75 岁及以上人群患病率大于 10%。由于人口的老龄化和对急性心血管疾病的治疗进展，预计在未来 20 年内，慢性心衰的患病率将增加 25%。心衰患者 4 年死亡率达 50%，严重心衰患者 1 年死亡率高达 50%。

心衰患者为何要进行居家自我管理

心衰住院患者年平均住院次数为 3.3 次，平均住院天数为 9.7 天。慢性心衰患者的高死亡率、高住院率已经对家庭和社会造成了巨大的经济及公共卫生负担，迫切需要采取有效的预防和治疗措施减少心衰患者再入院。心衰加重与慢性心衰患者的再住院密切相关。心衰患者缺乏自我管理的知识和方法是其反复住院的重要原因之一。通过对患者进行教育，提高患者的自我管理能力和用药依从性，改善患者生活方式，预防心衰加重的发生，减少再住院次数和住院天数。

良好的居家自我管理可以提高患者对自身疾病的认识，帮助其长期控制钠盐摄入，保持液体平衡，适度运动，坚持正规治疗，避免不必要的药物等的干预，从而减少再住院率和死亡率；增强患者的自我护理能力，从而减轻家庭的压力。慢性心衰患者自我长期、有效的管理已成为治疗慢性心衰的重要环节。

如何进行居家自我管理

做好居家自我管理，保证心脏功能的情况相对稳定，不让心功能恶化，需要做到以下几点：

（1）饮食管理。进食高热量、高维生素、清淡易消化饮食，适当补充蛋白质，少量多餐，戒烟，限酒。口服利尿剂期间尿量增多明显时，应适当进食香蕉、橙子，预防低血钾的发生。

（2）出入量管理。入量包括水果、饭菜、水、汤、牛奶、饮料等一切食物；用带刻度的量杯装好每天所需饮水量，其中包含所摄入食物的含水量。出量包括大小便、出汗及呕吐物等所有排泄物。容量状态正常，摄入液体量为 1500～2000 mL；容量超负荷，则控制摄入液体量为 1000～1500 mL；容量不足，则在正常饮水的基础上增加饮水量，并注意钠盐的补充。心衰患者病情稳定时，建议保持出入量大体平衡，以不出现短期内体重快速增加或无心衰症状（体征）加重为准；心衰急性发作时容量负荷过重，应保持每天出入量负平衡约 500 mL，每天体重下降 0.5 kg。

（3）体重监测。每天晨起排空大小便，在同一时间同一着装下称体重并做好记录。在排除食欲改善导致的体重增加后，若 3 天内体重增加 2 kg以上，出现疲乏加重、呼吸困难加重、静息心率增加 15 次/分、下垂部位水肿明显，应警惕慢性心衰急性加重。

（4）活动与休息。保证充足的睡眠和适当的锻炼，以不感到疲劳为宜，避免情绪激动、剧烈活动及过度劳累。建议女性患者避孕，如果正在考虑妊娠或处于妊娠期，应咨询医生。注意保暖，避免受寒，预防呼吸道感染，建议接种预防呼吸系统疾病疫苗，包括流感疫苗和肺炎链球菌疫苗。

（5）严格遵医嘱服药，不随意停药、换药，每天记录血压、心率、体重。定期随访，每1～3个月复诊一次。

（6）就医指征：①睡觉时枕头垫得越来越高甚至需要坐起。②活动或休息时感到呼吸困难、胸闷、心悸。③血压升高、心率加快，出现头晕、乏力。④双下肢或其他下垂部位水肿明显。

育龄期心脏移植女性
怀孕知多少

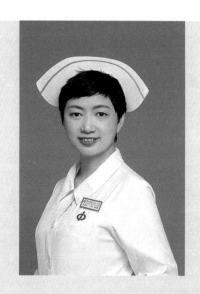

吕林华 中山大学附属第一医院心脏外科区护士长，副主任护师。从事心脏外科、儿科等专科护理工作 26 年。任中华护理学会心血管专业委员会专家库成员、广东省护理学会心血管外科护理专业委员会主任委员、广东省生理学会心血管分会常务委员。

近年来，随着医疗技术的不断进步，心脏移植手术越来越成熟，是许多终末期心脏病患者有效的治疗方法，很多患者得以康复并回归正常的生活轨道。

随着中山大学附属第一医院第一例心脏移植女性在成功换心 10 年后顺利产子，关于心脏移植术后能否妊娠的相关问题，得到育龄期移植女性及其家庭的关注。下面将针对这些问题进行简要讲解。

什么是心脏移植

心脏移植是针对终末期心力衰竭及严重冠状动脉疾病进行的外科移植手术，是将已判定为脑死亡并配型成功的人类的心脏完整取出，植入所需受体胸腔内的同种异体移植手术。其中，99% 是原位心脏移植，即受体的自体心脏被移除，也就是换心脏；只有 1% 是异位心脏移植，即受体的自体心脏保留，用以支持供体心脏，也就是以双心的形式存在。

心脏移植女性能否妊娠

心脏移植女性妊娠是一个极具挑战的过程。在计划妊娠之前，一支包括心内科、心外科、产科、胎儿医学中心、新生儿科等众多科室的专家在内的专家团队须根据患者的一系列检查、检验结果进行全面评估，判断患者当前的身体状况是否适合妊娠。患者应全程在专科团队的指导下，科学妊娠，把控风险。

育龄期心脏移植女性计划妊娠时有哪些注意事项

（1）时间选择。不能在移植后 1 年内妊娠，因为移植后第一年要先稳定心脏功能，调整药物到维持水平。

（2）评估内容。医生需要通过彩超、心电图、肝肾功能等各项检查全面评估是否适合妊娠。如果存在心脏功能不全和心脏血管疾病，不建议妊娠。

（3）药物调整。患者必须在医生指导下动态调整抗排斥药物方案，密切监测药物浓度，把控风险，科学妊娠。

（4）团队协作。一支多学科团队，包括心内科、心外科、产科、胎儿医学中心、新生儿科等众多科室为患者保驾护航，共同制订个性化方案。

快速识别脑卒中，
你学会了吗

苏永静 中山大学附属第一医院内科、神经科副护士长，云南省玉溪市中山医院副院长，主任护师，硕士研究生导师，从事神经科护理工作 24 年。任中华护理学会高等护理教育专业委员会专家库成员、广东省护理学会脑卒中护理专业委员会主任委员等。2007—2008 年美国乔治梅森大学访问学者。获中华护理学会科技奖三等奖、广东省护理学会科技奖一等奖。

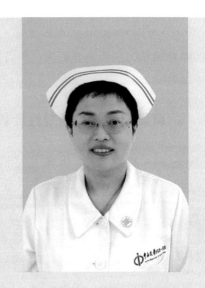

什么是脑卒中

脑卒中（cerebral stroke），又称"脑血管意外"，俗称"中风"，是一种急性脑血管疾病，是由于脑部血管突然破裂或因血管阻塞导致血液不能流入大脑而引起脑组织损伤的一组疾病，包括缺血性脑卒中和出血性脑卒中。缺血性脑卒中的发病率高于出血性脑卒中，占脑卒中总数的 60%～70%。

脑卒中的特点

颈内动脉和椎动脉闭塞、狭窄可引起缺血性脑卒中。缺血性脑卒中发病年龄多在 40 岁以上，男性较女性多，严重者可引起死亡。但出血性脑卒中的死亡率较缺血性脑卒中的更高。调查显示，城乡合计脑卒中已成为我国第一位死亡原因，也是中国成年人残疾的首要原因。脑卒中具有发病率高、死亡率高和致残率高的特点。

脑卒中的常见症状

脑卒中最常见的症状为一侧脸部、手臂或腿部突然感到无力，猝然跌倒，其他症状包括：突然出现一侧脸部、手臂或腿麻木，或突然发生口眼歪斜、半身不遂；神志迷茫、说话或理解困难；单眼或双眼视物困难；行路困难、眩晕、失去平衡；无原因的严重头痛；昏厥。

脑卒中的治疗

不同类型的脑卒中，其治疗方式不同。最新研究结果表明，缺血性脑卒中患者如果在发病 6 小时内得到有效的静脉溶栓治疗，或者在发病 24 小时内行微创介入手术取栓治疗，均能有效挽救自身生命和降低残疾率。因此，快速识别脑卒中在早期极为重要。适合中国大众的"中风 1 - 2 - 0"检查是快速识别脑卒中的简单、有效的方法。

什么是"中风 1 - 2 - 0"

"中风 1 - 2 - 0"检查中的"1"是指看"一张脸"：观察患者脸上是否出现口角歪斜、流涎、两侧鼻唇沟不对称等表现。

"2"是指查"两侧手臂"：让患者伸出双臂，看患者是否出现一侧手臂无力抬起的情况。

"0"是指"聆听患者讲话"：听患者讲话是否清晰可辨，有无口齿不清或说不出话的表现。

如果"中风 1 - 2 - 0"检查的 3 项中有任意 1 项存在，则可能是发生了脑卒中，请立即拨打急救电话"120"，并到最近的有溶栓资质的医院就诊，就诊时应准确告知医生患者症状出现的时间（图 1）。

1 看 1 张脸
不对称
口角歪斜

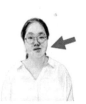

2 查 2 只胳膊
平行举起
单侧无力

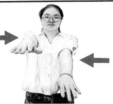

0 (聆) 听语言
言语不清
表达困难

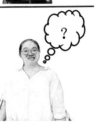

快打 "120"
有上述任何一个症状

图 1　　 "中风 1 – 2 – 0"

发生脑卒中，
该怎么办

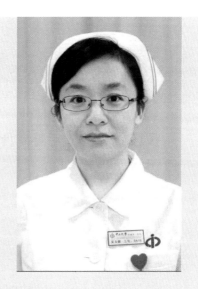

吴玉娜 中山大学附属第一医院神经科主管护师，脑心健康管理师。从事神经科专科护理工作 20 年。任广东省护理学会脑卒中护理专业委员会副主任委员。

脑卒中俗称"中风"，是一种急性脑血管疾病，分为缺血性脑卒中和出血性脑卒中两种，是我国成人致死、致残的首位病因，具有高发病率、高致残率、高死亡率、高复发率等特点。

哪些人容易得脑卒中

具有下列 3 项及以上脑卒中危险因素，或既往有脑卒中或短暂性脑缺血发作病史者，评定为脑卒中高危人群：①有高血压病史（≥140/90 mmHg），或正在服用降压药。②患有房颤和心脏瓣膜病。③吸烟。④血脂异常。⑤糖尿病。⑥很少进行体育运动（体育锻炼的标准为每周锻炼≥3 次、每次≥30 分钟、持续时间超过 1 年，从事中重度体力劳动者视为经常有体育锻炼者）。⑦肥胖（BMI≥26 kg/m^2）。⑧有脑卒中家族史。

脑卒中发生时为什么要紧急送医

脑卒中发生时，每分钟有 190 万个神经元死亡，而且不可逆。《中国脑血管病临床管理指南（第 2 版）》明确溶栓治疗和取栓治疗是挽救缺血性脑卒中的主要治疗方法，而这两种治疗方法都有着严格的时间窗，静脉溶栓治疗须在发病 4.5 小时内施行，动脉取栓治疗须在发病 6 小时内施行，而脑梗死急性期的治疗也与预后明显相关。因此，一旦发生脑卒中，应立即拨打"120"送医就诊。

拨打"120"之后要做什么

（1）在救护车到来之前，作为目击者或者患者家属，应该让患者平躺在安全、安静的地方等待救援，保持患者头偏向一侧，如口腔内有食物应先将食物清理干净，避免误吸。
（2）解开患者衣领的第一个扣子，保持患者呼吸道通畅，避免人群围观导致拥挤缺氧。
（3）如条件允许，可以先为患者测量血压及指尖血糖，测量数据可以为后面医生诊治提供一些参考。
（4）通知熟悉患者病情的家属或监护人带上患者既往病历陪同入院，以便为医生提供详细的病史和用药史。另外，溶栓及取栓治疗需要家属签署知情同意书。
（5）安慰鼓励患者，避免患者情绪激动、害怕等。

脑卒中发生时不能做什么

（1）不能给患者喂任何东西，包括水、药物、安宫牛黄丸等，因为部分患者脑卒中发生时会出现吞咽功能障碍，喂食的过程中可能出现误吸、窒息。
（2）当患者神志不清时不要剧烈摇晃患者，以免加重病情。
（3）尽量不要自行送患者到医院，避免路上发生剧烈颠簸。
（4）不要抱有侥幸心理，想等等看病情会不会自行缓解，以免延误治疗的最佳时机。

你了解腰椎穿刺术吗

叶 莉 中山大学附属第一医院神经科主管护师。从事神经科护理工作26年。任广东省护理学会脑卒中康复专科护士、广东省护理学会脑康复护理专业委员会副主任委员、广东省精准医学应用学会脑卒中分会委员、广东省精准医学应用学会帕金森分会护理专业委员会委员。

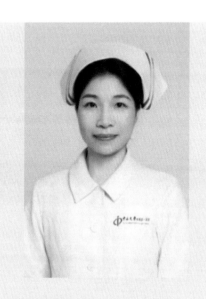

腰椎穿刺术是神经科临床常用的检查方法之一，对神经系统疾病的诊断和治疗有重要价值，简便易行，操作也较为安全，但需要做好术前、术中、术后的配合，以减少术后并发症的发生。

腰椎穿刺术的方法

通常取弯腰侧卧位，自腰 2 至骶 1（以腰 3 至腰 4 为主）椎间隙穿刺，并留取脑脊液标本进行化验检查。

腰椎穿刺术的配合及注意事项

为了能配合医生顺利完成腰椎穿刺术的检查，应做到术前"一准备二练习"，术中保持"虾米"样侧卧位，保持平静呼吸，术后记住 5 个注意事项。

1. 术前准备

（1）术前准备弯头吸管水杯、便盆、尿壶，做好皮肤清洁，更换干净的患者服。

（2）做好床上排大小便的练习和体位训练。体位训练时去枕侧卧，低头抵胸，双下肢屈曲，两手抱膝，紧贴腹部，使躯体呈弓形，把自己想象成一只弯着的"虾米"，并保持平静呼吸（图1）。

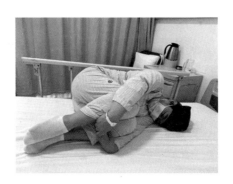

图1 "虾米"样侧卧位

2. 术中配合

配合医生保持"虾米"样侧卧位，穿刺时会有轻微疼痛感，此时不必紧张，放松心情，保持平静呼吸，有不适须及时告诉医生。

3. 术后注意事项

（1）体位。去枕平卧6小时，避免头部抬高，因腰椎穿刺时须留取少量脑脊液用于化验，而脑脊液的生成及恢复至原来的颅内压水平需要6个小时左右。在卧床期间四肢可活动，可左右侧身，避免长时间保持一个姿势从而引起压力性皮肤损伤，可在床上进行大小便，切记不能用力排便，避免因为颅内压改变而引发并发症，如低颅压性头痛等。

（2）若感到头晕、头痛等不适，应立即告诉医护人员。

（3）可少量多次饮用温开水，进食和饮水时头偏向一侧，以防呛咳。

（4）卧床6小时后如无不适，可在他人陪护下下床适当活动。下床时动作应缓慢，以防跌倒。

（5）腰椎穿刺后24小时内不淋浴、不泡澡；穿刺口3天不沾水，以防穿刺口感染。

如何预防脑卒中复发

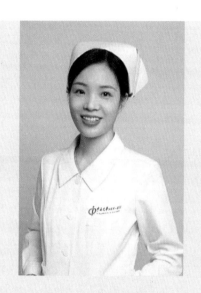

黄月友 中山大学附属第一医院神经科护理组长，主管护师，广东省护理学会慢性伤口造口专科护士，国家卫生健康委脑卒中防治工程委员会"脑心健康管理师"。从事神经科专科护理工作 25 年。任广东省护理学会神经内科重症护理专业委员会副主任委员。

什么是脑梗死

脑梗死又称缺血性脑卒中，是一种由于脑部血液循环障碍导致脑组织缺血、缺氧而引发的局限性脑组织缺血性坏死或软化的疾病。脑卒中是脑血管病中最常见的一种类型，具有发病率高、致残率高、死亡率高和复发率高的"四高"特点。脑卒中复发更凶险，致残率更高、死亡率更高、治疗费用也更昂贵，因此患脑卒中时一定要规范治疗，预防脑卒中复发。

出院后如何预防脑卒中复发

预防脑卒中复发，出院后一定要谨记以下 6 个方面：

（1）积极乐观，调整心态，坚持康复治疗。出院后前 3 个月是康复的关键时期，坚持前 3 个月的康复治疗非常重要。

（2）长期规范药物治疗。长期规范药物治疗能降低缺血性脑卒中患者的复发风险。预防缺血性脑卒中复发的"三驾马车"：降压治疗、稳定斑块治疗、抗血小板凝聚治疗。

A. 使用降压药物过程中需要定期测量血压并做好记录，血压应维持在120/70～140/90 mmHg。降压药物种类和剂量的选择以及降压目标值，是医生全面考虑药物、脑卒中的特点和患者三方面因素的结果，不能随意换药改量。

B. 稳定斑块治疗即降血脂治疗，患者应在医生指导下个体化用药。尽管有的患者血脂没有异常，但仍有大动脉粥样硬化斑块破损或动脉源性栓塞的风险，因此也需要进行他汀类药物（降血脂药物）的治疗。

C. 在服用抗血小板凝聚药物（如阿司匹林、氯吡格雷等）过程中如出现牙龈出血、皮肤瘀斑、排黑便、血尿等症状应及时就诊。患有糖尿病的患者还需要定期至糖尿病专科随诊，调节降血糖方案，平稳控制血糖。

（3）养成良好生活方式。保持低盐、低脂饮食，戒烟，限酒，适量运动，控制体重，保持情绪稳定，不熬夜。

（4）避开容易引起脑卒中发作的状况。冬季突然从暖和的地方到寒冷的地方时，血管骤然收缩，有高血压和高血脂的患者容易发生血管供血不足而引起脑卒中发作。此外，突然进入热的浴池也很危险。

（5）不随意停药、替换药物。在没有医生指导的情况下，随意停药、换药可能会影响治疗效果或增加脑卒中复发风险，因而在治疗期间应谨遵医嘱。

（6）定期定点复诊。治疗脑卒中和预防复发需要长期坚持。为了能及时发现病情变化和预防病情恶化，要坚持定期定点复诊。定期是指在出院后遵医嘱按时复诊；定点是指尽量保持在同一位医师或者脑血管病随访复诊专科就诊，主诊医生对病情更为了解，会给出更合适的治疗建议。复诊时检查血压、血糖、血脂和神经功能等，必要时进行 CT、核磁共振等检查以查看病灶情况，根据身体情况调整治疗方案。

数字减影血管造影术的注意事项

陈志芬　中山大学附属第一医院神
经科护师。从事神经科护理工作 11
年，在神经科 ICU 护理工作 3 年。任
广东省护理学会脑卒中护理专业委员
会委员。

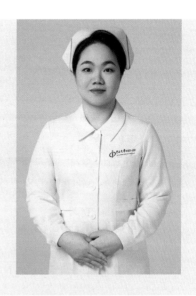

吴琼玉　中山大学附属第一医院神
经科护师。从事神经科护理工作 5 年。

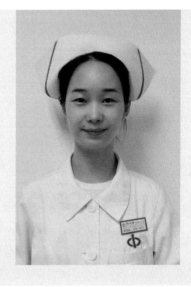

什么是数字减影血管造影

数字减影血管造影（digital subtraction angiography，DSA）是 20 世纪 80 年代兴起的医疗图像学新技术。DSA 能清楚显示颈内动脉、椎基底动脉、颅内大血管、大脑半球的血管图像，可用于测定动脉的血流量，被广泛应用于脑血管病检查（定性定位诊断、确定病变的确切部位、了解病变的范围及严重程度），是当前脑血管病诊断的"金标准"。

DSA 是一种有创检查，经穿刺针临时置入导管后，将含碘显影剂注入选定的动脉或静脉，经影像学技术特殊处理后能清楚地显示颈部和全脑血管图像。

DSA 原理：造影像 – 掩模像 = 减影像。骨骼和软组织等背景影像被消除，只留下含有造影剂的血管影像。

如何进行术前准备

（1）个人卫生准备。手术前一天的下午由护士协助剃除手术区域毛发（预防感染），术前全身洗漱，换洁净衣物，谨记不要穿内衣裤、袜子。修剪指甲，取下所有佩戴的饰品、活动假牙，切勿将贵重物品及手机带入介入手术室。

（2）请勿自行摘下用于识别患者身份的手腕带。

（3）饮食。术前无须禁食，宜进食易消化清淡食物，六七成饱即可。如有特殊情况需要禁食，护士会另行告知。

（4）准备用物：便盆、尿壶（男性用）、吸管杯、弹力绷带。

（5）手术前尽量排空大小便，留置尿管患者除外。

（6）做好术后运动配合训练。床上大小便、侧翻身、活动时应注意保护伤口，术后第一天咳嗽或排便时需用手紧压伤口，避免腹压增加，以减少手术并发症。

（7）术前应保持情绪稳定，消除顾虑，保证充足的睡眠，如果术前因紧张不能入睡，可遵医嘱使用安眠药物。

（8）手术当天可留 1 人陪护。

DSA 术后应注意什么

（1）观察生命体征。使用心电监护仪观察患者的血压、心率、呼吸和血氧饱和度。

（2）饮食。术后 24 小时内，患者在身体允许的情况下可以饮用 2500 mL水，以促进造影剂排出。术后当天可以吃面条、粥等半流质饮食，24 小时后，若无恶心、呕吐等不适，可以正常饮食。

（3）经桡动脉穿刺者应注意以下事项：

A. 可以选择自己舒适的体位，术侧肢体可平放，也可用枕头适当抬高，术后 24 小时内避免术侧手腕做屈伸动作，可以适度活动手指。

B. 穿刺口用压力止血器按压 6～8 小时。若术侧手指感觉麻木，可做六步手指操，即"握、碰、数、压、伸、弹"六个步骤：①"握"：五指伸开，掌心向上，然后握拳，循环 10～15 次。②"碰"：拇指分别与食指、中指、无名指、小指触碰，循环 10～15 次。③"数"：五指伸开，依次将拇指、食指、中指、无名指和小指弯曲进行数数，循环 10～15 次。④"压"：五指伸开，用拇指依次按压食指、中指、无名指和小指，循环 10～15 次。⑤"伸"：五指并拢，手心向上，然后用力伸开五指，循环 10～15 次。⑥"弹"：用拇指分别依次按住食指、中指、无名指和小指的指尖，然后依次弹开食指、中指、无名指和小指，循环 10～15 次。

（4）经股动脉穿刺者应注意以下事项：

A. 当患者需要咳嗽、大便或出现呕吐时，轻轻按压穿刺部位，避免因腹内压增高而导致伤口出血。

B. 术侧下肢伸直制动 6～8 小时，禁止弯曲，卧床休息 24 小时。为防止下肢深静脉血栓形成，术侧肢体可做踝泵运动：①向上勾脚尖，坚持 5～10 秒，做完后脚还原。②大腿放松，脚尖尽量向下绷，像用脚尖蹬自行车一样，坚持 5～10 秒，做完后脚还原。③环绕运动：腿伸直，以踝关节为中心，做踝关节360°环绕，顺时针做 15 秒，逆时针做 15 秒。踝泵运动每小时做 1 次，每次 5 分钟。非手术侧下肢可正常活动（图1）。

C. 预防局部压疮。患者应每 2 小时翻身一次。翻身时患者未做手术的腿可以弯曲，手术侧肢体必须保持伸直状态，防止穿刺口出血。

D. 术后 6 小时若伤口无出血，医生将为患者拆除弹力绷带。拆除后患者应观察伤口有无渗血、青紫、红肿等，若有，应及时告知医护人员。

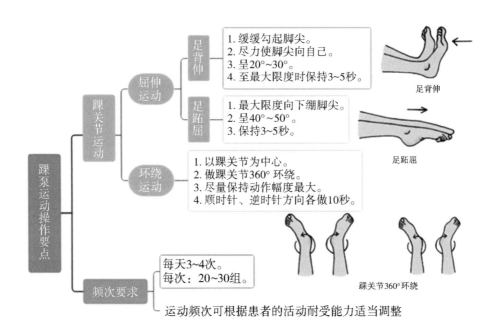

足背伸

足跖屈

踝关节360°环绕

图 1　踝泵运动操作要点

保持大脑年轻的最佳饮食

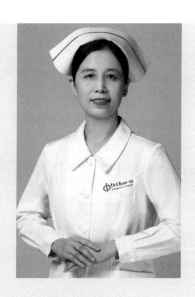

国 宁 中山大学附属第一医院神经外科区护士长，副主任护师。从事临床护理工作 30 余年。任广东省护理学会营养护理专业委员会副主任委员。

　　阿尔茨海默病（Alzheimer's disease，AD）是一种起病隐匿的进行性发展的神经退行性疾病。临床上以记忆障碍、失语、失用、失认、视空间技能损害、执行功能障碍以及人格和行为改变等全面性痴呆表现为特征，病因迄今未明。65 岁以前发病者，称早老性痴呆；65 岁以后发病者，称老年性痴呆。美国食品药品监督管理局（Food and Drug Administration，FDA）说"这是一种毁灭性疾病"。国际阿尔茨海默病协会（Alzheimer's Disease International，ADI）发布的《2023 年世界阿尔茨海默病报告》显示，全球痴呆症患者人数预计将从 2019 年的 5500 万增加到 2050 年的 1.39 亿，其中 60%～80% 为阿尔茨海默病患者。

保持大脑年轻的最佳饮食有哪些

　　健康的饮食习惯，减少不饱和脂肪酸的摄入，增加水果、蔬菜的摄入，可降低老年痴呆的发病风险。要想保持大脑年轻，饮食要做到"八多四少"。

1. "八多"

（1）每天多吃绿叶蔬菜和至少 1 种非绿叶蔬菜如菜花、西红柿等。蔬菜能提供丰富的维生素 C、胡萝卜素和矿物质，也是维生素 B_2 的重要来源之一。蔬菜的含钙量也比较高，含铁丰富，而且吸收率也较高。一个成年人如果每天吃 500 g 蔬菜，就能满足人体所需的维生素、胡萝卜素、钙、铁等，为保证身体的生理需要提供物质条件，有助于增强机体免疫能力。

（2）每周至少吃 2 次浆果类水果，如蓝莓、树莓、草莓等。浆果是强力抗氧化剂，能有效地清除有害的自由基；浆果中含天然的抗炎成分，可以延缓衰老。

（3）多吃坚果，每天摄入 10 g 去壳后的坚果（大约相当于 10 颗杏仁或核桃仁）。核桃、板栗、开心果、葵花子、南瓜子、花生、松子、榛子、甜杏仁、胡桃、腰果等坚果含有亚油酸、omega-3 脂肪酸和抗氧化剂，有助于改善大脑功能，增强记忆力，减缓认知衰退，预防老年痴呆的发生。

（4）使用橄榄油烹调，吃不习惯橄榄油可用山茶籽油等代替；摄入一定量的脂肪，以植物油为主，如花生油、豆油、芝麻油等。核桃、瓜子、松子中所含的不饱和脂肪酸较多，同时又有健脑益智作用，每天坚持适量食用可预防大脑早衰、智力减退。

（5）多吃全谷物，主食中杂粮、杂豆要占 1/3 以上。全谷物含有丰富的膳食纤维和 B 族维生素，豆类食品含有丰富的磷脂和豆固醇，有助于降低血清胆固醇，维持大脑健康和预防老年痴呆。

（6）每周至少吃 1 次鱼，优先推荐富含脂肪酸的金枪鱼、三文鱼等；增加蛋白质摄入，尤其是优质蛋白质，应占摄入的蛋白质的 50% 以上，常见的富含蛋白质的食物有鱼类、瘦肉、牛奶、蛋类、豆类以及豆制品。

（7）每周至少吃 2 次鸡、鸭等禽肉。肉类的烹调方法应该遵循"低脂"的原则，涮、蒸、烤（温度不宜过高）三种烹调方法不会增加额外的脂肪，还能去除部分肉类本身含有的脂肪，最为健康。

（8）每周至少有 4 顿饭中含有豆类（黄豆、黑豆、红豆等）。豆类的优点在于它们含有较少的饱和脂肪和胆固醇，能够帮助降低心血管疾病、高血压等的风险。此外，豆类还含有丰富的膳食纤维、维生素 C 和抗氧化剂等营养成分，能够增强身体的免疫力。

2. "四少"

（1）限制摄入甜点、黄油、加工零食。黄油属于牛奶提纯之后制作而成的一种油品，营养价值非常丰富，含有大量的脂肪、胆固醇，还有多种维生素。但是黄油中基本不含蛋白质，过多摄入黄油容易引起肥胖，有高血压、高血脂的患者不建议食用。

（2）限制摄入奶酪类，每周不超过 1 次。奶酪虽然营养丰富，但并不推荐每次吃太多，因为它是一种高营养、高热量的食物。长时间吃大量的奶酪会导致热量积聚，无法完全代谢，从而导致肥胖。

（3）限制摄入红肉，每周不超过 4 个手掌（包括厚度）大小。红肉指在烹饪前呈现红色的肉。猪肉、牛肉、羊肉、鹿肉、兔肉等哺乳动物的肉都是红肉。红肉中含有很高的饱和脂肪，会导致出现胆固醇升高、动脉粥样硬化、冠状动脉疾病和中风等问题。

（4）限制摄入油炸食品，每周少于 1 次，比如隔周吃 1 次或不吃。油炸食品中含有大量的反式脂肪酸、膨松剂及色素等物质。反式脂肪酸对人体有害，其阻碍脂肪酸代谢、加重胃肠道负担、升高血栓发生率，增加患心血管疾病、糖尿病的风险，导致必需脂肪酸缺乏。

饮食营养对老年痴呆患者的脑功能有明显的影响，因此应该健康饮食，少进食肥甘味厚的食物，还应该做到少食多餐，不要暴饮暴食，避免伤及脾胃。为了老而不傻、体面地长寿，健康饮食从现在开始！

谁偷走了老年人的记忆
——识别早期认知障碍

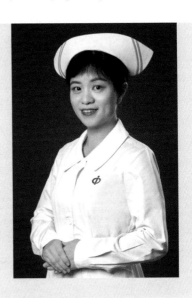

方春銮 中山大学附属第一医院老年医学科护士长，主管护师。任广东省护理学会老年居家护理专业委员会常务委员。

认知障碍是指脑功能、认知功能受损害所出现的特殊表现，也是阿尔茨海默病的症状之一。

早期认知障碍有哪些表现

认知障碍的特征是记忆、计算、时空间定向、结构能力等功能存在损害，包括从轻度认知障碍到严重认知障碍即痴呆的各个阶段。早期需警惕认识障碍的十大症状，可归纳为："一猜、二改、三下降、四不清"（图1）。

"一猜"：指猜疑，主要表现为对以往信任的人或事不信任。

"二改"：是指出现焦虑、急躁、固执等性格改变，或出现穿不对应季节的衣物等行为改变。

"三下降"：指做事主动性下降，生活能力下降，理解力、判断力下降。

"四不清"：指记不清事、数不清数、认不清路、讲不清话。

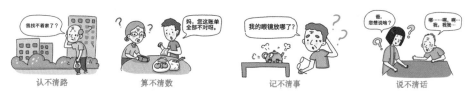

认不清路　　　算不清数　　　记不清事　　　说不清话

图 1　早期认知障碍的表现

认知障碍会带来哪些危害

认知障碍会影响患者的学习、工作、社会交往及日常生活等能力。对于老年人来说，认知障碍的进一步恶化将严重影响其日常生活，甚至导致走失、漏（误）服药物、烫伤等安全事件的发生，同时也会给家庭和社会带来很大的照料负担与压力。因此，早识别、早诊断、早干预对认知障碍患者的身心健康具有重要意义。

早期认知障碍应如何进行功能训练

（1）记忆功能训练。收集一些日常生活物品的图片，如手表、钢笔、自行车等的图片，让患者辨认图片并说出物品名称后再次让患者回忆图片的顺序及内容；询问近 2 天内患者经历的日常事件，如早餐、午餐的食物名称等；利用患者熟悉的老照片，让其根据老照片的内容回忆往事。

（2）语言训练。对日常生活中常用词汇进行训练，如刷牙、洗脸、吃饭、运动、看电视等，包括词汇意思训练和发音训练。

（3）智力训练。协助患者完成简单加减计算，如患者的计算能力较好，可进行稍复杂的计算能力训练。协助患者区分方位及物品放置的具体位置。

（4）日常功能训练。对患者日常生活能力进行训练，包括洗漱、吃饭、穿衣、如厕等，在照顾者的指导和协助下，让患者主动完成简单的日常生活活动，同时加强患者的肢体功能训练，进行站立、行走、上下楼梯训练。

上述功能训练每日可进行 1 ～ 3 次，每次 30 ～ 60 分钟，循序渐进、由弱到强进行。

让我们一起关爱老人，让爱无"障"！

如何避免静脉血栓栓塞症

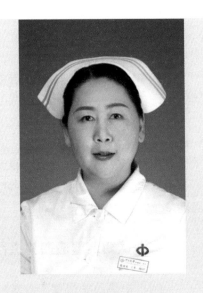

伍淑文 中山大学附属第一医院外科、血管甲状腺乳腺中心、肝胆胰外科中心、胃肠外科中心、器官移植中心科护士长，高级外科护理学科带头人，主任护师。任中华护理学会外科护理专业委员会委员、广东省护理学会外科护理学科群带头人、广东省护理学会外科护理专业委员会主任委员、广东省护理学会周围血管与淋巴管外科护理专业委员会专家库成员、广东省护士协会外科护理专业委员会副会长。

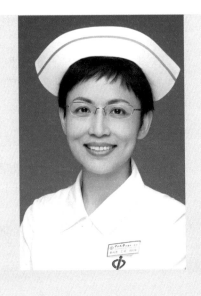

李向芝 中山大学附属第一医院神经外科 ICU 护士长，副主任护师，硕士研究生导师。从事临床重症护理工作 21 年。任广东省护理学会神经外科重症护理专业委员会主任委员、广东省护理学会危重症护理专业委员会专家库成员、广东省护士协会 ICU 护士分会副会长、广东省医院协会重症医学管理专业委员会委员。

什么是静脉血栓栓塞症

静脉血栓栓塞症（venous thromboembolism，VTE）是指血液在静脉内的不正常凝固，使血管的管腔部分或完全阻塞。VTE 包括深静脉血栓（deep venous thrombosis，DVT）和肺栓塞（pulmonary embolism，PE），一般认为 DVT 和 PE 是 VTE 的两种致病表现，PE 是 VTE 致死的主要原因。

静脉血栓栓塞症的发病因素有哪些

（1）静脉内膜损伤。静脉内膜损伤包括创伤、手术损伤、反复的静脉穿刺或者化学性的损伤以及感染性的炎症损伤等。

（2）静脉血流淤滞。长期患病或者偏瘫的患者长期卧床，或是健康人群久坐不动、活动减少，可导致静脉血流淤滞。中心静脉置管以及相关的一些疾病因素，如静脉曲张或者既往已经有 VTE 病史，也容易导致静脉血流淤滞。长途旅行的下肢制动易导致 DVT，"经济舱综合征"就是长时间乘坐飞机挤在狭小的空间而致的 DVT。甚至有报道称 PE 占旅行死亡原因的第二位（18%）。

（3）血液高凝状态。凝血因子和凝血酶原基因的突变或凝血相关蛋白的异常，以及烧伤、恶性肿瘤、心肌病、肾病综合征，或者妊娠期、口服避孕药等，都有可能导致血液高凝状态。

静脉血栓栓塞症的临床表现有哪些

（1）深静脉血栓。患肢突发肿胀，可伴有皮温升高。此外，在血栓的部位有很明显的疼痛感。深静脉血栓形成以后若血栓未清除，可能导致血栓形成后综合征，出现小腿静脉曲张或下肢反复肿胀，局部尤其是足踝部出现色素沉着、慢性溃疡等后遗症，严重影响生活质量。

（2）肺栓塞。患者突发气促、胸痛、心跳加快，或者咳嗽、咯血，导致呼吸加快、加深，甚至呼吸困难，血压下降、窒息等症状，严重时危及生命。

如何避免静脉血栓栓塞症发生

（1）基础预防。避免久坐久卧，适当运动，控制体重，定期检查，了解身体各项指标的情况，比如血压、血脂、胆固醇等指标是否在正常范围。最好能够维持上述指标在正常水平，从而避免其成为诱发因素。对于住院或者手术的患者，在病情允许的情况下，鼓励早期下床活动。卧床患者，或长时间乘坐交通工具如长途列车或飞机时，可以做踝泵运动或踩脚踏车等主动或被动运动。如果已经发生了深静脉血栓要及时就医，禁止在患侧肢体进行按摩和热敷。如果处在急性期，那么患者需要卧床并且抬高患肢，预防血栓的脱落，避免发生肺栓塞。

（2）物理预防。可以使用一些器具，比如间歇性充气压力泵、梯度压力袜等预防下肢深静脉血栓。

（3）药物预防。如果存在血栓诱发因素或血栓形成风险较高，可以使用抗凝药物预防下肢深静脉血栓。

物理预防与药物预防都应遵医嘱以及在医生的指导下进行，不能擅自服药或停药。如果已经出现了上面提到的临床症状，建议尽快到医院就诊。

第四篇

妇女儿童

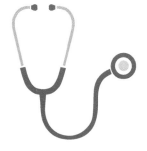

爱我就抱抱我
——袋鼠式护理

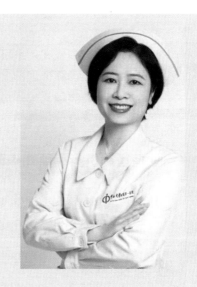

司徒妙琼 中山大学附属第一医院新生儿科副区护士长，副主任护师。从事儿科专科护理工作 30 年。任中华护理学会高等护理教育专业委员会专家库成员、广东省护理学会新生儿发展性照顾专业委员会主任委员、广东省护理学会医院感染护理专业委员会副主任委员、广东省护理学会新生儿急救复苏技术专业委员会专家库成员。

什么是袋鼠式护理

袋鼠式护理（kangaroo mother care，KMC）又称皮肤接触护理，是让父母模仿袋鼠等有袋动物孕育幼儿的方式来照顾新生儿，将新生儿直立式地贴在父母的胸口，以给新生儿提供其所需要的温暖及安全的一种护理方式。其在澳大利亚等西方国家发展较早，主要应用于早产儿，也同样适用于足月婴儿。目前我国很多医院都在使用这种非常治愈的护理方式。

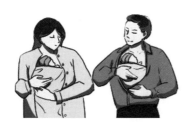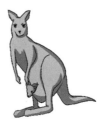

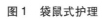

图 1　袋鼠式护理

袋鼠式护理有哪些好处

对新生儿来说，袋鼠式护理可以稳定其生命体征，降低低血糖发生率，缓解疼痛，促进生长发育，利于体重增加，降低死亡率及并发症发生率，缩短住院时间。

对产妇来说，袋鼠式护理可以促进母乳喂养，缓解产后疼痛、促进母婴依恋，减少产后焦虑和抑郁的发生。

对家庭来说，袋鼠式护理可以增强家庭育儿信心，增进亲子感情，调动家庭能动性，使家庭成员更快、更好适应新角色。

如何正确进行袋鼠式护理

1. 实行袋鼠式护理前的准备

（1）环境准备。准备一个隐秘且独立的空间；维持室温在 $24 \sim 26$ ℃，避开通风处；准备一张舒适、有靠背和扶手的椅子及脚凳；准备好包覆婴儿身体的毛毯或被盖、镜子及轻柔的音乐。

（2）父母亲准备。保持轻松愉悦的心情；穿着前开式、宽松棉质上衣并敞开，不穿内衣，父亲则需提前修剪胸毛；洗净身体，完成进食，排空大小便等以保持最佳状态；若有感冒、发烧或肠胃不适等症状则须暂停袋鼠式护理。

（3）婴儿准备。先帮婴儿更换尿布，将尿布包裹的区域尽可能地减少；做好婴儿的保暖工作。

2. 方法

婴儿只穿尿片，冬天可穿小袜子、戴小帽子。将婴儿抱直俯卧在妈妈或爸爸胸怀，头偏向一侧，再以棉被或大毛巾覆盖婴儿。婴儿全身皮肤与父母胸腹部皮肤接触，呈现"青蛙趴"状，实现皮肤接触最大化（图2）。

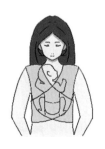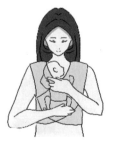

图2　"青蛙趴"姿势

3. 注意事项

（1）袋鼠式护理持续时间从首次半小时开始慢慢延长直至全天 20 小时以上，条件有限时每次持续时间应在 1 小时以上。若婴儿出现面色改变、呼吸费力、皮肤冰凉等，应停止袋鼠式护理。

（2）袋鼠式护理过程可利用镜子观察婴儿反应，当婴儿出现觅食反射时，可尝试哺乳。推荐父母与婴儿进行语言交流，如可轻声哼唱。

让我们一起用爱的抱抱，在每一次爱的抱抱中感知小天使成长的力量！

婴儿睡觉时应警惕哪些风险

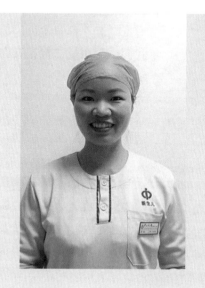

罗 美 中山大学附属第一医院新生儿科专科护士，主管护师。任广东省护理学会新生儿急救复苏专业委员会副主任委员、广东省护理学会科普专业委员会青年委员。

在美国，每年有3500名婴儿死于睡眠相关婴儿死亡，包括婴儿猝死综合征（sudden infant death syndrome，SIDS）。在我国，SIDS也是新生儿期后婴儿死亡的主要原因，占婴儿死亡原因的15%～20%，仅次于肺炎和先天性畸形。

什么是婴儿猝死综合征

婴儿猝死综合征又称为"摇篮猝死"，是指通过婴幼儿健康状况和既往史不能预测，通过死亡后的全面细致检查（包括完整的尸体解剖、现场勘验和临床病史审查）不能揭示原因的婴儿突然死亡。

婴儿猝死综合征有什么症状

婴儿猝死综合征在发生前没有任何症状，主要表现为在睡眠中出现心搏、呼吸骤停，目前尚无准确的预期诊断方法。

什么年龄段的婴儿容易出现猝死

婴儿猝死综合征在婴儿生后 1 个月内罕有发生，其发病高峰期在生后 2～4 个月，95% 的病例在生后 6 个月内发生。

婴儿为什么会在睡觉时容易猝死

针对宝宝为什么会在睡觉时容易猝死这一问题，研究人员目前还没有给出肯定的答案，但是在对猝死婴儿进行尸检时发现，68%～95% 的婴儿存在慢性的缺血缺氧现象，这很可能是因为婴儿口鼻被堵塞。

应该怎样预防婴儿猝死综合征的发生

（1）使用坚实的睡眠床垫，并固定好床栏，保证床周围没有绳索、窗帘、软毛玩具等物品，以免引起窒息。

（2）婴儿穿着柔软合身的衣服，摘下帽子，避免其遮盖头面部。

（3）婴儿在 1 岁前宜采用仰卧位睡眠，避免俯卧位和侧卧位睡眠，可以降低窒息和吸入风险。研究表明，仰卧睡眠可使本病发生率在新生儿期下降 6.6%，在生后 1～6 个月时期下降 9.0%，在生后 7～10 个月时期下降 6.1%，在寒冷季节平均下降 11.2%。

当婴儿处于仰卧位的时候，气管在食管的上方，即使有反流，液体由于重力作用处于下方并通过吞咽作用进入食管，不会进入气管产生误吸。

（4）被子不要太厚或太大，以免压迫婴儿呼吸，造成窒息。

（5）最好母婴同室不同床，即妈妈睡大床，婴儿睡小床。有证据表明，婴儿与父母同室但不同床可以降低 50% 的婴儿猝死综合征的发生风险。因为和婴儿同睡一张床时，妈妈有可能会不小心压到婴儿，导致婴儿窒息死亡。

选择婴儿床时要注意，婴儿床每根护栏之间的距离应小于 6 cm，护栏的整体高度不低于 66 cm，婴儿床的四角最好不要有立柱。

（6）保持室内空气流通，不要在婴儿睡觉的房间内抽烟。烟雾会让婴儿敏感的呼吸道不适。若要抽烟，应到房间外面，抽烟后抱婴儿前最好先洗澡、换衣服。

婴儿为何容易"红臀"

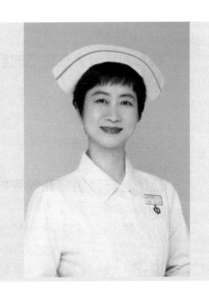

谢巧庆 中山大学附属第一医院新生儿科护士长，副主任护师。从事新生儿专科护理工作33年。任广东省护理学会新生儿急救复苏专业委员会主任委员、广东省护理学会人文护理专业委员会副主任委员、广东省护士协会新生儿重症护士分会副会长、广东省护士协会新生儿护士分会副会长。

尿布皮炎俗称"红臀"，是指尿布区皮肤发生的局限性皮炎，是婴儿的常见病、多发病。婴儿的皮肤非常娇嫩，若与尿布常接触区域的皮肤（肛周、臀部、会阴部等）被长时间包裹在潮湿不透气的环境，会出现红色的小疹子、散在疱疹或斑丘疹，严重者甚至出现溃烂及细菌感染等。

婴儿红臀发生的原因有哪些

1. 婴儿皮肤屏障发育不健全

婴儿真皮、表皮结构尚未发育成熟，表皮未完全角化，局部皮肤防御功能较差，若长期受到尿液、粪便污染，尿布更换不及时，则可引起臀部、肛门附近、会阴部发生皮肤红肿，甚至出现糜烂。

2. 婴儿自身疾病因素

若婴儿合并有胃肠功能障碍、免疫能力低下或营养不良等，会增加腹泻频率，加大尿液、粪便与皮肤接触的可能性和持续性，可间接导致尿布皮炎的发生。

3. 喂养因素

有研究表明，配方奶粉可使新生儿大便呈碱性，其中的消化酶对皮肤的角质层等蛋白有溶解、活化作用，可直接导致的皮肤刺激和伤害。

如何预防婴儿红臀的发生

1. 宝宝用品要选对

预防宝宝红臀的第一步，就是要选择柔软、吸水性强的尿片，尿片不能裹得太紧，松紧度以可容纳两指为宜。另外，还应选用婴儿专用柔护湿巾，因这些湿巾不含酒精，对婴儿皮肤刺激小。

2. 擦拭力度要适当

婴儿臀部长期受尿片的包裹，皮肤抵抗力相对较弱。婴儿拉完大便后都要进行清洁，擦拭臀部，擦拭的时候若过于用力会伤及婴儿臀部皮肤，因而在给婴儿擦拭臀部时一定要注意力度。当然，擦拭力度也不能太轻，会使肛周清洁不彻底，导致细菌的滋生。

3. 擦拭方法有讲究

为婴儿擦拭臀部时，可以用手轻轻扶着其小腿，由前往后轻轻擦拭，最后擦拭肛门部位，这样可以避免肛门细菌进入女婴的阴道；男婴在清洁阴囊时，应将阴囊轻轻托起，这样会清洁得更加彻底。

4. 擦拭后要护理好宝宝臀部

婴儿的皮肤娇嫩，除了要注意清洁之外，还可使用一些护理用品，保护好婴儿臀部皮肤。在选用护理用品时要注意，不选用含香料、类固醇以及激素的用品，防止引起过敏。

5. 使用母乳喂养婴儿

专家认为，母乳喂养是减少红臀发生最有效的方式之一。母乳喂养的婴儿大便中的吲哚、氨排放量少，对婴儿皮肤的刺激较小，可以减少红臀发生。

"十个宝宝九个黄"，
正确对待新生儿黄疸不慌张

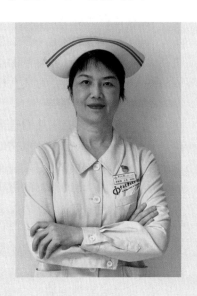

李智英 中山大学附属第一医院妇产科、儿科科护士长，主任护师。任中华护理学会儿科护理专业委员会常务委员、广东省护理学会儿童重症护理专业委员会主任委员。

什么是新生儿黄疸

新生儿黄疸（neonatal jaundice）也称为新生儿高胆红素血症（neonatal hyperbilirubinemia），是因胆红素在体内积聚引起的皮肤或其他器官黄染，是新生儿期最常见的临床问题，超过80%的正常新生儿在生后早期可出现皮肤黄染。

新生儿黄疸的分类

新生儿黄疸可分为生理性黄疸及病理性黄疸，病理性黄疸可在生理性黄疸基础上延续而来或因其他疾病导致。

生理性黄疸表现为精神状态好、吃奶好，一般在婴儿生后 2～3 天出现，4～5 天达峰值，5～7 天消退，最迟不超过 2 周消退（早产儿不超过 4 周消退），胆红素每天升高小于 5 mg/dL。这种类型的黄疸只要密切观察监测即可。

病理性黄疸则表现为黄疸出现时间早，持续时间长，胆红素上升过快，或者黄疸消退后再次出现。严重的病理性黄疸可导致胆红素脑病，遗留神经系统后遗症，需要积极就医治疗，退黄的同时积极寻找病因。

新生儿黄疸发生的原因

（1）胆红素生成过多。过多的红细胞被破坏及肠 – 肝循环增加导致血清未结合胆红素升高。常见的病因有红细胞增多症、血管外溶血、同族免疫性溶血、感染、肠 – 肝循环增加、红细胞酶缺陷、红细胞形态异常、血红蛋白病。

（2）肝脏胆红素代谢障碍。由于肝细胞摄取和结合胆红素的功能低下，使血清未结合胆红素升高。常见的病因有缺氧和感染、克 – 纳综合征（Crigler-Najjar syndrome）、吉尔伯特综合征（Gilbert syndrome）、暂时性家族性新生儿高胆红素血症、药物（如磺胺、水杨酸盐、吲哚美辛、毛花苷 C 等）、先天性甲状腺功能减退等。

（3）胆汁排泄障碍。肝细胞排泄结合胆红素障碍或胆管受阻，可致高结合胆红素血症；但若同时伴肝细胞功能受损，也可有未结合胆红素的升高。常见的病因有新生儿肝炎、先天性代谢缺陷、胆管阻塞。

在家如何识别新生儿病理性黄疸

（1）观察新生儿黄疸的颜色和部位。新生儿的黄疸从躯干向四肢发散，如果新生儿还伴有手心、脚心发黄，那么说明黄疸指数已经比较高了。

（2）观察新生儿的精神状态，如精神状态比较差、喝奶少、睡觉时间延长或者是出现惊厥，要考虑病理性黄疸的可能。

（3）观察新生儿排便颜色，如果大便的颜色出现发白、发浅，要考虑有胆道堵塞致新生儿黄疸的可能。

（4）观察新生儿黄疸的持续时间，足月儿黄疸持续时间大于 2 周，早产儿黄疸持续时间大于 4 周。

出现病理性黄疸，应及时就医，完善相关检查。

新生儿病理性黄疸的治疗方法有哪些

（1）光照疗法。光照疗法是降低血清未结合胆红素简单而有效的方法。将新生儿卧于光疗箱中，双眼用黑色眼罩保护，以免损伤视网膜，会阴、肛门部用尿布遮盖，其余部位均裸露。用单面光或双面光照射，持续 24 ～ 48 小时（一般不超过 4 天）。对于 35 周以上婴儿，当胆红素下降到 13 ～ 14 mg/dL 以下即可停止治疗。

（2）换血疗法。换血能有效地降低胆红素，换出已致敏的红细胞，并能减轻贫血。但换血需要一定的条件，还可能会产生一些不良反应，故应严格掌握指征。

（3）药物治疗。药物治疗包括供应白蛋白、纠正代谢性酸中毒、使用肝酶诱导剂（如苯巴比妥）、静脉使用免疫球蛋白。

用"音"传递爱
——早产儿音乐治疗

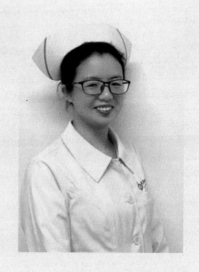

何春梅 中山大学附属第一医院新生儿科专科护士，护师。广东省护理学会新生儿 PICC 置管护士。任广东省护理学会新生儿急救复苏技术专业委员会常务委员兼秘书。

据 WHO 统计，我国早产儿出生数量居全球第二。早产是一项全球性的健康挑战，早产儿相关并发症也成为 5 岁以内儿童死亡的第二大原因。由于过早离开母体环境，早产儿各器官结构和生理功能发育不成熟，易引起脑损伤，遗留诸多神经系统后遗症。音乐治疗作为一种无创性干预措施，操作简便、疗效肯定、风险小，应用于早产儿，可改善预后，促进康复，降低致残率，提高生存质量。

什么是音乐治疗

音乐治疗是一种基于循证的临床干预措施，由具有资格认证的专业人员完成以达到特定的治疗目标。利用音乐和声学刺激的干预，通过音乐元素，如旋律、节奏或类似宫内环境的声音（如母亲的声音、子宫的声音、舒缓的乐曲等），培养早产儿稳定、愉快的情绪，减轻其适应新环境的压力，促进其大脑的发育。

音乐治疗的作用

（1）音乐可通过其旋律、节奏、和声、音色等因素对听觉器官提供大脑发育必需的良性刺激，改善神经系统异常发育，特别是早期给予早产儿音乐治疗可更快恢复其神经系统的正常功能。

（2）音乐能缓解疼痛，同时可以缓解紧张和焦虑情绪，减少哭闹，起到安抚作用，增强安全感，促进睡眠，可促进早产儿体重增长。

（3）早产儿吸吮奶嘴时给予音乐刺激会使其吸吮更有力，频率更快，持续时间延长，总进奶量增加。

（4）音乐具有镇静、舒缓作用，可调节自主神经功能，使早产儿心率、呼吸减慢并稳定，血氧饱和度升高。

音乐治疗的注意事项

1. 音乐的选择

早产儿偏向舒缓、流畅的音乐，应选择平稳、和谐、持续、简单而美妙动听、具有镇静作用的音乐，其通常有缓慢的节奏、稳定规律的节拍，突然跳跃的音符少，如女声摇篮曲、儿童歌曲以及管弦类乐器、吉他或钢琴演奏的乐曲。

目前该类音乐曲目的选取多参考美国《住院儿童音乐干预临床指南》，国外有专门为早产儿编制的音乐专辑，如 *Music for Dreaming*、*Sleep Baby Sleep* 等。

早产儿对母亲有与生俱来的依赖性，无论是播放母亲歌声的录音还是母亲在耳边低吟都会起到很好的安抚效果。

2. 声音呈现形式

将两个扬声器放在早产儿头部或脚部的两侧，以便其双侧接收声音刺激。值得注意的是：不一定要求使用独立的扬声器，声音只需要以双声形式呈现即可；避免使用收音机、耳罩或直接给早产儿戴耳机；不建议使用音乐玩具和移动电话播放音乐，因其发出的声音不可选择而且重复不断，无法调整声级大小，缺乏安全保障和使用研究。

3. 音量的选择

播放音量适宜在 35～80 dB，一般在 60～80 dB，最好小于 70 dB。音量的大小需在早产儿耳朵处测量，而不是扬声器处。播放音乐时，背景噪声不得超过 50 dB，不要在空旷区域自由播放音乐，因这样无法针对早产儿控制音量。

4. 播放持续时间

播放持续时间也有严格规定，每日最多 4 小时，每次小于 30 分钟，可播放 30 分钟音乐、暂停 30 分钟地交替进行。

5. 音乐的播放时机

音乐可以选择在早产儿入睡前、醒时及袋鼠式护理期间播放，播放音乐时需要一直有人看护早产儿，当早产儿出现频繁或持续的过度刺激症状时，如愁眉苦脸、心率加快、呼吸不规则、肤色变化、哭闹等，则应立即停止播放音乐。音乐治疗不是简单的听音乐。

让我们一起关注早产儿健康，用"音"传递爱！

产后 2 小时的故事

陈志昊　中山大学附属第一医院产科区护士长、中山大学护理学院兼职教师，副主任护师。广东省护理学会助产专科护士。任中华护理学会产科护理专业委员会青年委员副组长、广东省护理学会助产护理专业委员会主任委员。

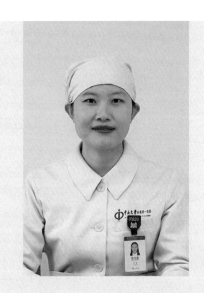

　　十月怀胎，一朝分娩。在经历过阵痛、分娩的全过程后，产妇们迫切地希望能回到病房好好休息。然而，这时却被助产士告知需要继续留在产房观察 2 小时，这是为什么呢？今天，来跟大家一起聊一聊产后 2 小时的故事。

　　产后 2 小时又被称为"第四产程"，是分娩期向产褥期过渡的关键时期。分娩过程中，产妇体力消耗巨大，随着分娩结束，生殖系统、循环系统等全身各个系统都会发生相应的变化。产后 2 小时是许多分娩并发症（如产后出血、羊水栓塞等）发生的高危时期。为了保障产妇的安全，产后通常会将产妇继续留在产房内严密观察 2 小时。在这短短的 2 小时里，医护人员与产妇究竟需要做些什么呢？

监护与观察

　　医护人员会全面监测产妇的身体和精神状况，包括生命体征、子宫收缩、阴道出血、会阴伤口、膀胱充盈程度等，以尽早发现病情变化。

　　助产士可能会定期来为产妇测量血压、脉搏，帮助产妇按摩子宫、更换卫生垫、清洁会阴部等。产妇也需要及时排空大小便，避免尿潴留的发生。若产妇自觉有头晕、乏力、胸闷等不适，一定要及时告知医护人员。

饮食与休息

由于分娩过程消耗大量体力，产妇可以在这段时间内适量进食营养丰富、易消化的食物，解除疲劳、恢复体力。疲惫的产妇也可以在此时舒舒服服地睡上一会儿，良好的休息也将有助于减少产后出血的发生。

母婴接触

新生儿刚出生时相对活跃，天然的反射促使他们学会寻找、吸吮乳房。助产士会协助产妇与新生儿进行早接触与早吸吮，这种初次见面的亲密接触不仅有助于促进乳汁分泌，还能维持新生儿体温和血糖的稳定。在温暖的怀抱里聆听妈妈的心跳声，会让刚刚来到陌生环境的新生儿获得足够的安全感。新生儿早期的吸吮与接触，有助于产妇后续更顺利地进行母乳喂养，也有助于刺激子宫收缩，减少产妇产后出血的发生。

对于新妈妈来讲，产后 2 小时不仅是刚刚迎来新生命的到来，同时，这段时间也是预防产后并发症、建立亲子关系的关键时期。顺利度过这 2 小时的观察期后，妈妈就可以与宝宝一起返回病房休息了。

分娩倒计时
——临产征兆及入院前准备

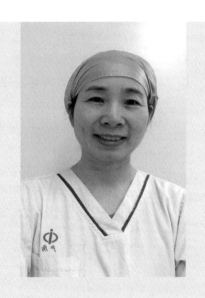

关桂梅 中山大学附属第一医院产科副主任护师。从事产科专科护理工作30年，致力于促进自然分娩、孕期与哺乳期营养体重管理、母婴护理、助产士培训及准父母教育等工作。中华医学会围产分会母乳喂养咨询师，任广东省护理学会围产分会副主任委员、广东省护士协会助产士分会副会长。

　　临近预产期，分娩的日子开始进入倒计时阶段，准妈妈及其家庭成员们心中既充满对未来美好的期待，同时又会感到紧张、不知所措，这通常是对入院及分娩准备、了解不足造成的。其实，只要准妈妈及其家庭成员能够早一点、多一点了解相关的科普知识，就不会为此感到忐忑不安了。

　　下面，由我带着准妈妈及其家庭成员一起了解分娩前应该做哪些准备吧！

坚持规律的产前检查

　　尽管此时胎儿的生长发育良好或已经足月，但由于妊娠是一个不断变化的过程，需要定期了解母亲及胎儿的健康，因此仍需要继续坚持规律的产前检查，并根据妊娠期变化配合医生进行处理，为安全分娩保驾护航。

自数胎动

除了产检等医疗监护手段外，准妈妈还可以自数胎动。自数胎动是在医院进行产前检查外，准妈妈能自己做的对胎儿进行观察的重要方法，是监护胎儿宫内安全的必要措施。因此，孕晚期的准妈妈务必认真关注胎动情况，一旦发现胎动异常，如胎动过多或过少，均须及时就诊，以便医生及时识别突发的异常情况。

应对可能出现的常见症状

随着孕周的增加，准妈妈行动可能开始变得稍显迟缓，下腹部或腰部偶尔会有轻微的坠胀感，这些都是孕晚期的正常症状，准妈妈无须太紧张。准妈妈可继续坚持适量的运动，保持充沛的体能和充足的睡眠，这将会更有利于应对分娩的来临。

准妈妈还可能会出现少量的阴道血性分泌物，这种现象俗称"见红"，可发生于分娩前 1～2 天或更早。如妊娠已足月，此时并不需要急着去就诊，正好可以利用这段时间与家人协商安排，做好住院分娩的准备，如陪产人员的安排、入院用品准备、其他工作的处理等。因不同医院的住院条件不一样，应尽量根据自己计划要入住的医院准备入院用品，以减少不必要的麻烦。

了解急诊就诊的指征

准妈妈何时该到医院就诊？这可能是困扰准妈妈及其家庭成员的最大问题。当出现以下情况时，应及时到医院急诊就诊：

（1）出现规律且逐渐增强的子宫收缩。规律且逐渐增强的子宫收缩通常表现为间歇 5～6 分钟、每次持续 30 秒或以上的腰部或下腹部坠胀感或疼痛感，呈间歇性发生，并且强度渐进性加强。

（2）胎膜破裂。自觉阴道有液体流出，量可多可少，一旦出现应及时就诊。

（3）胎动异常。当自觉胎动过少或过频时应及时就诊，不可粗心错过就诊时机。

记住就诊指征，做好以上住院前准备，准妈妈便可安心等待分娩的到来。同时，随着越来越多的医院开设助产士门诊或护理云门诊，准妈妈及其家庭成员如果需要更加充分地准备分娩的相关事宜，也可通过这些途径进行产前的个体化咨询，这些门诊会根据准妈妈的个性化需求及助产士给予的建议，与准妈妈共同制订个性化分娩计划，使分娩准备更加充分。

准妈妈必看！
如何应对分娩疼痛

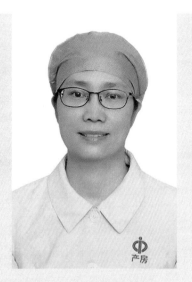

叶红杏 中山大学附属第一医院产科助产士、主管护师、助产专科护士。从事助产专业工作近 20 年。广东省护理学会儿童音乐治疗委员会常务委员。

分娩疼痛是一种正常的生理现象，然而面临剧烈的疼痛也许会让准妈妈们感到焦虑、紧张和恐惧。

如何应对分娩疼痛

应对分娩疼痛有很多方法，包括药物减痛法及非药物减痛法两大类。
药物减痛法主要有椎管内麻醉镇痛，即"无痛分娩"；还有哌替啶等药物镇痛。

常见的非药物减痛方法有哪些

常见的非药物减痛法包括陪伴及导乐陪伴、自由体位分娩、水疗分娩、音乐镇痛分娩、催眠分娩等。
导乐陪伴指在分娩过程中，由家属或专业人员向产妇提供一对一生理、心理情感上的支持，同时给予其分娩指导和生理上的帮助，充分调动产妇及家属的主观能动性。这种分娩模式能为准妈妈营造一个安全、轻松、舒适的分娩环境，有助于顺利分娩。

自由体位分娩是指在分娩过程中让准妈妈选择自己感到更舒适的姿势，如卧、走、立、坐、跪、趴、蹲等各种姿势，多种体位的运用有利于胎头下降、提高产妇舒适度，促进自然分娩（图1）。

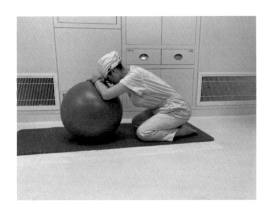

图1　自由体位分娩

水疗分娩是指在分娩时借助温水淋浴或盆浴，水流按摩及水的浮力可以帮助产妇放松，在一定程度上减少疼痛信号的传导，使痛感下降，同时缓解产妇的焦虑、紧张情绪和疲劳感。

音乐镇痛分娩是指让产妇在产程中聆听音乐，结合音乐调整呼吸、自我暗示、自我催眠，通过音乐唤起产妇的愉悦感，引导产妇全身放松，减轻其焦虑和疼痛，从容地面对分娩疼痛。

催眠分娩是放松的、零压力的分娩方法，其理念是每个宝宝都该在温和平静、充满喜悦的气氛中来到这个世界。通过注意力的引导及联想诱导，帮助准妈妈转移对疼痛的关注，放松心情，增强应对分娩的信心。

上述几种非药物减痛分娩都是用不同的方法，通过情绪调节、生理支持等方式，调节准妈妈身体内激素的分泌，起到缓解分娩疼痛的作用。另外，非药物减痛还可以促进准爸爸、准妈妈在分娩过程当中与新生儿的连接，在分娩减痛中具有非常明显的优势。

所以，除了无痛分娩，建议有条件的产妇可以根据自己的具体情况尝试非药物减痛方法。实际上，无论是药物减痛还是非药物减痛，它们的共同目标都是促进自然分娩，缓解分娩疼痛，缓解产妇在分娩过程中的紧张情绪，让产妇在分娩过程中享受爱、享受快乐！

识别婴儿饿了"三部曲"

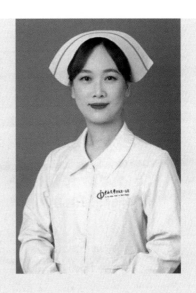

陆丹华　中山大学附属第一医院南
沙院区妇科区护士长，主管护师。广
东省母乳喂养专科护士，母乳喂养咨
询师。任广东省护理学会妇幼保健专
业委员会副主任委员。

　　新手爸爸妈妈到底应该什么时候喂奶呢？有的爸爸妈妈喜欢按时喂养，
每隔 2～3 个小时给宝宝喂一次奶；有的爸爸妈妈等到宝宝大哭起来才给宝
宝喂奶。其实这些都是不对的。宝宝在想吃奶的时候会用自己的方式来告诉
爸爸妈妈，以声音和动作为信号，吸引爸爸妈妈的注意力，告诉爸爸妈妈：
"我饿了。"

什么是婴儿饥饿信号

　　有的爸爸妈妈经常会问："护士，宝宝每次一哭我就立即给奶，可是有
时候需要哄很久宝宝才能喝上，这是怎么回事啊？"护士回答："那是因为
你可能没有及时发现宝宝给你发出的饥饿信号，宝宝哭了一定是饿急了。"
什么是饥饿信号呢？婴儿饥饿时会有很多表现，如身体扭动、吐出舌头、出
现寻乳反射的动作，甚至会因为饿得厉害大哭起来等，我们称之为"饥饿
信号"，而及时应答是早期建立良好进食习惯的关键。今天我们一起来学习
婴儿饿了"三部曲"，帮助新手爸爸妈妈识别婴儿的饥饿信号。

饥饿的早期信号

婴儿开始扭动身体、张开嘴巴、吐出舌头、舔嘴唇、头部开始转动、出现寻乳反射的动作，这些都是婴儿饥饿的早期信号，婴儿这是在告诉爸爸妈妈："我饿了。"

饥饿的中期信号

婴儿开始大幅度伸展身体，肢体移动开始增加，甚至把手放到嘴里，吸吮身边能接触到的东西，呼吸也变得急促起来，这些都是饥饿的中期信号，婴儿这是在告诉爸爸妈妈："我真饿了，我要吃奶了！"

饥饿的晚期信号

哭是饥饿的晚期信号，当爸爸妈妈忽略了以上所有的表现，婴儿会大声哭泣，情绪很激动地移动肢体，皮肤颜色变红，有的婴儿哭得十分激烈，甚至会出现憋气的动作，这是在告诉爸爸妈妈："我真是饿急了！"

哭累的婴儿可能已经没有力气好好吃奶了，一吸奶就很容易睡过去，容易导致摄入奶量不足，甚至因为吸入过多的空气而溢奶或吐奶。因此，我们建议爸爸妈妈尽量在婴儿发出早期和中期饥饿信号的时候就给婴儿喂奶，以此建立良好的进食习惯。

哺乳期出现乳头皲裂怎么办

刘运霞 中山大学附属第一医院妇产科副区护士长，主管护师。母乳喂养专科护士。任广东省护理学会围产康复护理专业委员会副主任委员。

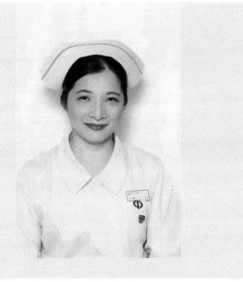

什么是乳头皲裂

乳头皲裂是指哺乳期女性的乳头出现干裂、破损或出血，常伴有疼痛，轻者表现为乳头表面有细小裂口，严重者可出现水疱、渗血或渗液、溃疡。

为什么会出现乳头皲裂

发生乳头皲裂的原因有很多，常见原因有：

（1）含接姿势不正确。婴儿含乳浅时，母亲的乳头在婴儿硬腭的位置，吸吮过程中硬腭对乳头的挤压导致乳头变形和损伤。绝大多数的乳头皲裂是含接姿势不当造成的。

（2）清洁乳头的方法不当，如使用酒精等刺激性物品清洗乳头导致乳头损伤。

（3）哺乳后退出乳头的方法不当。哺乳结束后婴儿仍含住乳头时，母亲强行从其口中拔出乳头，会造成乳头损伤。

（4）婴儿的口腔运动异常。婴儿舌系带过短，舌的运动受限，表现为吸吮时舌头不能有效包裹乳头和乳晕，呈浅含乳状态，容易导致乳头损伤。

如何预防乳头皲裂的发生

预防乳头皲裂的发生，应注意以下几点：

（1）确保婴儿含接姿势正确。吸吮时婴儿应含住乳头和大部分乳晕，如果哺乳过程中母亲出现乳头疼痛，应及时重新调整含接姿势。

（2）避免使用肥皂、酒精等刺激性用品清洁乳头。

（3）哺乳结束后，用食指轻轻按压婴儿的下巴，慢慢地中断其吸吮，在其嘴巴呈放松状态时，再轻轻拔出乳头。

（4）穿纯棉、透气性好的内衣。

出现乳头皲裂怎么办

（1）出现乳头皲裂时，可在每次哺乳后用乳汁或100%羊脂膏涂抹乳头。母乳中含有保护性因子，有抑菌、滋润、促进表皮细胞生长和修复的功能，能预防和治疗乳头皲裂；羊脂膏的主要成分为羊毛脂，具有亲油亲水性，可减少皮肤表面水分的散失，并能抵御外界对皮肤的刺激。使用羊脂膏涂抹乳头时，建议均匀厚涂后，在表面敷上一层保鲜膜，避免被衣服摩擦。

（2）对于表浅的裂伤和轻度疼痛，可以继续母乳喂养，先喂健侧或损伤轻的一侧乳房，必要时可用乳头保护罩协助哺乳。

（3）如果乳头出现渗血或疼痛剧烈，可用手将乳汁挤出来喂养。待伤口愈合后，再恢复亲喂。

如果乳头出现化脓、感染、疼痛剧烈或伴有发热时，应及时到医院就诊。

挤出来的母乳如何储存与使用

吴丽容 中山大学附属第一医院妇产科爱婴区主管护师，母乳喂养专科护士。任广东省护理学会围产康复护理专业委员会委员。

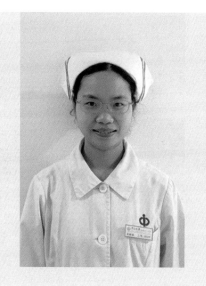

　　母乳是婴儿最理想、最天然的食物。当妈妈不能亲喂婴儿，或者妈妈乳汁分泌量大于婴儿需求量时，可以把乳汁挤出来进行储存。母乳如何储存与使用，既可以发挥母乳最大的营养价值，又不会变质呢？这是很多妈妈感到比较困惑的问题。

如何选择储奶容器

　　（1）母乳储存容器应选择符合卫生标准的专用储奶袋或储奶瓶。
　　（2）就材质而言，母乳储存容器的材质主要包括玻璃、聚乙烯（polyethylene，PE）聚丙烯（polypropylene，PP）等，避免使用含双酚A的产品。

如何储存母乳

　　（1）挤奶前注意洗干净双手，可采用手挤奶或吸奶器挤奶。
　　（2）每份母乳储存量应根据宝宝一顿的食量而定，一般不超过120 mL。母乳冰冻后体积会增加，建议储存的母乳不超过容器容量的3/4；使用储奶袋时，封袋前应将空气排出。

（3）储存容器上标记日期、时间、奶量。若条件许可，使用专用冰箱储存；若使用家庭冰箱，应单独一层储存，避免污染。不要储存在冰箱门的位置，避免温度波动影响母乳质量。

（4）挤出来的新鲜母乳在室温 26 ℃以下可保存 4 小时，使用冰包15 ℃以下可保存 24 小时，冷藏 4 ℃以下可保存 3 天，冷冻 –18 ℃可保存 3 ～ 6 个月。

储存的乳汁如何解冻与使用

（1）冷藏的母乳。将冷藏的母乳放置于 40 ℃左右的温水里加热，使用前将加热的母乳摇匀后滴在手臂内侧的皮肤进行试温。

（2）冷冻的母乳。先将冷冻的母乳放在冰箱冷藏室解冻，使用前在 40 ℃左右的温水里加热。已解冻的母乳在冷藏室保存不超过 24 小时，加热后的母乳 2 小时内需要喝完，吃剩的母乳不能再保存在冰箱。

（3）注意不要使用微波炉加热母乳，微波温度很难控制，会导致母乳加热不均匀，会杀灭母乳中的抗感染成分。

（4）优先使用新鲜母乳。相较于冷藏母乳或冷冻母乳，新鲜母乳营养价值更高，其富含抗氧化剂、维生素、蛋白质、脂肪、益生菌，免疫活性也更高。

（5）为了减少母乳营养的流失，建议尽量先喂养储存时间较短的母乳。

科学地储存与使用母乳，会让宝宝更健康，让我们共同促进母乳喂养，携手向未来。

让母爱不受"肝"扰
——"乙肝妈妈"能否哺乳

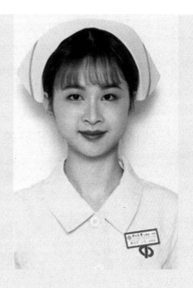

黄月华 中山大学附属第一医院爱婴区护师。任广东省护理学会母乳喂养技术专业委员会青年委员。

我国是乙型病毒性肝炎（简称"乙肝"）的中高流行区，孕产妇中乙肝病毒表面抗原（hepatitis B surface antigen，HBsAg）阳性率约为 6.3%，母婴传播一直是乙肝病毒（hepatitis B virus，HBV）的重要传播途径。因此，"乙肝妈妈"能否进行母乳喂养，一直困扰着很多感染乙肝病毒的孕产妇。

新生儿是否会通过乳汁感染乙肝病毒

（1）HBV 携带母亲的乳汁中病毒含量极低，感染性弱。

（2）成熟乳中 HBV DNA 水平逐渐降低甚至检测不到。

（3）HBV 表面成分是 HBsAg，母乳具有与 HBsAg 结合的功能，从而抑制 HBV 的感染性。

（4）HBV 不会经过消化道传播。

因此，母乳喂养并未增加新生儿的 HBV 感染率，没有必要检测乳汁中的 HBsAg 和/或 HBV DNA。"乙肝妈妈"分娩后是可以哺乳的。

如何做好新生儿 HBV 的母婴阻断

在 HBsAg 阳性孕妇的分娩过程中，其新生儿已经暴露于病毒，无论孕妇妊娠期间是否服用了抗病毒药物，新生儿都必须在出生后 12 小时内尽快完成乙肝免疫球蛋白和乙肝疫苗的联合免疫接种，这是预防 HBV 母婴传播的关键。如此一来，新生儿便具有了免疫力，可以接受母乳喂养。即使是妈妈发生了乳头皲裂、出血，或者宝宝发生了口腔溃疡、舌系带剪开造成口腔损伤等情况，母乳喂养也是不受影响的。

如何评价新生儿乙肝疫苗免疫接种效果

对于 HBsAg 阳性母亲的婴儿，在已完成乙肝疫苗全程免疫接种的 1～2 个月后，需抽静脉血检测 HBV 标志物。

（1）免疫接种成功：HBsAg 阴性，但乙肝病毒表面抗体（抗 – HBs，hepatitis B surface antibody，anti-HBs）阳性（抗 – HBs ≥ 10 mIU/mL），表明免疫接种成功。如果抗 – HBs < 100 mIU/mL，为低应答；如果抗 – HBs ≥ 100 mIU/mL，为中强应答。无论是低应答还是中强应答，均不必再次接种乙肝疫苗。

（2）免疫接种无应答：HBsAg 阴性和抗 – HBs < 10 mIU/mL，无论乙肝病毒 e 抗体（抗 – HBe，hepatitis B e antibody，anti-HBe）及乙肝病毒核心抗体（抗 – HBc，hepatitis B core antibody，anti-HBc）阳性与否，须按 "0 – 1 – 6" 程序重复接种乙肝疫苗，完成重复接种后 1 个月，再次检测 HBsAg 和抗 – HBs，了解免疫应答和 HBV 感染情况。

（3）免疫接种失败，发生 HBV 母婴传播：HBsAg 阳性，伴或不伴 HBeAg 阳性，表明免疫接种失败。发生 HBV 母婴传播的婴儿，还需要检测 HBV DNA 和肝功能，并按慢性 HBV 感染者进行随访。如果出现肝炎活动，应及时进行抗病毒治疗。

补钙好搭档——
儿童维生素 **D** 怎么补

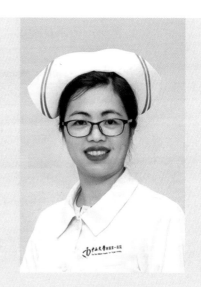

陈秋莲 中山大学附属第一医院儿科
主管护师，临床营养专科护士，公共营
养师。从事儿科护理工作 20 余年。任广
东省护理学会新生儿发展性照顾专业委
员会副主任委员、广东省护理学会营养
护理专业委员会专家库成员、广东省护
理学会科普专业委员会专家库成员、广
东省护士协会母婴营养护理分会副会长。

中国儿童为什么会缺乏维生素 D

据调查，中国 3 ~ 5 岁的儿童维生素 D 缺乏率为 8.9%，其中城市为
12.5%，农村为 5.3%；3 ~ 5 岁儿童维生素 D 不足率为 43%，其中城市为
44.4%，农村为 42.1%；3 ~ 5 岁男、女童维生素 D 不足率分别为 40.0% 和
46.0%。目前，中国儿童维生素 D 缺乏和不足仍是突出的营养缺乏问题。

人体中维生素 D 的理想状态是需求和供应平衡。儿童维生素 D 缺乏与
户外活动过少和膳食维生素 D 摄入量严重不足有关，而且儿童中规律补充
维生素 D 制剂的比例也比较低，主要有以下方面的原因：

（1）围产期储存不足。母亲患严重营养不良、肝肾疾病、慢性腹泻，
以及早产儿、双胎儿、低出生体重儿等均会导致维生素 D 围产期储存不足。

（2）生长发育迅速。婴幼儿生长发育速度较快，对维生素 D 的需求量
相对较大。

（3）营养供给不足：①母乳中维生素 D 含量不能满足婴儿体格日益增

长所需。②天然食物中维生素 D 的含量通常较少。③紫外线照射强度、户外活动时间、暴露皮肤的面积等因素影响紫外线光照合成维生素 D。

（4）疾病的影响。急慢性肾炎、甲状腺功能亢进、肥胖等影响维生素 D 的吸收，感染性疾病患儿在患病期间消耗增加。

（5）药物的干扰。长期服用抗癫痫药物、糖皮质激素等会导致维生素 D 的吸收和代谢出现明显障碍。

维生素 D 缺乏对儿童健康有什么影响

维生素 D 缺乏对儿童健康的损害是多方面的。维生素 D 缺乏可以影响钙的吸收（<30 nmol/L），可导致佝偻病、手足搐搦症的发生。儿童期维生素 D 不足可增加成年发生骨质疏松的风险。近年研究表明，维生素 D 不足会增加呼吸道感染、肠道炎症、过敏症和哮喘症的风险。婴儿期补充维生素 D 能降低以后患 1 型糖尿病的风险。

家长们该如何科学地帮宝宝补充维生素 D

家长们可以通过以下的方法来帮宝宝补充维生素 D，预防维生素 D 的缺乏。

（1）户外活动。户外活动和阳光照射可以增加皮肤维生素 D 的合成。建议尽早带婴儿到户外活动，逐步达到每天户外活动 1～2 小时。

（2）膳食摄入。建议 7～12 月龄婴儿每日摄入母乳 500～700 mL；1～2 岁儿童每日摄入母乳或奶类 400～600 mL；3～5 岁儿童每日摄入奶类 350～500 mL；学龄期儿童应保证每日摄入牛奶 400～500 mL。多进食含钙丰富的食物，如奶制品、豆制品、虾皮、紫菜、海带或加钙饼干等钙强化食品。

（3）维生素 D 制剂的使用。

A. 新生儿出生后应尽早开始补充维生素 D。反复呼吸道感染、腹泻、营养不良等患儿，建议每日补充维生素 D 制剂 400～800 IU。

B. 自出生 1 周开始，早产儿、低出生体重儿、多胎儿每天口服维生素 D 制剂 800 IU，3 个月后改为每天 400 IU，使用早产儿配方奶粉者可每天口服维生素 D 制剂 400 IU。

C.《2023 版中国居民膳食营养素参考摄入量》建议：0～64 岁每天的维生素 D 推荐摄入量为 400 IU。这个预防性补充的剂量是基于每日生理需要量确定的，不会引起维生素 D 中毒，维生素 D 可以终身补充。常规给予预防剂量维生素 D 补充剂将有助于改善 5 岁以下儿童维生素 D 的营养状况，降低发生维生素 D 缺乏的风险。

孕期如何补钙

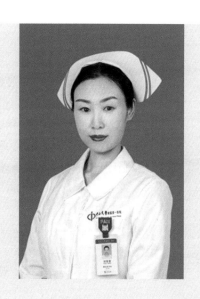

邓亚雯 中山大学附属第一医院重症医学科主管护师。广东省护理学会营养治疗专科护士。任广东省护理学会鼻肠管护理技术专业委员会副主任委员。

孕期钙的重要作用

孕妇与一般人群相比存在独特的钙生理特点。钙在母体和胎儿之间通过胎盘主动转运，这是胎儿骨骼矿化必不可少的活动。当孕期妇女钙缺乏时，母体会动用自身骨骼中的钙维持血钙浓度并满足胎儿骨骼生长发育的需要。孕期缺钙，由于血清钙的降低使孕妇神经兴奋性增高而出现腓肠肌痉挛；孕妇骨骼中的钙被动流失导致孕妇骨质疏松，也可导致孕妇腰腿疼痛和腓肠肌痉挛；尤其到了妊娠后期，胎儿生长速度加快，骨骼矿化达高峰，更易造成孕妇钙营养不良。因此，孕妇在孕期钙的补充较孕前要加强。

孕期何时开始补钙

很多孕妇在孕期会出现腿抽筋、四肢乏力、关节疼痛等症状，但是这些症状没有特异性，并不是判断缺钙的标准，可以根据《中国居民膳食营养素参考摄入量》推荐的孕妇钙摄入量来判断孕妇是否缺钙。

孕早期（妊娠未达 14 周）无须过早增加钙的摄入，平衡膳食，满足每天摄入 800 mg 钙即可；而到了孕中、晚期（孕 14 周以后），胎儿的生长速度加快，从孕妈身体里"夺走"大量的营养，钙的摄入量需要每天达到 1000 mg，这时就需要补钙了。

如何科学补钙

（1）补钙以食物为主（最好的来源是奶类，也可食用豆制品、绿色蔬菜、鱼虾等），不足的部分才用钙剂补充。

（2）若需要使用钙剂补钙，须在医生指导下进行，服用钙剂时可以和食物一块儿咀嚼服用，这样能增加钙的吸收；如需要同期补铁，应将钙剂与铁剂分开服用；同时要充分饮水，避免便秘。

（3）多进行阳光浴、增加户外活动，促进体内维生素 D 的合成，从而促进钙的吸收和利用。

需要注意的是，喝骨头汤并不能补钙，骨头虽然是储存钙最丰富的地方，但是这些钙很难溶在汤里，而且汤里还有各种油脂、嘌呤、钠盐，多喝反而增加孕妈体重增长异常、糖尿病的发生风险。

希望大家一起关注孕期营养，科学补钙，让孕妈和宝宝的身体更健康！

生殖护理咨询门诊
能够提供哪些服务

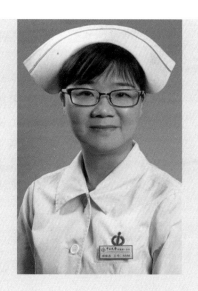

邓明芬 中山大学附属第一医院生
殖医学中心护士长，主任护师。从事
生殖医学护理工作 30 余年。任中华护
理学会辅助生殖护理专业委员会副主
任委员、广东省护理学会生殖护理专
业委员会主任委员、广东省医学会生
殖医学分会护理学组组长。

　　研究显示，目前我国的不孕不育发生率达到 15%～18%。随着生殖医
学的发展，试管婴儿技术及其衍生技术越来越成熟，已经成为不孕不育症的
重要的治疗手段。但进行试管婴儿助孕治疗，治疗周期长、环节多、流程烦
琐，在治疗过程中出现的各种问题也常令患者感到茫然无助、焦虑不安。

　　"我老公的精液很差，还能做试管婴儿吗？"

　　"医生说我卵巢功能很差，怎么办？"

　　"用药很多天了，卵泡还长不起来，怎么回事？"

　　"取不到卵，医生说我提早排卵了，为什么？"

　　"我取了十多个卵，没有一个卵受精，精卵不结合，没有胚胎移植，那
我以后都不能生小孩了吗？"

　　"胚胎移植后，我没成功怀孕，失望透顶了，怎么办？"

　　"我成功怀孕了，我太开心，可几天后 B 超就显示是空囊，胚胎停止发
育了，天啊，我都很小心了，怎么会这样？"

　　患者在助孕治疗的前、中、后期都会碰到各种各样的问题，这些问题如
果得不到及时的解释或解决，会导致患者恐惧、焦虑甚至绝望。

　　"我挂教授专家号了，医生也向我解释了这些情况，但我还是不明白，

我还有很多问题，可看见他的患者那么多，我便不好意思问他了。"这个时候，患者可以到生殖护理咨询门诊就诊，有丰富经验的生殖护理专家会倾听患者的心声，解答患者的疑虑，给予患者专业的指导。

中山大学附属第一医院生殖中心开设了生殖护理咨询门诊，由生殖护理专家提供的"一对一"的咨询，目的是满足患者的需求，解答并指导其在不孕治疗过程中遇到的各种困惑及迷茫，减轻患者的心理压力，帮助患者顺利完成助孕治疗。

生殖护理咨询门诊提供的服务

1. 咨询服务

（1）助孕前健康管理：孕前饮食、运动、增重/减重、指导同房。

（2）助孕治疗指导：术前检查、建档、降调节、促排、取卵、移植、验孕等各阶段的指导。

（3）用药指导：促排卵用药、黄体支持用药等指导。

（4）助孕失败后的指导及建议。

（5）特殊群体就诊指导：高龄不孕、不良孕产史、反复助孕失败人群的就诊指导。

（6）生殖伦理指导：供卵、供精、生育力保存等生殖伦理指导，赠卵、供卵、供精流程、卵子/卵巢/精子冷冻保存流程指导。

（7）提供辅助生殖技术相关知识。

2. 心理指导

（1）助孕过程中的情绪管理。

（2）治疗过程中特殊情况和需求的协调。

（3）助孕失败后的心理调节。

（4）寻求专业人士倾诉。

胚胎移植后的注意事项有哪些

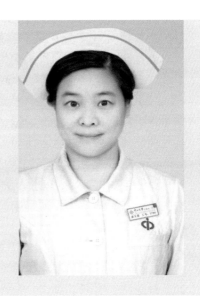

梁玉莲 中山大学附属第一医院生殖医学中心主管护师。从事妇产科临床护理工作 28 年。任广东省护理学会生殖护理专业委员会常务委员、广东省护士协会生殖健康与生育力保护护士分会副会长。

胚胎移植后，能下床走路吗？可以上厕所吗？需要一直卧床吗？走路或解小便时胚胎会不会流出来？胚胎移植后，很多患者都有这样的担心。有这种疑虑也很正常，但看完以下内容，患者就会明白，原来胚胎移植后是可以正常走路和解小便的，胚胎是不会流出来的。

什么是胚胎移植

胚胎移植是把体外受精培养获得的胚胎通过移植管送入子宫腔内，让胚胎在母体内继续生长发育的技术。

胚胎移植后需要卧床吗

胚胎移植后不需要卧床休息，因为子宫内膜表面由很多具有纤毛结构的内膜细胞组成，胚胎有一定的黏附作用，可以在纤毛的作用下在宫腔内寻找合适的地方着床。日常活动、大小便等都不会对胚胎着床有影响。国内外多项研究表明，胚胎移植后任何时长的卧床都不能提高临床妊娠率，移植后立即行走对治疗结局也没有影响。

胚胎移植后需要注意什么

（1）胚胎移植后不要憋尿。胚胎移植前通常需要通过喝水来充盈膀胱，目的是移植时内膜在 B 超下显影更清晰，使移植更为顺利，移植结束后可以马上排尿。憋尿时间过长会使膀胱过度充盈，引起尿频、尿急，甚至可能造成尿潴留、尿路感染等。出现这种情况应寻求医护人员的帮助。

（2）药物指导。胚胎移植后要遵医嘱继续使用黄体支持药物，需按时、按量正确用药，切勿自行增量、减量或停药。可以适当补充维生素或叶酸，其他药物应先咨询医生再使用。

（3）休息与活动。胚胎着床一般发生在移植后 3～5 天，因此，移植后 3～5 天建议患者注意休息，避免过度劳累，避免跑、跳等剧烈运动，避免性生活。胚胎移植后无须卧床，可正常生活起居，注意劳逸结合，不要到人流密集场所，做好个人防护。

（4）饮食。移植后饮食方面无特殊要求，但应注意营养均衡，宜摄入清淡、易消化食物，避免生冷、辛辣刺激食物，多补充维生素及优质蛋白，如新鲜蔬菜、水果、鸡肉、鸭肉、鱼肉等。保持大便通畅，避免腹泻。

（5）特殊情况指导。出现感冒、发热、腹泻等症状时，应及时到医院就诊，切勿自行用药。移植后早期，部分患者可能有轻微腹痛、腹胀的感觉，一般情况下，这些症状会逐渐减轻，无须特殊处理。当自觉症状加重，且出现恶心、呕吐、食欲减退、尿量减少等症状时，应及时就诊。

（6）验孕的指导。胚胎移植后第 12～14 天，可先在家用晨尿测验孕尿板验孕，再到医院抽血化验人绒毛膜促性腺激素（human chorionic gonadotropin，HCG）以确认是否妊娠。

最后，请保持轻松愉悦的心态迎接宝宝的到来！

试管婴儿一代更比一代强吗

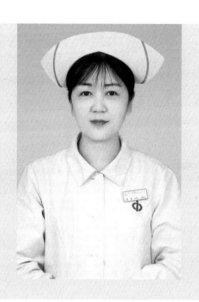

覃　华　中山大学附属第一医院生殖医学中心咨询门诊护师。广东省生殖专科护士。任广东省护理学会生育力保存委员会委员。

　　听说试管婴儿有第一代、第二代，还有第三代，是不是第三代试管婴儿的成功率更高？孩子更聪明？代数越高越好吗？那有没有第四代试管婴儿呢？

　　其实，试管婴儿并不是代数越高，成功率就越高，孩子就越聪明。不孕不育的患者，选择第几代试管婴儿是由医生根据引起不孕不育的具体原因来决定的。

　　第一代、第二代和第三代试管婴儿都是辅助生殖技术中的体外受精－胚胎移植技术，相同点是都需要经过控制性卵巢刺激（通俗地讲就是促排卵）、取卵、精卵体外受精和胚胎移植，不同点是适用人群和受精方式的不同。

　　第一代试管婴儿即体外受精－胚胎移植（in vitro fertilization-embryo transfer，IVF-ET），主要针对女方因素引起的不孕，如输卵管阻塞、输卵管切除、子宫内膜异位症、卵巢功能减退、反复人工授精失败等。方法是将女方的卵子取出，与男方的精子一起放在体外培养皿中，让它们自然受精结合形成胚胎。

　　第二代试管婴儿即卵泡质内单精子注射（intracytoplasmic sperm injection，ICSI），主要针对男方因素引起的不育，如男性严重的少、弱、畸形、无精子症，精卵结合障碍，受精率低下等。方法是通过精密仪器将单个精子注射到女方的卵子里，使其受精。

第三代试管婴儿即胚胎植入前遗传学检测（preimplantation genetic testing，PGT），主要针对男方或女方遗传方面的问题，例如，夫妇一方或双方有染色体核型异常、严重的基因遗传疾病、反复自然流产等特殊情况。方法是在体外受精成功的优质胚胎内取一些细胞，对其进行遗传学检测，看其是否携带有染色体疾病或致病基因，把有问题的胚胎淘汰掉，将健康的胚胎移植进子宫里。

试管婴儿不管哪一代，成功率都是相差无几的，我们尽量减少对卵子和胚胎的操作，越接近自然越好。至于选择哪代，就请交给医生吧！适合自己的，就是最好的。

在试管婴儿的道路上，祝大家顺利好"孕"，都能拥有自己健康的宝宝！

黄体支持知多少

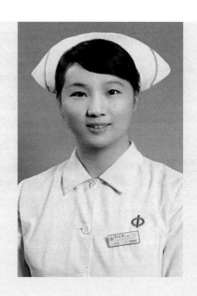

伍秋娥 中山大学附属第一医院生殖医学中心护师。广东省首届生殖专科护士。任广东省护理学会生殖护理专业委员会委员。

　　在做试管婴儿过程中，黄体支持是很重要的一环。黄体支持是指使用外源性孕激素补充黄体功能，主要目的是提高子宫内膜容受性，抑制子宫收缩，有利于胚胎着床，以提高种植率和改善妊娠结局。由于取卵或人工周期移植，体内黄体生成严重不足，不利于胚胎的着床和生长发育，在自然周期移植中，也可能存在潜在的黄体功能不足，因此，胚胎移植需要黄体支持来"保驾护航"。

　　黄体支持一般从移植前 3 ～ 5 天开始，如确定妊娠，持续补充至妊娠 10 ～ 12 周。目前常见的黄体支持途径有三种，各有优缺点。

　　第一种：口服药物。口服用药简单方便，不良反应少，患者依从性好，但存在肝脏首过效应，生物利用度低。

　　第二种：肌内注射。肌内注射后药物迅速吸收，无肝脏首过效应，生物利用度高，但部分患者会发生过敏反应，注射部位出现刺激和疼痛，长期注射易形成局部硬结，存在药物吸收困难现象，偶有发生局部无菌脓肿或损伤坐骨神经等。因此，注射黄体酮时应行深部肌内注射，两侧臀部轮流注射，注射时避开硬结，注射部位可行局部热敷等以促进药物吸收、减少硬结形成，注意热敷温度要适中，以免烫伤。HCG 使用剂量通常为 2000 IU，每 3

天注射 1 次，验孕前 5 ～ 7 天应暂停使用，以免影响验孕结果。如在使用 HCG 过程中出现腹胀、腹痛等表现，应停止注射，遵医嘱改用其他黄体支持方式。

第三种：阴道塞药。经阴道给药后阴道上皮细胞迅速吸收并扩散至宫颈、宫体，并完成从子宫内膜向肌层的扩散，即"子宫首过效应"。由于阴道塞药靶向作用于子宫，子宫局部黄体酮浓度高，可减少全身的不良反应。阴道塞药与肌内注射黄体酮比较，两种黄体支持途径疗效相同，但阴道塞药使用方便、无注射疼痛、不良反应少，更容易为患者接受。塞药前要注意手卫生及外阴卫生，如阴道有不适感，应及时到医院就诊。

临床上，医生会根据每个人的实际情况，选择合适的治疗方案和用药。胚胎移植的患者彼此之间不要盲目对比用药的多少，无须因自己用药少而惴惴不安，而是要做到心情舒畅，按时、按量、正确使用黄体支持药物，为胚胎的生长发育营造良好的宫腔环境，使胚胎茁壮成长。

试管婴儿"五部曲"

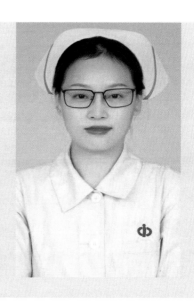

周 丽 中山大学附属第一医院生
殖医学中心护师。任广东省护理学会
生育力保存护理专业委员会委员。

听说做试管婴儿很麻烦？听说要辞去工作才有时间做试管婴儿？听说要
签字、要拍照、要留指纹？听说要三天两头往医院跑？听说要天天打针、抽
血？听说要不断做 B 超？听说手术不打麻醉的，很痛？听说……

虽然试管婴儿流程确实比较烦琐复杂，但只要了解了其中的步骤和规
律，其实也没有大家想的那么难。

试管婴儿是指从女方卵巢内取出卵子，与男方的精子在体外受精形成胚
胎，再将胚胎移植到子宫腔内，胚胎着床发育成胎儿。试管婴儿流程可以分
为五个步骤。

第一步：检查。夫妻双方最好一起来医院就诊，确认符合做试管婴儿的
指征后即可开始进行相关检查。女方一般来院 2 次，一次是在月经期，行抽
血化验，一次是在非月经期，行阴道白带化验。男方来院 1 ～ 2 次，行抽血
和精液化验。1 ～ 2 个月即可完成检查。在此期间，如发现检查结果有异
常，需要回院就诊治疗。

第二步：建档。需要夫妻一同来院，带齐双方身份证和结婚证原件进行
身份确认，了解做试管婴儿的义务和风险，并需要签署"辅助生殖治疗知
情同意书"。

第三步：进周。即开始进行试管婴儿促排药物治疗。根据个体治疗方案不同，长方案约25天，短方案或拮抗剂方案约12天，女方在此期间应按照医嘱间断来诊4～5次，需要抽血化验性激素的变化，做阴道B超检查卵泡发育情况，以便随时调整用药。许多促排卵药物设计十分合理，易学易懂，操作简单，可以在家自我注射，省时省力，不用天天回院。男方无特殊情况可以不用来院。

第四步：取卵移植。B超监测卵泡成熟即可安排取卵，一般是在注射人绒毛膜促性腺激素（HCG）后34～36小时。取卵属于有创性手术操作，可以行静脉麻醉，10～15分钟即可完成。取卵当天男方来院取精。卵子取出后进行受精，并培养3～5天，即可进行胚胎移植。胚胎移植术是无创手术，没有明显的不适，与妇科检查相似，手术约5分钟即可完成，移植前后需要遵医嘱使用黄体支持药物。

第五步：验孕。移植12天或14天后在家用晨尿测验孕尿板验孕，如果确认妊娠，可回院或在当地医院就诊，继续使用黄体支持用药。

总的来说，这五个步骤是必不可少的。试管婴儿从检查到移植需要2～3个月，女方在此期间需要回院7～9次，男方需要回院2～3次。治疗期间夫妻双方不要熬夜、抽烟、酗酒，饮食和日常一样，无须刻意进补，应劳逸结合，保持心情放松，听从医护人员指导，合理安排生活与工作，以帮助顺利妊娠。

自数胎动，你学会了吗

李 花 中山大学附属第一医院产科助产士、产房助产专科护士，主管护师。从事妇产科护理工作近 20 年，产房工作 11 年。任广东省护理学会助产护理专业委员会常务委员。

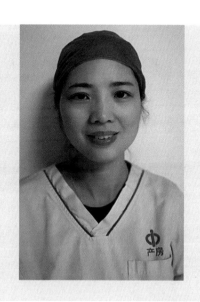

什么是胎动

胎动是指胎儿在子宫内的各种活动，如翻滚、伸手、踢腿、呼吸运动等。胎动反映胎儿在子宫内的安危，胎动计数是了解胎儿在子宫内健康状况最简单、经济的方法之一。

妊娠期间，如何自数胎动

一般妊娠 20 周左右孕妇开始自觉胎动，妊娠 28 周以后，胎动开始趋于规律。通常建议孕妇在妊娠 28 周以后开始每天感知胎儿活动的规律或自数胎动。胎动次数是孕妇根据主观感觉记录的，数胎动一般在正餐后，取舒适坐位或卧位，把双手轻放在腹壁上，静下心来感受胎儿的活动，将能感知的胎儿活动次数记录下来。从胎儿开始活动到停止计算为一次胎动，如胎儿连续活动，则至本次活动停止计算为一次胎动。

胎动常见类型有哪些

孕妇在数胎动时常对胎动表现形式感到有些困惑，有时分不清哪些属于胎动。现总结如下 4 种常见胎动类型：

（1）惊跳。惊跳是胎儿迅速的全身运动，常开始于肢体而后延续至躯干和颈部，持续时间常在 1 秒左右，此运动常单一发生，但有时也重复发生。

（2）全身运动。全身运动是胎儿缓慢的牵涉全身的运动，持续几秒到 1 分钟不等，特指胎儿胳膊、腿、颈部和躯干的序列化运动（伸腰和翻滚）。

（3）打嗝。打嗝是胎儿膈肌重复性规律间隔的运动，一般持续几分钟，表现为孕妇肚皮出现重复性规律间隔的运动。与惊跳比较，打嗝运动开始于躯干随后转移至肢体。

（4）单独胳膊和腿的运动。单独胳膊和腿的运动可以在无胎儿躯干运动时单独发生，速度和强度随运动方式不同而不同。

胎动的影响因素

一般情况下，孕妇的运动、姿势、情绪，以及强声、强光和触摸腹部等都可引起胎动的变化。孕妇平卧时胎动较多，坐位次之，站立时最少。孕妇剧烈运动（如跑步、游泳）时胎动暂时减少，休息后即恢复。另外，如果孕妇的坐姿或站姿令胎儿感到不适，胎动也会剧烈一些。镇静剂、酒精、尼古丁等都容易通过胎盘抑制胎儿的中枢神经系统而使胎动减少，应尽量避免摄入，停用后胎动便自行恢复。

发现胎动异常怎么办

每个胎儿的胎动规律不一样，一般夜间和下午较活跃。胎儿也会有睡眠和觉醒的周期变化，一般睡眠时间为 20～40 分钟，此时胎动会不明显，可以等待胎儿醒来后再数胎动。如果每 2 小时胎动计数少于 10 次，或胎儿活动相较于日常减少了 50%，应尽快到医院就诊或咨询医护人员。

我的胎盘去哪儿了

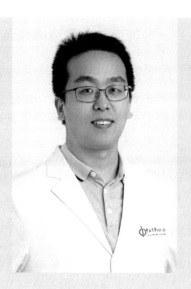

郭志东 中山大学附属第一医院南沙院区产科护士长，主管护师。长期从事围产期护理管理及临床护理工作。广东省护理学会首批助产专科护士。任中华护理学会护理职业教育委员会青年委员副组长、广东省护理学会新入职护士规范化培训工作委员会主任委员。

胎盘作为胎儿的附属物，对维持胎儿宫内生长发育起重要作用。胎盘由胎儿部分的羊膜和叶状绒毛膜以及母体部分的底蜕膜构成。妊娠足月的胎盘呈盘状，多为圆形或椭圆形，中央厚，边缘薄，直径为 16～20 cm，厚 1～3 cm，重 450～650 g。胎盘分为母体面和胎儿面，其中母体面附着于子宫，包括 15～20 个胎盘小叶，呈紫红色；胎儿面通过脐带与胎儿相连，表面呈珍珠白色。

胎盘的功能

胎盘介于胎儿与母体之间，是维持胎儿宫内生长发育的重要器官，具有物质交换、防御、合成及免疫等功能。

（1）物质交换功能。胎儿生长发育所需要的氧气、营养物质及胎儿代谢产物均需要通过胎盘与母体进行交换。

（2）防御功能。胎盘具有一定的防御功能，但防御功能有限，各类病菌及大部分药物均可通过胎盘影响胎儿。

（3）合成功能。胎盘可以合成多种激素、酶和细胞因子，对维持正常妊娠至关重要。

（4）免疫功能。胎盘可以使正常妊娠母体不排斥胎儿，但其机制尚不清楚，可能与早期胚胎组织无抗原性、母胎界面的免疫耐受及妊娠期母体免疫力低下有关。

分娩后的胎盘应该怎么处理

分娩结束以后，胎盘完成了营养胎儿的使命，分娩后的胎盘应该妥善处理。按照卫生健康委员会规定：产妇分娩后的胎盘应当归产妇所有。任何单位和个人不得买卖胎盘。孕妇入院时，会签署一份胎盘处理意见书，决定分娩后胎盘的处理方法。

一般胎盘的处理有三种方式：

（1）产妇放弃胎盘的，胎盘可以交由医疗机构按照病理性废物进行处理。医务人员会对胎盘进行消毒，用黄色医疗垃圾袋包装好，与后勤部门清点、交接后，按医疗废物处理。

（2）由于病情需要送检验科或病理科进行检查的胎盘，医护人员在完成相应检查后需要与后勤部门交接、清点，按病理性废物处理。

（3）交由家属取走自行处理。如果孕妇自身携带了传染性的疾病，比如乙肝、梅毒等，胎盘也可能会有病原体，为了避免病原体扩散，胎盘将不得由家属自行取走，必须由医疗机构按照病理性废弃物进行处理。

胎盘能不能吃

胎盘作为胎儿的附属物，本身并不具备特别的营养价值。与经过复杂、专业的中医药手法炮制而成的紫河车不同，胎盘可能会携带乙肝、梅毒等疾病的病原体，因此不建议食用。

无痛人工流产手术知多少

廖 丹 中山大学附属第一医院手术麻醉中心主管护师。从事手术室护理工作 22 年。中华护理学会手术室专科护士。任广东省护理学会机器人手术护理技术专业委员会副主任委员。

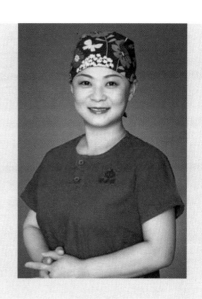

人工流产现状

全球每年意外妊娠约有 8000 万例，人工流产约有 4500 万例，26% 的妊娠以流产为结局；我国每年平均约有 800 万例人工流产，育龄妇女人工流产率约为 62/1000。

什么是无痛人工流产术

无痛人工流产术是指妊娠 12 周以内，在静脉麻醉下采用人工方法终止妊娠的一种手术方式。

无痛人工流产手术流程

（1）手术采取全身麻醉。术前需要建立静脉通道，保证麻醉医生及时有效使用麻醉药物，使患者在人工流产手术操作过程中无疼痛感。

（2）手术采用截石位。患者仰卧，双腿分开放置于手术腿架上，腿架托住小腿及膝部，双下肢外展大于 90°，臀部移至床边，建立静脉通道的上肢外展置于托手板上，另一侧上肢置于身体侧，用布单固定，充分暴露手术野，便于医生操作。

（3）消毒铺巾完成后开始手术。人工流产手术是利用负压吸引的原理，使用吸引管、连接管、吸引瓶和负压吸引器等手术器械与设备将未发育成熟的胚胎、胎盘及其他组织从宫腔中分离出来，达到终止妊娠的目的。

（4）手术结束后，将患者转运至复苏室监护，患者待麻醉苏醒、肌力恢复、呼吸循环稳定后即可离开医院。

手术注意事项

1. 术前注意事项

（1）术前 3～7 天禁止性生活。

（2）无痛人工流产手术前应禁食、禁饮 6～8 小时。

（3）手术前勿化妆及涂指甲油。

（4）患者手术当日携带病历及本人身份证在家人陪同下按预约时间报到，预备手术。

2. 术后注意事项

（1）指导患者术后正确使用消毒会阴垫并保持外阴清洁。

（2）术后注意观察腹痛及阴道流血情况，若腹痛及阴道流血增多，应随时妇科复诊。

（3）术后半月内勿服用人参、鹿茸、酒类等活血食物。

（4）术后一个月内禁止性生活、盆浴及坐盆，预防感染。

第五篇

五官与皮肤

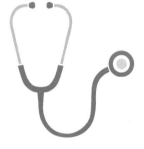

鱼刺卡喉了，如何正确处理

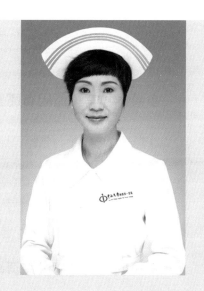

胡丽茎 中山大学附属第一医院护理部副主任，耳鼻咽喉专科护理带头人，主任护师，硕士研究生导师。任中华护理学会耳鼻喉护理专业委员会副主任委员、广东省护理质控中心专家委员会委员、广东省护理学会耳鼻咽喉科护理专业委员会主任委员。首批粤港澳大湾区护理管理专科护士，获评"中国好护士""广东省十佳护理管理者""广东好护士"等称号。

鱼刺卡喉了，该怎么办

日常生活中，不小心鱼刺卡喉了，该怎么办呢？是否可以通过吞饭团或喝醋来解决呢？答案是否定的！若使用吞饭团的方法，在吞咽过程中，随着食管蠕动，食团向下推进，鱼刺可能被带到更深的地方，如被带到食管中，可造成食管异物，尖锐异物随吞咽运动可能刺破食管壁，进而损伤邻近大血管，引发严重并发症。喝醋也是不可取的，因为食用醋的醋酸浓度很低，对鱼刺起不到软化作用；而且，醋在咽喉停留时间较短，同样不能起到软化鱼刺的作用。有些人会尝试用手去抠鱼刺，这种做法也是不对的，因为这样可能造成咽部黏膜擦伤或鱼刺移位，增加医生寻找鱼刺的难度。

正确的处理方法是立即停止吞咽并将口中食物吐出，轻轻咳几下，试着将鱼刺咳出。如果无法咳出鱼刺，应禁食，尽早到医院耳鼻咽喉科就诊，让医生用专业器械将鱼刺取出。

什么是食管异物

食管异物是常见急症之一，是指各种原因引起的异物未能顺利进入胃内而滞留在食管内的情况。食管异物可发生在任何年龄，以老年人及儿童较多见。异物停留部位，最常见于食管入口处，其次为食管中段，发生于食管下段者较少见。

食管异物常见原因有哪些

食管异物的发生与年龄、性别、饮食习惯、精神状况及食管疾病等诸多因素有关。最常见的原因为注意力不集中、匆忙进食、食物未经仔细咀嚼而咽下。儿童食管异物多因口含玩物误吞所致；老年人食管异物多因咀嚼功能差、口内感觉欠灵敏、义齿使用不当或松脱所致；成人食管异物常因嬉闹、进食不当、神志不清或轻生、误咽较大或带刺物品所致。

常见的食管异物种类有哪些

食管异物种类众多，以动物性异物最常见，如鱼刺、鸡骨、肉块等；其次为金属类，如硬币、针钉等；此外，还有化学合成类及植物类，如义齿、塑料瓶盖、枣核等。

食管异物常见的临床症状是什么

食管异物的临床症状轻重与异物种类、大小、形状、停留部位、停留时间、有无继发感染等因素有关。食管异物常见的症状有：

（1）吞咽困难。症状轻者可进食半流质或流质饮食，症状较重者可能发生饮水困难。小儿患者常伴有流涎等症状。

（2）吞咽疼痛。异物较小或较圆钝时，疼痛不明显或仅有梗阻感。如果异物较尖锐或继发感染时疼痛较明显。异物嵌顿于食管上段时，常引起颈根部或胸骨上窝处疼痛；异物位于食管中段时，常引起胸骨后疼痛并可放射至背部。

（3）呼吸道症状。异物较大向前压迫气管后壁时或异物位置较高、部分未进入食管而压迫喉部时，可出现呼吸困难，尤其多发生于幼小儿童，甚至有窒息致死的可能。因而出现此症状时应及时处理，以保持呼吸道通畅。

日常生活中如何预防食管异物

（1）进食不宜过于匆忙，要养成细嚼慢咽的习惯，尤其吃带有骨刺类的食物时，应集中精力，以防误咽。

（2）教育儿童不要将硬币及玩具等各类物品放入口中玩耍。

（3）戴有活动假牙或牙齿松动的老年人不要进食黏性强的食物。牙齿有损坏或松动时要及时找牙医诊治。睡前应取下活动假牙。

扁桃体切还是不切

郑　莹　主任护师，中山大学附属第一医院健康管理中心副主任，保健门诊中心、健康管理中心科护士长，党支部书记。任中华护理学会健康管理专业委员会专家库成员、广东省护理学会科普专业委员会主任委员、广东省护理学会耳鼻咽喉科护理专业委员会副主任委员、广东省医学会健康传播自媒体联盟副主任委员。获国家卫生健康委员会"改善医疗服务突出贡献工作者"、中华护理学会"杰出护理工作者"。

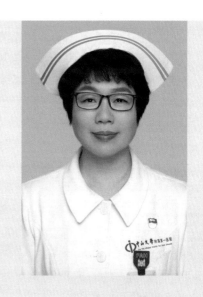

陈婉东　中山大学附属第一医院耳鼻咽喉—口腔科主管护师，耳鼻咽喉专科护士。从事护理工作14年。任中华护理学会耳鼻咽喉科护理专业委员会青年委员、广东省护理学会科普专业委员会副主任委员、广东省护理学会耳鼻咽喉科护理专业委员会委员。

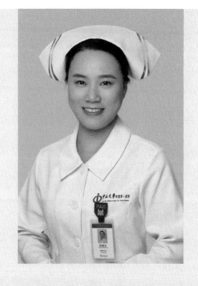

扁桃体作为局部免疫器官，具有重要的生理功能，尤其对于儿童，有明显的保护作用。正常情况下，不建议切除扁桃体。随意切除扁桃体会失去局部的免疫反应，可能会影响身体识别外来入侵的抗原，降低呼吸道局部免疫力。因此，应正确认识扁桃体的功能，掌握手术适应证，再做出是否要切除扁桃体的决定。

什么情况下要切除扁桃体

一般出现下面这些情况考虑切除扁桃体：

（1）慢性扁桃体炎反复急性发作，或多次并发扁桃体周围脓肿。

（2）扁桃体过度肥大，妨碍吞咽、呼吸、发声或出现睡眠打鼾。

（3）扁桃体发炎、肿大，引起其他脏器病变，如肾炎、心肌炎等。

（4）扁桃体角化症及白喉带菌者，经保守治疗无效。

（5）各种扁桃体良性肿瘤，可连同扁桃体一并切除。

（6）如患扁桃体恶性肿瘤，应慎重选择手术适应证和手术范围，按照医生的建议选择合适的治疗方案。

如何避免扁桃体反复发炎

扁桃体发炎常继发于上呼吸道感染，可伴有不同程度的咽部黏膜和淋巴组织的急性炎症，为急性非特异性炎症，是一种常见的咽部感染性疾病，又称急性扁桃体炎。扁桃体发炎尤其多发于儿童及青少年，在季节更替、气温变化时容易发病。

由于急性扁桃体炎反复发作，扁桃体实质结构增生或纤维蛋白变性，阻塞扁桃体隐窝，细菌与炎性渗出物积聚其内，反复刺激可导致扁桃体增大。此种状态持续，继而演变为慢性扁桃体炎，增加手术风险。此情况可发生在任何年龄，常见于成年人。

在日常生活中做到以下几点，可以有效避免扁桃体反复发炎：

（1）清淡饮食，戒烟，戒酒；少吃辛辣、刺激性食物；多喝水，合理膳食，加强营养。

（2）勤漱口，起床后、睡前、饭后刷牙，特别是食用刺激性食物后，要及时漱口，清除扁桃体隐窝的食物残渣，保持口腔清洁。

（3）保持空气清新，避免接触刺激性或有害气体。

（4）保证充足睡眠，避免过度劳累；多锻炼，提高机体免疫力。

（5）适时增减衣物，注意保暖，预防感冒。

（6）积极治疗急性扁桃体炎和上呼吸道炎症。

知识链接 扁桃体隐窝，指扁桃体内侧游离面覆盖鳞状上皮黏膜，黏膜上皮向扁桃体实质内陷入，形成 6～20 个隐窝。细菌、病毒易存留在此繁殖，在机体防御能力正常时并不致病。然而，当人体抵抗力降低时，病原体则可大量繁殖，毒素破坏隐窝上皮，侵入扁桃体实质而导致炎症。

鼻出血，怎么办

王东芳　中山大学附属第一医院耳鼻咽喉—口腔科区护士长，副主任护师。从事耳鼻咽喉科护理工作 28 年。任广东省护理学会变态反应护理专业委员会副主任委员、广东省护理学会耳鼻咽喉科护理专业委员会专家库成员。

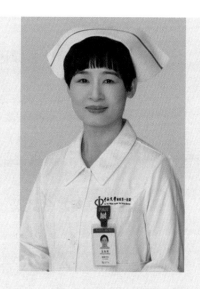

温兰英　中山大学附属第一医院耳鼻咽喉—口腔科副主任护师。从事护理工作 27 年。任广东省护理学会耳鼻咽喉科护理专业委员会常务委员。

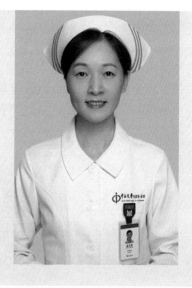

鼻出血是日常生活中最常见的耳鼻咽喉科急症之一。鼻腔任何部位均可发生出血，一般认为，小儿和青少年常见的出血部位大多位于鼻中隔前下方的利特尔区，中老年人的出血部位多见于鼻腔后部。出血量多少不一，轻者鼻涕带血或倒吸血涕，严重者可达数百毫升，甚至出现失血性休克。反复鼻出血者可致贫血。因此，对于鼻出血不可掉以轻心。

鼻出血，可能是什么原因

引起鼻出血的原因有很多，包括局部原因和全身原因。例如，外伤（鼻骨骨折、鼻腔鼻窦外伤或手术）、鼻中隔偏曲或穿孔、鼻腔异物、鼻腔良性和恶性肿瘤、急性和慢性鼻炎、变应性鼻炎、急性发热性传染病、血液病、高血压、营养障碍或维生素缺乏、内分泌失调等。

鼻出血时应该怎么处理

鼻出血时，抬头后仰的做法是错误的！鼻出血时，头后仰，血液容易进入气管，出血量多时会堵塞气道，导致无法呼吸，严重时甚至会发生窒息，非常危险。同时也不建议用纸巾塞鼻，因为纸巾未经过消毒处理，有感染的风险。

鼻出血的正确处理方法如下：

（1）出血量少时，可用消毒棉球塞鼻，血止后取出。若出血未止，可用指压法止血，即头部稍前倾，用大拇指和食指捏紧双侧鼻翼 10 ～ 15 分钟。因为鼻中隔前下方血管丰富，为鼻腔易出血区，捏紧此处可起到压迫止血的作用。同时，注意张口呼吸，避免情绪紧张，可用冰袋或冷毛巾敷前额和鼻根部。若有血液流入口腔，应轻轻吐出，切勿吞下（图 1）。

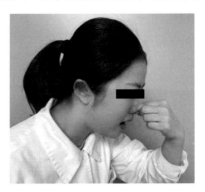

图 1　鼻出血处理

（2）当出血量增多或有反复出血时，应马上到就近医院进行处理。例如，鼻腔填塞、鼻内镜下电凝止血等，并进一步完善检查，查找出血原因，给予对症治疗。必要时应行手术治疗或血管栓塞等（图2）。

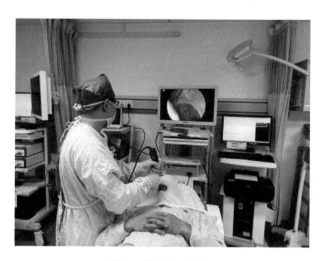

图2　鼻内镜下止血

日常生活中如何预防鼻出血

（1）规律作息，预防感冒。

（2）合理饮食。出血期间饮食宜清淡，避免进食补血、补气的食物或药物，多吃粗纤维食物，保持大便通畅。

（3）保持室内温度、湿度适宜，避免因鼻黏膜干燥诱发出血。

（4）避免挖鼻、用力擤鼻等不良习惯。

（5）家长看护好儿童，避免儿童发生异物塞鼻。

（6）进行有身体接触的体育锻炼时注意做好防护，避免鼻部外伤。

（7）积极治疗原发病，如高血压、血液病等，保持情绪稳定。

如何远离变应性鼻炎

许　薇　中山大学附属第一医院耳鼻咽喉—口腔科科护士长，副主任护师。从事护理工作 29 年。任广东省护理学会变态反应护理专业委员会主任委员、广东省护理学会科普专业委员会副主任委员。多次获省级护理技能竞赛特等奖，获 2022 年广东省第五届品管圈大赛一等奖，获"羊城杰出护士""广东省双十佳仁心妙手护士"荣誉称号。

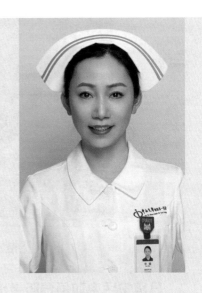

罗晓青　中山大学附属第一医院耳鼻咽喉科门诊区护士长，主管护师。从事耳鼻咽喉科工作 30 余年。特异性免疫治疗专科护士。任广东省护理学会变态反应专业委员会副主任委员、广东省医学会变态反应学分会第五届委员会护理学分会副组长、广东省护理学会耳鼻咽喉科护理专业委员会专家库成员。

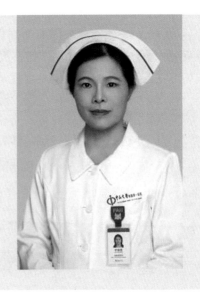

变应性鼻炎患者患病后症状常年发作，经药物治疗后症状可得到改善，但停药后易复发。生活中避免接触过多的过敏原，减少发病诱因，对控制变应性鼻炎的进一步发展尤其重要。

什么是变应性鼻炎

变应性鼻炎（allergic rhinitis，AR）也称过敏性鼻炎，主要是指鼻腔黏膜接触到环境中一些过敏原后，由免疫球蛋白 E（immunoglobulin E，IgE）介导的过敏反应。目前，变应性鼻炎已成为最常见的变应性疾病，全球患病率高达40%。常见的诱发因素有温度、湿度和（或）气压变化，暴露于冷空气、强烈的气味及吸入刺激物等均会诱发变应性鼻炎。在空气和食物中都有过敏原，除了常见的花粉、动物皮屑，尘螨、蟑螂、霉菌等也都是过敏原。变应性鼻炎主要表现为打喷嚏、流鼻涕、鼻塞和鼻痒，还可能并发中耳炎、结膜炎、哮喘和鼻窦炎。

在日常生活中，如何远离变应性鼻炎

大家可以通过检测来确定过敏原，这些检测包括皮肤点刺、斑贴试验、抽血查血清特异性 IgE 等。如果检测出过敏原，除了对症治疗外，在日常生活中还要注意避免接触过敏原。

（1）对于花粉变应的变应性鼻炎患者，最好避免在花粉飘散高峰期进行户外活动，尽量居家并关闭门窗，以减少症状发作。当自然暴露于充满花粉的环境中时，患者应使用防护口罩、防护眼镜、鼻腔过滤器、花粉阻隔剂，可在一定程度上减少致敏花粉被吸入鼻腔或与结膜接触，缓解鼻、眼症状。患者回家进入室内前要清理衣服和头发上的花粉，并进行鼻腔冲洗、洗脸和漱口。

（2）对于尘螨过敏的患者，建议室内温度保持在20～25 ℃，相对湿度保持在50%。

（3）床上用品建议每2～3周换洗一次，棉被经常暴晒，空调过滤网常清洁，尽可能避免使用布艺沙发、地毯，定期使用除螨设备除螨。

（4）锻炼身体，增强免疫力，预防感冒。

（5）养成好习惯，饮食有规律，避免辛辣食品，多吃蔬菜、水果。

（6）家里尽量避免养宠物，或者将宠物饲养于户外，并使其远离卧室；注意清洁宠物及其环境，每天应用吸尘器清理宠物掉下来的皮屑和毛发。

耳朵为什么突然听不见了

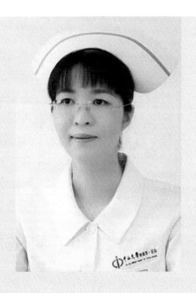

吴洁丽 中山大学附属第一医院耳鼻咽喉—口腔科病区护士长，副主任护师。从事耳鼻咽喉科护理工作 19 年。任中华护理学会耳鼻喉科护理专业委员会专家库成员、广东省护理学会耳鼻咽喉科护理专业委员会副主任委员、广东省护理学会护理质量改进工作委员会副主任委员。获"广东省百佳护士——十佳护理创新发明者奖"，改善医疗服务行动全国医院擂台赛铜奖。

　　突发性聋（sudden deafness）是指 72 小时内突然发生的、原因不明的感音神经性听力损失。患者常常在数分钟、数小时或 1 天内（一般在 12 小时左右）出现听力下降，在相连的频率听力下降大于 30 dB。迄今为止，90% 的突发性聋病因不明。随着现代人生活节奏加快和工作繁忙紧张，我国突发性聋发病率近年有上升趋势。

　　突发性聋的临床特征为突然发生的听力下降，常为中度或重度听力下降，可伴发眩晕、恶心、呕吐、耳鸣等，以单耳发病较多见。部分患者可出现焦虑、睡眠障碍等精神心理症状，其他还可有耳闷塞感、耳周麻木或沉重感。一般外耳道无病变，纯音测听提示感音神经性聋，CT、MRI 可排除其他颅脑疾病。

　　突发性聋治疗不及时会遗留永久性听力下降，耳聋不仅影响日常交流，造成生活不便，长时间耳聋还可导致人性格改变、心理障碍及言语功能退化，严重影响人类听觉健康。

突发性聋患者在起病 1 周内是治疗的最佳时机，突发性聋开始治疗的时间与预后有一定的关系，越早治疗预后越好。

作为一般性的预防，日常生活中大家应注意什么

（1）加强锻炼，增强体质，避免感冒，预防病毒感染。

（2）勿过度劳累，注意劳逸结合，保持身心愉悦及良好睡眠。

（3）避免接触噪声及避免耳毒性药物。

（4）控制好高血压、高血脂及糖尿病等全身慢性疾病。

（5）保持均衡饮食，多吃新鲜蔬果，减少烟、酒、咖啡等带来的刺激。

确诊为突发性聋的患者需要注意什么

（1）保持情绪稳定，保证充足睡眠，避免突然改变体位，以防发生直立性低血压、引起或加重眩晕症状等。

（2）双耳全聋患者可采取其他沟通方式，如书写、手势、肢体语言，还可佩戴助听器等以提高沟通交流能力。

（3）如有眩晕症状者，应予低盐或无盐饮食；如有恶心、呕吐者，应取半卧位或侧卧位，加用床栏保护，预防患者出现跌倒、坠床、碰伤等意外。

（4）使用糖皮质激素及改善微循环等药物治疗的患者应加强观察血压变化，有无面色潮红、皮下出血等症状。

如需使用高压氧治疗者需要注意什么

（1）着纯棉或纯毛服装，不能携带易燃易爆物品及各种电子产品，也不能使用油脂类化妆品、头油、发胶等，以免其遇氧气自燃。

（2）入舱前排空大小便，少进食易产气的食物。

（3）在氧舱内自然放松，出现耳部胀痛、耳鸣等现象时可做吞咽动作或讲话，使咽鼓管开放，若症状仍不缓解应及时告知医生。

（4）治疗结束减压时可感到耳部有气体逸出，此时切勿屏气，宜正常呼吸，以防肺气压伤。

（5）出现感冒、发热、腹痛等症状及处于女性生理期时均应暂停高压氧治疗。

如何保持口腔清洁

袁新华　中山大学附属第一医院耳鼻咽喉—口腔科主管护师，病区总带教。从事口腔颌面外科护理工作 10 年。任广东省护理学会口腔颌面外科护理专业委员会常务委员。

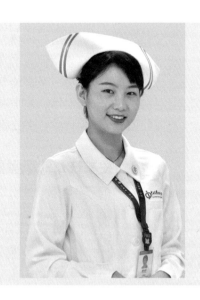

李丽琼　中山大学附属第一医院重症医学科区护士长，主管护师，广东省 ICU 专科护士，中华医学会肠外肠内营养学会肠内营养置管护士。从事危重症专科护理工作 24 年。任广东省护理学会人工肝护理技术专业委员会主任委员、广东省护理学会 ECMO 护理技术专业委员会专家库成员。

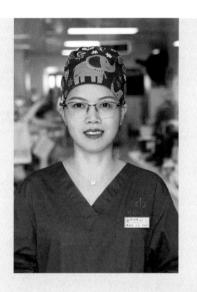

口腔清洁方法选对了吗

每天都刷牙了，但是为什么还会出现口腔异味重、牙周疼痛等口腔卫生问题呢？这可能是因为口腔清洁方法没有选对。清洁口腔的方法不正确会引发很多健康问题，口腔保健在预防口腔疾病和维护口腔健康方面起着很重要的作用。口腔卫生的重点在于控制菌斑、消除软垢和食物残渣，增强生理刺激，使口腔和牙颌系统有一个清洁、健康的良好环境。

如何保持口腔卫生清洁

保持口腔清洁的常用方法包括刷牙、漱口、牙间隙清洁和咀嚼无糖口香糖。

1. 刷牙

刷牙可去除菌斑、软垢和食物残渣，是保持口腔清洁的重要方法。刷牙的方法、时间都很重要。刷牙方法不当，常会导致牙体或牙周组织损伤。一般对成人建议采用改良巴氏刷牙法。改良巴氏刷牙法也称水平颤抖拂刷法，是一种有效清除龈沟内和牙面菌斑的刷牙方法。水平颤抖主要去除牙颈部及龈沟内的菌斑，拂刷主要清除唇（颊）舌（腭）面的牙菌斑。儿童建议采用圆弧刷牙法。很多人只重视晨起后刷牙，但其实晚上睡前刷牙更重要。最好在餐后和睡前各刷 1 次，每天至少刷牙 2 次，且每次刷牙时间至少 2 分钟。此外，刷牙需要面面俱到，特别是内侧面很容易被忽略。

2. 漱口

漱口是利用液体含漱清洁口腔的方法。一般餐后用清水用力鼓漱即可起到清洁口腔的作用。必要时用含有药物的漱口液含漱，达到治疗的目的。要注意的是，漱口并不能代替刷牙。

3. 牙间隙清洁

牙与牙之间的间隙称为牙间隙。牙间隙容易滞留菌斑和软垢。该区域牙刷常难以刷到，牙列不齐的情况更是增加了清洁到位的难度。为此，我们需要采用牙线、牙签、牙间隙刷、电动冲牙器等工具来清洁牙间隙。

4. 咀嚼无糖口香糖

咀嚼无糖口香糖可以增加口水的分泌、减少牙菌斑堆积、抑制细菌糖酵解产酸，预防龋齿。

最后，为有效维护牙周健康，建议大家每 6 ～ 12 个月进行一次口腔检查，必要时进行洗牙，彻底去除牙石，清除菌斑。

做好预防，远离口腔癌

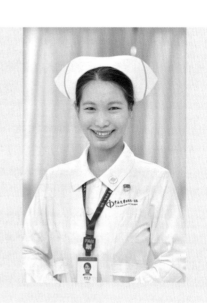

李红玉 中山大学附属第一医院耳鼻咽喉—口腔科护师，中国康复医学会吞咽专科护士。任广东省护理学会显微创伤手外科护理专业委员会常务委员。获首届"岭南护理科普达人"、中华口腔医学会"科普之星"称号。

什么是口腔癌

狭义的口腔癌指口腔鳞状细胞癌，是发生于舌、口底、腭、牙龈、颊和牙槽黏膜的一种癌症，是世界上 10 种最常见的癌症之一。

口腔癌的发病与什么有关

（1）吸烟、嚼槟榔、饮酒等不良生活习惯。吸烟量越大、吸烟时间越长、嚼槟榔时间越长、槟榔在口腔里的时间越长、饮酒量越大，发生口腔癌的危险性越高。同时，口腔癌经治疗后，吸烟伴饮酒的患者其口腔癌的复发率更高。

（2）口腔卫生状况差，锐利牙尖、不良修复体的长期刺激。

（3）病毒、细菌的感染，特别是人乳头状瘤病毒 16 型（human papilloma virus 16，HPV16）的感染。

（4）长期强烈的光照、核辐射、环境污染等。

预防口腔癌，日常生活中应该注意什么

（1）戒除吸烟、嚼槟榔、过量饮酒等不良嗜好。饮酒伴吸烟可使口腔癌的发病风险增加 2.5 倍，饮酒伴嚼槟榔可使口腔癌的发病风险增加约 5 倍。

（2）避免过热饮食，及时调磨尖锐的牙尖和假牙锐利的边缘，保持良好的口腔卫生，避免口腔受到长期不良的刺激。长期在强烈光照下应遮阳防辐射。

（3）在工作和生活环境中应注意控制污染，公共场所禁止吸烟，保护水源，防止核污染。

（4）定期到医院检查口腔，学会对着镜子进行自我检查。

如何进行口腔的自我检查

口腔的自我检查需要在充足照明下通过镜子观察。

（1）观察头颈部是否对称，注意观察皮肤颜色的变化。

（2）触摸面部，注意有无触痛或肿块。

（3）触摸颈部，从耳后触摸至锁骨，注意有无触痛或肿块。

（4）翻开上、下唇，观察并触摸，注意有无肿块、溃疡等。

（5）拉开颊部，观察牙龈并触摸颊部与牙龈。

（6）伸出舌，上下左右活动，观察舌的边缘部位，触摸舌体及口底，注意有无异常肿块。

（7）压住舌，头略后仰，观察上腭部颜色、形态。

发现以下情况，应及时就医，警惕口腔癌的发生：

（1）口腔溃疡超过 2 周不愈合。

（2）口腔黏膜有白色、红色或发暗的斑。

（3）口腔和颈部有不明原因的肿物。

（4）口腔内有不明原因的反复出血。

（5）面部、口腔、咽部和颈部有不明原因的麻木感和疼痛感。

腮腺肿瘤术后面瘫怎么办

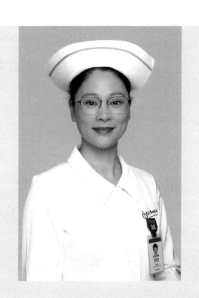

陈芸梅 中山大学附属第一医院口腔颌面外科护理学科带头人，护士长，主任护师。任中华护理学会口腔颌面外科护理专业委员会副主任委员、中华口腔医学会第四届口腔护理专业委员会常务委员、广东省护理学会口腔颌面外科护理专业委员会主任委员、广东省康复医学会吞咽障碍康复分会常务委员。

人的面部有一对分泌口水的大腺体叫腮腺，面神经就在里面穿行。进行腮腺肿瘤手术时一般需要分离面神经，如果面神经受损，会出现眼睛闭不上、口角歪斜、鼓腮漏气等表现，这就是面瘫。大多数的面瘫都是暂时性的，一般 3～6 个月会康复。但如果切除肿瘤的同时需要切断面神经，那就会造成永久性的面瘫。不管哪种面瘫，坚持面神经功能训练是非常重要的。

为什么要进行面神经功能训练

面神经功能训练是以诱发患者表情肌群的主动运动为目的的康复治疗手段，它可以预防面部表情肌萎缩，促进面瘫康复。

腮腺肿瘤术后面瘫患者如何进行面神经功能训练

1. 辅助运动

（1）抬眉：抬眉的同时，同侧食指和中指放在眉毛中段上方，向上推。

（2）闭眼：做闭眼动作的同时，同侧食指水平放在下眼睑下 2～3 cm 处，轻轻向上推。

（3）耸鼻：做耸鼻动作的同时，同侧食指置于鼻唇沟，向鼻根处上推。

（4）微笑：做微笑动作的同时，同侧食指和中指放在颞部，大拇指置于患侧嘴角处并向外上方牵拉至双侧嘴角对称。

（5）努嘴：做努嘴动作的同时，同侧食指和大拇指捏合上下嘴唇向前拉，让双侧口唇趋于对称。

（6）鼓腮：鼓腮的同时，同侧食指和大拇指捏合上下嘴唇鼓气，并使之不漏气。

2. 主动运动

（1）抬眉：将双侧眉目上提。

（2）闭眼：轻轻闭眼，不能完全闭合者轻轻按摩眶下缘 10 次，然后再用力闭合双眼。

（3）耸鼻：用力收缩压鼻肌、提上唇肌，完成耸鼻动作。

（4）示齿：口角向两侧同时运动，收缩颧大肌、颧小肌、提口角肌及笑肌，露出牙齿，避免只向一侧用力及习惯性偏向。

（5）努嘴：收缩口轮匝肌，用力向前嘟嘴。

（6）鼓腮：收缩口轮匝肌、扩张颊肌，闭合口唇做鼓气动作。

3. 抗阻运动

（1）抬眉：抬眉的同时，将食指放在患侧眉弓外上方额部，从头顶向眉弓方向给予适当的阻力。

（2）闭眼：做闭眼动作的同时，将食指与中指指腹轻放于患侧上、下眼眶，施加与闭眼相反的阻力。

（3）耸鼻：做耸鼻动作的同时，将食指指腹放于患侧鼻根部，自鼻根向鼻唇沟方向施加适当的阻力。

（4）示齿：做示齿动作的同时，将食指、中指放于患侧嘴角上方，向内下方给予适当的阻力。

（5）努嘴：做努嘴动作的同时，将食指、中指放于患侧上下唇外侧，向嘴角方向给予适当的阻力。

（6）鼓腮：鼓腮的同时，双手食指、中指指腹放于面颊颊肌处，稍用力按压，以嘴角不漏气为宜。

以上运动可以对着镜子操作，每种动作保持 3～5 秒，放松休息 3 秒，重复 15～20 次。每天做 3～5 组。暂时性面瘫患者训练至面瘫症状消失；永久性面瘫虽不能完全康复，但可以通过以上的锻炼延缓肌肉萎缩，故永久性面瘫患者应长期坚持训练。如果有条件，还可以结合其他治疗来加速康复。

训练注意事项：训练宜循序渐进，以肌肉酸胀为宜，不可盲目用力，同时也要注意两侧面肌的协调性，避免健侧过度活动与患侧过度牵拉。训练过程中如果发生伤口出血、疼痛、面部肿胀等异常情况，应及时终止训练，并寻求医护人员帮助。

腮腺肿瘤术后面瘫患者在日常生活中需要注意什么

（1）训练后应定期到医院评估训练及恢复情况，必要时转至相应专科治疗。

（2）保持良好的心理状态，一旦出现较严重的心理问题应及时就诊。

（3）应注意保暖，尽量避免空调或冷风直接吹面部，洗脸时应使用温水，出门佩戴口罩。

（4）饮食宜清淡，忌酸辣刺激、油腻及生冷食物。

（5）餐后保持口腔清洁。患侧颊肌乏力者可先用纱布包裹食指清洁齿颊之间残留的食物，用手指捏住嘴角进行鼓腮式漱口，然后再常规清洁口腔。

（6）眼睑闭合不全者应做好眼部护理，避免用手揉眼，适当减少用眼时间。外出佩戴墨镜，避免阳光及灰尘的刺激。白天可用滴眼液湿润眼睛，夜间使用眼药膏涂眼后用手指协助闭合上下眼睑并用无菌纺纱或眼罩覆盖，以缓解和预防眼睛干燥，防止角膜损伤。

（7）进行适度的体育锻炼，但应避免过度疲劳。

拔牙后需要注意什么

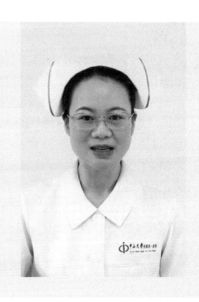

黄孟君 中山大学附属第一医院口腔门诊护师。从事口腔门诊护理工作10余年。任广东省精准医学应用学会口腔修复种植分会护理专业委员会委员。

牙拔除术是什么

牙拔除术（exodontia）是临床上治疗某些牙病的终末手段，也是治疗口腔颌面部牙源性疾病或某些相关全身疾病的外科措施。复杂牙拔除术是相对于一般牙拔除术的概念，是对存在较复杂的牙病或生长畸形的牙齿的治疗方法，包括埋伏牙、阻生牙、劈裂牙、死髓牙及有各种根周组织病变的残根的治疗等。

牙拔除术在造成局部软、硬组织损伤的同时也可引发不同程度的全身反应，并可能激发某些全身系统疾病加重或诱发严重的全身并发症。牙拔除术对患者还可产生明显的心理影响。拔牙前，医生应当对患者局部和全身状况做出充分的评估，对牙拔除术可能引发的各种并发症及对全身疾病的影响有深入的了解，调控患者的心理状况，把握术前、术中、术后的各个环节，最终圆满完成这一外科手术。

拔牙后，患者需要根据医护人员的指导进行止血和预防感染等护理治疗措施。

拔牙后出血、疼痛怎么办，如何护理才能更快恢复

（1）牙拔除术后需咬紧伤口上的棉球30～40分钟，以达到压迫止血的目的。长期服用抗凝剂或高血压患者，伤口上的棉球可适当延长至1小时后吐出。

（2）拔牙后24小时内避免吸吮伤口或反复吐口水，以免增加口内负压引起出血。

（3）拔牙后24小时内不刷牙、不漱口，防止拔牙窝内血凝块脱落，造成出血。24小时后恢复刷牙，保持口腔卫生，减少细菌感染的风险，但不要伤及创口。

（4）拔牙后24小时内冰敷拔牙侧颌面部，达到消肿止痛、收缩血管、防止出血的目的。

（5）拔牙2～3天后可行局部热敷，减轻面部肿胀。

（6）必要时遵医嘱使用止痛、消炎、消肿的药物。

拔牙后饮食方面有哪些需要注意

（1）拔牙2小时后可进食温凉软食，注意食物不宜过热及避免用患侧咀嚼。

（2）宜进食清淡易消化且有营养的饮食，应避免坚硬、辛辣刺激性食物，还需要注意避免吸烟、喝酒。

拔牙后在运动康复方面需要注意什么

拔牙后1～2天内避免剧烈运动或从事重体力劳动，以免引发伤口出血；注意休息；避免熬夜劳累。

拔牙后还需要复诊吗

（1）牙拔除术后若有明显出血、疼痛、肿胀、开口困难等症状，应及时复诊。

（2）创口如有缝线，术后5～7天复诊拆线。

（3）如需镶牙修复，拔牙后2～3个月于修复专科就诊。

张口受限怎么办

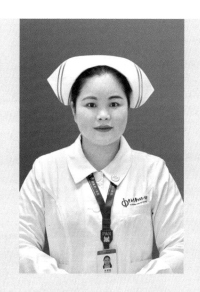

朱淑连 中山大学附属第一医院耳鼻咽喉—口腔科主管护师。从事口腔颌面外科护理 10 余年，首届中华护理理学会口腔颌面外科专科护士。任中华护理学会口腔颌面外科护理专业委员会青年委员、广东省护理学会口腔颌面外科护理专业委员会常务委员兼秘书、广东省护理学会吞咽障碍护理专业委员会委员。

什么是张口度？应该怎样测量

张口度是指上下颌中切牙切缘之间的距离。健康成人的正常张口度为 3.7 ～ 4.5 cm，可采用直尺和自身手指进行测量。做自我检查的时候，如果能把食指、中指、无名指三根手指头竖着放到嘴巴里，这就是正常的张口度（图 1）。如果在最大张口状态下，这三根手指头不能竖放进去嘴巴里面，这就是张口受限了。

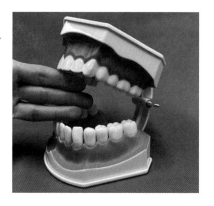

图 1　正常张口度

为什么会出现张口受限呢? 张口受限是怎样分度的

张口受限主要是因颞下颌关节本身病变、外伤、感染、肿瘤及精神因素等引起的不同程度的开口受限。张口受限可分为轻度、中度、重度以及完全性张口受限（表1、图2至图5）。一旦出现张口受限，建议到医院就诊。

表1　张口分度

张口分度	直尺测量法	三指测试法
张口正常	3.7～4.5 cm	上、下切牙切缘之间可置入三指
轻度张口受限	2～2.5 cm	上、下切牙切缘之间仅可置入两指
中度张口受限	1～2 cm	上、下切牙切缘之间仅可置入一指
重度张口受限	<1 cm	上，下切牙切缘之间置入不足一指
完全性张口受限	—	完全不能张口

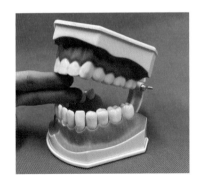

图2　轻度张口受限

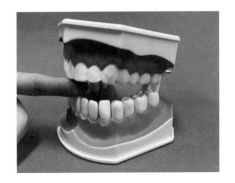

图3　中度张口受限

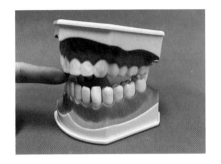

图4　重度张口受限

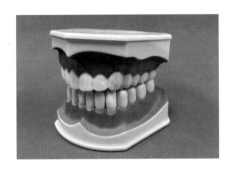

图5　完全性张口受限

出现张口受限应该怎么做

如果出现张口受限，应遵医嘱及时进行张口锻炼，预防颞下颌关节强直，改善张口受限情况。锻炼方法包括主动锻炼、被动锻炼、抗阻锻炼三种。

1. 主动锻炼

主动锻炼适宜在早期进行，可采取端坐或直立姿势进行锻炼：①从自然闭口位开始下颌运动，然后将后牙用力紧咬 10 秒，随即放松 10 秒。②从自然闭口位开始，进行缓慢的闭口咀嚼、叩齿运动、舌体牙周运动、鼓腮吹气运动、张闭口运动、侧颌运动、前伸后缩运动。每个动作都应达到最大幅度，并在运动的极限位停留 5～10 秒。建议每个动作重复 8～10 次，每天将上述所有的动作重复 3～5 遍。

2. 被动锻炼

被动锻炼是指通过手法辅助、开口器辅助等进行张口锻炼（图6、图7）。

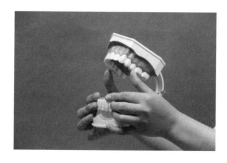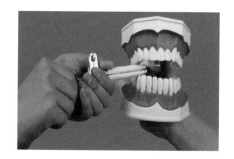

图6 手法辅助张口锻炼　　　　图7 开口器辅助张口锻炼

手法辅助张口锻炼包括：①将双手食指和拇指分别置于双侧下颌切牙及上颌磨牙部位，做有节律的开闭口练习，每次间隔 1～2 秒。②用切牙咬住一个棉卷或软木棍并左右滚动，以进行双侧侧方运动练习。③辅助进行下颌前伸、后退练习。上述 3 种训练动作可以循环交替来做，每一种练习重复 20 次。除了应用手法辅助张口锻炼，患者还可以应用不同类型的开口器辅助张口锻炼，如颞下颌关节相关术后 2 周左右，可指导患者持续使用开口器辅助张口锻炼，在患者可以承受的范围内尽量达到最大张口度。取下开口器后，进行闭口咬合练习以恢复咀嚼肌运动功能。每日晨起是很重要的锻炼时间，建议术后 1～2 月内至少每天日夜 2 次使用开口器辅助张口锻炼，之后可改为日间练习。

3. 抗阻锻炼

经过主动锻炼和被动锻炼后，在张口度恢复到一定程度和病情允许的情况下，还可以进行抗阻锻炼。抗阻锻炼主要锻炼动作包括阻力开闭口运动、阻力侧方运动、阻力前伸运动。建议每个动作重复 8 ~ 10 次，每天重复 3 ~ 5 遍。

进行锻炼期间要注意什么

张口受限患者要坚持长期锻炼，持之以恒才会取得满意的效果；要注意循序渐进，操之过急容易导致受伤；要以肌肉、关节酸胀为宜，避免过度劳累；锻炼时不可盲目用力，避免受伤。

得了带状疱疹应该怎么办

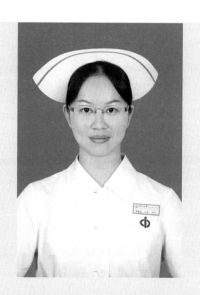

李敏宜 中山大学附属第一医院皮肤科护士长，国际造口伤口治疗师，副主任护师。任广东省护理学会皮肤病护理专业委员会常务委员。

水痘－带状疱疹病毒（varicella-zoster virus，VZV）是广泛存在于全球人口中的一种病原体，感染全球90%以上的人。水痘－带状疱疹病毒原发感染常发生于儿童时期，出现以全身水疱性发疹为特征的水痘，并在感染VZV后潜伏在宿主的神经元细胞中。随着年龄增长、免疫功能减退或其他因素影响，潜伏的病毒可再次被激活，沿着外周神经扩散，引起带状疱疹。随着疫苗的普及，目前水痘的发病率基本被控制住，但是很多老年人出现带状疱疹的现象较为普遍。对于初次感染水痘－带状疱疹病毒且免疫力低下或水痘－带状疱疹病毒再次被激活的人群，常会伴有脑膜炎、脑卒中、带状疱疹后遗神经痛等并发症，降低患者的生活质量，甚至危及患者生命。

什么是带状疱疹

带状疱疹（herpes zoster），俗称"缠腰龙"，是一种由水痘－带状疱疹病毒引起的病毒性皮肤病。带状疱疹以沿单侧周围神经分布的簇集性小水疱为特征，常伴有明显的神经痛，易发生在 50 岁以上人群，感冒、劳累、感染等会诱发此病。病毒侵犯神经会产生神经痛，往往年龄越大，疼痛程度越高，疼痛时间也会越长，皮疹消退后神经痛可能会持续存在数月甚至数年。

得了带状疱疹，应该怎么做

（1）必须早期及时、足量用药，发疹后 24～72 小时内使用抗病毒药物，可以有效缩短病程，降低发生并发症的风险。

（2）做好个人卫生，穿宽松棉质衣物，健侧卧位，避免摩擦及挤压水疱。

（3）带状疱疹的疱液具有一定传染性，患者应避免与儿童、老年人等免疫力低下人群密切接触，衣物被服应单独清洗消毒、晾晒。

（4）忌食辛辣、刺激性食物，应进食高蛋白、高维生素、清淡易消化的食物，同时应注意休息，避免劳累，增强机体抵抗力。

带状疱疹会传染吗

理论上讲，带状疱疹患者的水疱液中有病毒，如果对本病毒无免疫力的儿童接触了疱液会被感染发生水痘，但这种被感染的机会比较少。成年人则大多具有免疫力，故即使接触疱液也不会发病。因此，带状疱疹不会在人群中引起流行。带状疱疹患者也不需要特殊隔离，但应避免与儿童密切接触。

带状疱疹可以预防吗

带状疱疹最常见的并发症是带状疱疹后神经痛，在 60 岁及以上的患者中发生率为 10%～20%。针对带状疱疹有专门的带状疱疹疫苗，其主要作用是预防和控制水痘 - 带状疱疹病毒感染及再激活。因此，接种疫苗是预防带状疱疹最有效可行的措施。国内现有 2 种带状疱疹疫苗可供选择，建议 50 岁及以上人群接种，以降低带状疱疹的发生风险。若有接种需求，可通过微信小程序"粤苗"搜索各社区健康服务中心进行咨询与预约。

失禁相关性皮炎，
如何预防及处理

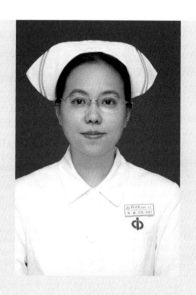

刘 丽 中山大学附属第一医院慢性伤口造口护理专科护士，主管护师，国际认证造口治疗师。

什么情况下会出现失禁相关性皮炎

失禁相关性皮炎（incontinence-associated dermatitis，IAD）是皮肤由于暴露于尿液或粪便所受到的损伤，是一种发生在大小便失禁患者身上的接触性、刺激性皮炎，任何年龄阶段均可发生，其影响的皮肤范围不限于会阴部位。其表现为皮肤红斑、红疹、皮肤破损、继发感染、局部不适等，受累区域通常有疼痛、烧灼感，伴有瘙痒，多发生于会阴部、腹股沟处、肛周皮肤、骶尾部、臀部和大腿。

当皮肤长期暴露于尿液或粪便等潮湿环境时，皮肤的屏障功能就会降低，即有发生失禁相关性皮炎的风险。

居家护理中有哪些方法可以预防和处理失禁相关性皮炎

（1）失禁处理。明确失禁发生的原因，针对病因采取措施，中断尿液、粪便对皮肤的刺激。预防失禁相关性皮炎，最重要的是减少有刺激性的排泄物长期接触皮肤，从根本上降低发生失禁的概率。根据失禁类型选择合适的吸收、收集材料，使用透气性好、吸水性强的防护用品，并及时更换；老年男性患者也可使用保鲜袋或尿套来收集尿液。

（2）皮肤清洁。每天或每次失禁之后都要进行清洗，以减轻粪便、尿液对皮肤的刺激，保持局部清洁干燥；可以使用温水清洗，动作轻柔，避免使用普通碱性肥皂及粗糙毛巾摩擦，避免用力擦洗造成皮肤损伤，建议使用柔软的一次性无纺布；清洗后要用温和的方式让皮肤变干，如轻轻拭干水分。臀下可放置一次性吸水性好的尿垫，并定时更换；保持床铺清洁干燥，定期清洗及更换床单、被褥。

（3）如果条件允许，可选择温和的 pH 值接近正常皮肤的免洗皮肤清洗液或含有清洗液的失禁护理湿巾。免冲洗的皮肤清洗液使用后皮肤待干速度快，可减少反复擦干皮肤所造成的损伤；失禁护理湿巾由软滑的材料制成，可以减少摩擦造成的损伤。

（4）皮肤保护。清洗之后，要选择合适的皮肤保护剂来保护皮肤，减少皮肤暴露于尿液、粪便，减少皮肤摩擦，帮助皮肤恢复其有效屏障功能，以达到预防和治疗皮炎的效果。皮肤受累区域可均匀涂抹一层薄薄的造口护肤粉，然后距离皮肤 $10 \sim 15$ cm 喷洒皮肤保护膜待干；皮肤损伤严重者待喷洒的皮肤保护膜干燥后可重复涂粉及喷膜步骤 $2 \sim 3$ 次，保持皮肤干爽。皮肤保护膜可在角质层与潮湿环境或刺激物之间形成保护层，还能加快皮肤修复，推荐使用不含酒精的皮肤保护膜。

（5）如果局部皮肤症状加重或者腹泻反复不能缓解时，应及时到医院就诊。

及早发现失禁相关性皮炎高危者，指导照护者学会正确的预防措施和护理方法，可降低失禁相关性皮炎的发生率。

得了荨麻疹怎么办

揭二妹　中山大学附属第一医院皮肤科主管护师。从事皮肤科临床工作10余年。任广东省护理学会皮肤病护理专业委员会委员。

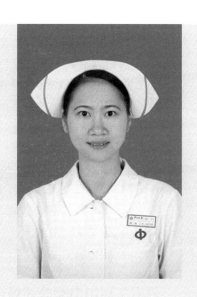

什么是荨麻疹

荨麻疹（urticaria）俗称"风疹块"，是皮肤黏膜由于暂时性血管通透性增加而发生的局限性水肿。其临床表现为大小不等的风疹块损害，即大小不等的风团骤然发生，迅速消退，瘙痒剧烈，愈后不留任何痕迹。据调查，15%～25% 的人在一生中得过荨麻疹。荨麻疹病因复杂，最常见的是自身体质原因和食物过敏。

荨麻疹是由什么因素引起的

（1）食物。鱼、虾、蟹、蛋类是最常见的引起荨麻疹的食物，某些肉类及植物性食品（如草莓、番茄或大蒜等香料、调味品）也可诱发荨麻疹。

（2）药物。青霉素、磺胺类、呋喃唑酮、血清疫苗等，常通过免疫机制引发荨麻疹。而阿司匹林、吗啡、阿托品、维生素 B_1 等药物为组胺释放物，能直接使肥大细胞释放组胺引发荨麻疹。

（3）感染。各种感染因素均可引起荨麻疹，包括病毒（如上呼吸道感染病毒、肝炎病毒、柯萨奇病毒）、细菌（如金黄色葡萄球菌）、真菌和寄生虫（如蛔虫、钩虫、血吸虫、丝虫、阿米巴和疟原虫等）。

（4）吸入物。花粉、灰尘、动物皮屑、烟雾、羽毛、真菌孢子、挥发性化学品（如甲醛、丙烯醛、除虫剂、化妆品等）和其他经空气传播的过敏原等均可引起荨麻疹。

（5）植物因素。吸入花粉、羽毛、皮屑等均可引发荨麻疹。

（6）物理因素。冷热、日光、摩擦和压力等都可诱发荨麻疹。

（7）遗传因素。某些类型荨麻疹与遗传有关，如家族性冷性荨麻疹、遗传性家族性荨麻疹综合征等。

（8）精神因素。精神紧张可致乙酰胆碱的释放而诱发荨麻疹。

（9）系统性疾病。系统性红斑狼疮、风湿热、类风湿关节炎、恶性肿瘤、传染性单核细胞增多症、内分泌紊乱等，均也可成为荨麻疹的发病原因。

（10）动物因素。昆虫叮咬也可以引起荨麻疹，如蜜蜂、黄蜂、毛虫、甲虫等。

日常生活中有哪些注意事项

（1）寻找并远离过敏原。对可疑过敏原应尽量避免接触，如发现自己对某种食物或药物过敏时，应立即停用，同时到正规医院进行过敏原检测，再采取针对性治疗措施。

（2）患者宜清淡饮食，进食富营养、易消化的食物；多喝水，多食含大量维生素 C 的水果，利于致敏物质的排泄，不能吃辛辣等刺激性食物。

（3）应尽量避免搔抓，以免引起皮肤损伤；瘙痒加剧，可采用分散注意力、冰敷、外涂药膏、口服抗过敏药物等方法减轻瘙痒。

（4）床单被服宜选择宽松柔软的棉制品，勿用热水及肥皂水烫洗皮肤，以免刺激皮肤，加重皮肤损伤。

（5）遵医嘱使用药物，如发现皮疹加重，伴有心慌、腹痛、呼吸困难等情况，应及时就医。

脚气反复发作，如何正确预防

彭芝银 中山大学附属第一医院皮肤科护师。从事皮肤专科工作 9 年。任病区总带教。

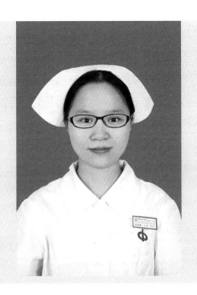

什么是足癣

足癣（tinea pedis）俗称"脚气"，是致病真菌感染足部所引起的一种常见皮肤病，主要病原菌是红色毛癣菌、絮状表皮癣菌、石膏样毛癣菌和玫瑰色毛癣菌等。本病主要有角化、鳞屑、水疱、浸渍、糜烂等不同表现，往往伴有酸臭味和瘙痒，夏秋季发病率高。根据临床表现，足癣分水疱鳞屑型、浸渍糜烂型、角化过度型三种，易复发或再感染。

足癣会传染吗

足癣是因为足部角质层厚，皮脂缺乏，汗腺丰富，出汗较多，足部潮湿，利于霉菌生长繁殖而引起；具有传染性，可以在人和人、人和被污染的物品之间传播，也可自体传染为体癣、股癣、手癣、甲癣等。使用公共浴池、公用拖鞋、脚盆、毛巾等也易相互传染导致感染足癣，患者应及时就医、规范治疗。

为何足癣容易复发

很多人的足癣难以根治，这是因为引起足癣的霉菌用一般药物很难治疗。另外，有些足癣药膏除了含有杀霉菌药物外还包含皮质醇类药物，可暂时"快速止痒"，让患者以为足癣好了，便停止用药。事实上，这样做，真菌不仅不能被杀灭，反而会更加猖獗，还会干扰甚至阻止局部免疫反应。皮肤生长周期为 28 天，足癣用药原则不是患处结痂、脱皮或者不痒就可以马上停药，而应在症状消除后继续用药 1～2 周，才能完全防治霉菌。

如何预防足癣

（1）注意个人卫生，穿透气性好的鞋袜，每日更换鞋袜；足部洗浴后应及时擦干，避免其长期浸水，足部出汗多时可局部使用抑汗剂或抗真菌散剂，以保持足部干燥。

（2）穿合脚的鞋，日常穿的鞋应勤更换清洗，换季穿的鞋应清洗消毒，充分晾晒后再穿。

（3）足癣治愈后应丢弃原来的鞋袜或进行消毒，以免再次接触真菌。

（4）注意游泳池、健身房等场所的公共卫生，不与他人共用指甲刀、鞋袜、浴盆和毛巾等生活用品。

（5）注意避免搔抓患处，以防发生继发感染。

（6）勿吃容易引发出汗的食品，如辣椒、生葱、生蒜等。

（7）保持情绪稳定、心胸宽广、恬静，情绪激动容易引发多汗，易加重脚臭，诱发本病。

（8）治疗足癣宜早不宜迟，早期发现、早期治疗，及时预防护理，这样不仅用药少，减轻患者的疼痛，而且可缩短病程，有利于痊愈。

远离特应性皮炎，
从这五点做起

王丽娟 中山大学附属第一医院皮肤科护师。从事皮肤病专科护理工作5年。

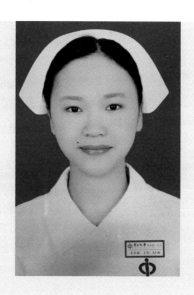

什么是特应性皮炎

特应性皮炎（atopic dermatitis，AD），原称"异位性皮炎""遗传过敏性皮炎"，是一种与遗传过敏素质有关的慢性炎症性皮肤病，表现为瘙痒、多形性皮损并有渗出倾向，常伴发哮喘、过敏性鼻炎，可发生于任何年龄段的人群。特应性皮炎是发病机制复杂、反复发作、异质性强、伴随终生的身心疾病，7年复发率高达75.9%，给患者及其家庭带来巨大且持久的经济和精神负担。目前，特应性皮炎在非致命性皮肤疾病负担中排第一位。我们称的"湿疹"，其中大部分是特应性皮炎。

目前人们还不清楚特应性皮炎确切的病因，认为遗传以及环境因素引起的皮肤功能障碍是特应性皮炎发病的基础。遗传因素通常需要关注患者父母、家族有无过敏性疾病。环境因素是多方面的，包括外界的气候变化、感染源和变应原刺激等。此外，心理因素如紧张、焦虑、抑郁等也是重要的促发因素。

特应性皮炎的临床表现

不同年龄段的患者的有不同的临床表现：

婴幼儿期（出生至 2 岁）：婴儿湿疹为初发表现，约60%患者于 1 岁以内发病，以急性湿疹表现为主，典型皮疹为水肿性红斑伴有渗出和结痂，多分布于两颊、额部和头皮，后逐渐蔓延至躯干和四肢伸侧。

儿童期（2～12 岁）：儿童期特应性皮炎多由婴儿期湿疹演变而来，也可单独发生皮疹，多分布在面部、颈部、肘窝、腘窝和小腿伸侧，以亚急性和慢性皮损为主要表现，典型皮疹为暗红色斑片，表面粗糙覆有鳞屑，皮纹加深增宽，有明显苔藓样。

青少年与成人期（12～60 岁）：该期临床表现与儿童期类似，也以亚急性和慢性皮炎为主，主要发生在肘窝、腘窝、颈前等部位，也可发生于躯干、四肢、面部、手部，大部分呈干燥、肥厚性皮炎损害，部分患者也可表现为散在孤立凸起的粟粒样皮疹到花生大小的坚实性的痒疹样皮疹。

老年期（＞60 岁）：该年龄段的发病男性多于女性，表现为严重而泛发的慢性湿疹样皮炎。

特应性皮炎是无法完全根治的，需要按慢性病进行治疗和管理。治疗目标是缓解或消除临床症状，消除诱发和（或）加重因素，减少和预防复发，提高患者生活质量。

得了特应性皮炎后该怎么办

特应性皮炎常持续发生和反复发作，一旦确诊后，需要快速、有效地控制病情，以免加重或复发。

特应性皮炎的日常生活注意事项有哪些

（1）选择宽松、纯棉、柔软的衣物，运动后勤换衣服，以减少汗液的刺激。

（2）饮食方面不要盲目忌口，均衡的饮食是必要的，辛辣食物及饮酒可能会加重炎症和瘙痒。

（3）居家应避免尘螨、动物皮毛、花粉等过敏原刺激。

（4）外出时可以打伞或者戴帽避免过度日光暴晒，避免前往如装修市场、动物园、植物园等高致敏性的场所，必要时佩戴口罩。

如何进行皮肤护理

（1）洗浴温度。皮肤的清洁、保湿非常重要，平时沐浴应避免水温过高，水温建议控制在 32～38 ℃。

（2）洗浴时间。洗浴时间控制在 5～10 分钟。

（3）洗浴用品。使用低敏、无刺激、pH 值接近正常表皮即 pH 值（5.5～7.0）的洗面奶和沐浴露等；洗浴后用柔软的毛巾拭干皮肤，避免用力摩擦、搔抓等刺激皮肤的行为。

（4）洗浴频率。洗浴频率宜为每日或隔日 1 次。

（5）润肤剂选择。宜选择无香料、色素和防腐剂的低敏配方的润肤剂。洗浴后 3～5 分钟内使用润肤剂，易激惹部位和特别干燥的部位可适当增加使用次数。需要时可每天多次使用润肤剂，次数不限，一定要达到有效保湿，以皮肤不干燥为准。

做好"衣、食、住、行、洗"五大要点，进行针对性防护，让我们一起远离皮炎困扰，回归正常生活！

如何正确使用
激素类外用药膏

钟雪丹 中山大学附属第一医院皮肤科专科护士，主管护师。从事皮肤病专科护理工作 20 年。任广东省护理学会皮肤病护理专业委员会委员。

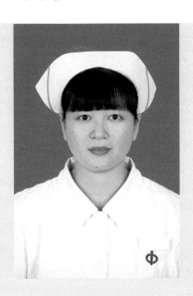

　　皮肤是人体最大的器官，是抵御外界病原体入侵的第一道防线。由于皮肤病中大多数疾病是炎症性和免疫性相关疾病，糖皮质激素作为临床上最为有效的免疫抑制和抗炎药物之一，在皮肤病中得到广泛应用。

什么是激素

　　我们日常所说的"激素"，其全称为糖皮质激素（glucocorticoid，GCS）。激素类外用药膏具有非特异的抗炎、抗过敏、止痒和抑制炎症等作用，是重要的皮肤科外用药，是许多皮肤病的一线治疗药物。临床上主要根据疾病的严重程度来选择激素的用量和疗程。

激素类外用药膏有哪些

　　按功效不同，可将激素类外用药膏分为弱效、中效、强效和超强效四类。

（1）弱效激素类外用药膏：醋酸氢化可的松、醋酸甲泼尼龙等。

（2）中效激素类外用药膏：醋酸地塞米松、醋酸泼尼松、曲安奈德、氟轻松、去氯地塞米松、醋酸氟氢化可的松、丁氯倍他松。

（3）强效激素类外用药膏：丁酸氢化可的松、双丙酸倍氯米松、双丙酸倍他米松、双丙酸地塞米松、哈西奈德等。

（4）超强效激素类外用药膏：卤米他松、丙酸氯倍他索等。

使用激素类外用药膏的注意事项

（1）涂抹激素类外用药膏时切忌因治病心切而涂抹太多，不但不利于皮肤吸收，还易发生不良反应；局部长期使用可能会导致皮肤变薄、色素异常、皮肤萎缩、毛细血管扩张、毛囊炎、多毛等不良反应。

（2）激素类外用药膏正确的用量应参照指尖单位。一个指尖单位是指药物从标准包装软管（口径为 5 mm）挤出后从食指指尖覆盖到第一指节处的量，可以涂抹两个手掌大小的皮疹面积。

（3）面部、生殖器、腋窝的皮肤比较薄嫩，药物吸收强，应注意不要使用强效激素药膏。

（4）激素类药膏的功效越强，抗炎的效果就越好。但是，功效越强的激素类药膏，其不良反应也就越大。短期规范使用激素，一般不会有太大不良反应。

（5）激素类药膏一定要在专科医生的指导下正确、合理应用，只要遵医嘱规范使用就可以达到治疗的效果。

激素类外用药膏减药、停药的注意事项

（1）慢性皮肤疾病（如银屑病）在用药期间不应突然停用，应交替使用润肤剂或药效较弱的其他激素类药膏，逐渐减量。

（2）面部或皮肤皱褶处应慎用激素类药膏，若这些部位的皮疹 1 周内未减轻，应停药查明病因，并采取适当治疗。

第六篇

骨骼健康、伤口与疼痛

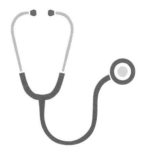

如何维护骨骼的健康

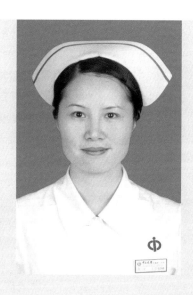

肖　萍　中山大学附属第一医院脊柱外科区护士长，副主任护师，首届粤港培训骨科专科护士。任中华护理学会骨科护理专业委员会专家库成员、广东省护理学会脊柱肿瘤护理专业委员会主任委员。

骨质疏松症、骨关节炎、腰椎间盘突出症、颈椎病等都是常见的骨骼疾病。日常生活中骨骼健康的维护包括以下方面。

适量的运动

适量、规律的运动能缓解衰老引起的骨质的慢慢流失，增加骨密度。日常运动应以负重的有氧运动、抗阻运动和平衡训练为主。常见的运动方式有快步走、游泳、慢跑、打太极拳、上下楼梯、跳舞、网球运动、蹬踏运动等。在进行有氧运动时，心率变异率应控制在30%以内，每次运动时间30分钟及以上。另外，老年人还应增加手膝位、坐位、站位等平衡练习，每周练习3～5次。

补充钙和维生素 D

钙和维生素 D 是维护骨健康的基本补充剂。

（1）钙：成人每日钙推荐摄入量为800 mg；50 岁及以上人群每日钙推

荐摄入量为 1000～1200 mg。调查显示，我国居民每日通过饮食只能摄入元素钙约 400 mg，因此要尽量通过饮食摄入足量的钙。富含钙的食物包括奶类、豆制品类、海产类、深色蔬菜、坚果类。饮食中钙摄入不及时也可选择合适的钙剂予以补充。长期或大剂量使用钙剂应定期监测血钙及尿钙水平，高尿酸血症患者补钙时应多饮水、多运动，防止肾结石形成。

（2）维生素 D：成人维生素 D 推荐摄入量为每天 400 IU（10 μg）；65岁及以上老年人维生素 D 推荐摄入量为每天 600 IU（15 μg）；维生素 D 用于防治骨质疏松症时，剂量为每天 800～1200 IU（20～30 μg）；人体可耐受维生素 D 最高摄入量为每天 2000 IU（50 μg）。

多晒太阳

多晒太阳可以促进皮肤合成维生素 D，维生素 D 可促进小肠对钙的吸收。正确晒太阳的方法应注意以下几点：

（1）尽可能多地暴露皮肤在阳光下晒 15～30 分钟（取决于日照时间、纬度、季节等因素），每周 2 次以上。

（2）尽量不涂抹防晒霜，以免影响日照效果。

（3）选择阳光较为柔和的时间段（根据季节、地区、纬度等有所调整），避免强烈阳光照射，以防灼伤皮肤。

健康的生活习惯

1. 饮食

（1）加强营养，均衡膳食。建议摄入富含钙、低盐和适量蛋白质的饮食，推荐每日蛋白质摄入量为 0.8～1.0 g/kg，推荐每日摄入牛奶 300～400 mL 或蛋白质含量相当的奶制品。饮食上应多吃钙和维生素 D 含量较高的食物，如乳制品、蔬菜、鱼类、蛋类、豆腐、菌菇、燕麦等。

（2）避免吸烟，应戒烟、限酒。烟草中的尼古丁会降低肠道钙吸收，烟碱可抑制成骨细胞，刺激破骨细胞的活性，加快骨量丢失。摄入过多的酒可影响肠道对脂肪、维生素 D 和钙剂的吸收，同时还抑制骨形成，因此，应避免长期过量饮酒，每日白酒摄入量不应超过 100 g。

（3）避免过量饮用咖啡、茶、碳酸饮料。咖啡、茶、碳酸饮料含有一定量咖啡因，摄入过多可引起骨质疏松，建议每日摄入不超过 2 杯，同时应注意补钙。

2. 正确的姿势

日常生活应注意正确的站、坐、卧、搬重物、看手机、使用电脑的姿势。

（1）站姿：胸部挺直，腰部平直，两腿平均着力，两腿分开与肩同宽（图1），避免骨盆前倾或后倾（图2）。

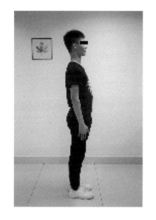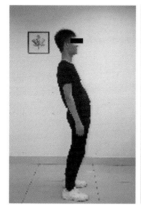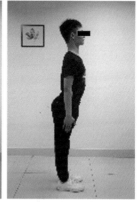

图1　正确的站姿　　　　　　　图2　错误的站姿

（2）坐姿：上身挺直，坐有靠背的椅子时，腰部靠在椅背上，保持平直，髋关节、膝关节成90°角，脚平放在地上（图3），避免错误的坐姿（图4）。

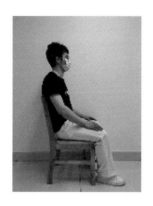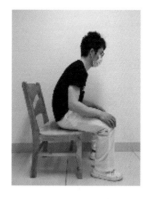

图3　正确的坐姿　　　　　　　图4　错误的坐姿

（3）卧姿：仰卧时脊柱保持在中立线上，颈背部及腰部肌肉保持放松状态（图5），避免错误的卧姿（图6）。

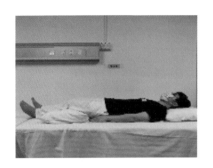 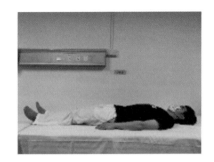

图5　正确的卧姿　　　　　　　　图6　错误的卧姿

（4）搬重物姿势：先蹲下，拿到重物后慢慢起身，尽量做到不弯腰（图7），避免错误的搬重物姿势（图8）。

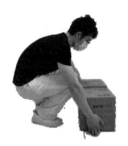 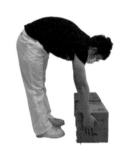

图7　正确的搬重物姿势　　　　　图8　错误的搬重物姿势

（5）看手机姿势：将手机屏幕与眼睛保持在同一水平线上，这样可以减少颈部的负担（图9），避免错误的看手机姿势（图10）。

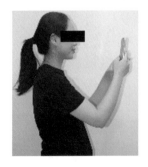 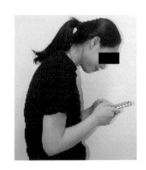

图9　正确的看手机姿势　　　　　图10　错误的看手机姿势

（6）使用电脑的姿势：保持正确的坐姿，将显示器调整至与眼睛在同一水平面的高度，眼睛与屏幕的距离应为 40 ～ 50 cm（图 11），避免错误的使用电脑的姿势（图 12）。

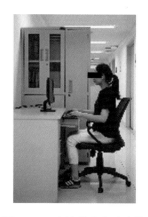 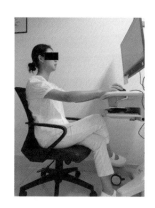

图 11　正确的使用电脑姿势　　　图 12　错误的使用电脑姿势

3. 不盲目减肥

不要盲目减肥，因为体重偏大者的骨密度要高于瘦小者的骨密度。

4. 尽量避免或少用影响骨代谢的药物

糖皮质激素、抗癫痫药物、抗病毒药物等会影响骨代谢，应尽量避免使用或少用。

5. 预防跌倒

在日常活动及运动中采取防止跌倒的各种措施，加强自身和环境的保护措施。防跌倒的措施包括：房间和楼梯光线充足，晚上使用夜灯照亮房间通道；使用防滑地板蜡，在湿滑地面使用防滑垫；卫生间安装扶手，淋浴或洗澡盆旁放置一把椅子；去除家中小地毯或卷边的地毯、突出的家具和丝带物；穿着低跟鞋以得到良好支撑行走，行走时注意凹凸不平的地面、人行道、地板及脚下的宠物；楼梯两边安装扶手，清理楼梯上的杂物；使用可能引起跌倒风险增加的药物（如降压药、安眠药等）时应注意。

辅助行走用具使用知多少

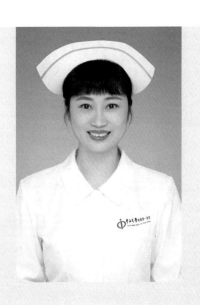

方丽璇 中山大学附属第一医院康复医学科护士长，副主任护师。任中华护理学会康复护理分会专家库成员、广东省护理学会神经与运动康复专业委员会副主任委员。获全国医院擂台赛持续深化优质护理卓越案例奖、中国现代医院管理典型案例医疗质量安全管理优秀案例奖等。

常用辅助行走用具的作用和分类

辅助行走用具的作用主要是提高残疾人和老年人的生活质量并帮助其回归社会。常用辅助行走用具包括轮椅、助行架、拐杖等。

辅助行走用具适用于什么人群

轮椅适用于不能独立行走、外出或步行长路程有困难的人士，助行架适用于体弱及平衡欠佳的人士，拐杖适用于平衡和体能稍差的人士。

辅助行走用具的使用方法及注意事项

1. 轮椅的使用方法

（1）使用前：检查轮椅的安全性能，如刹车、座高、座宽、座深、脚踏板高度。

（2）使用时：坐轮椅时系好安全带，身体不可前倾，以免摔倒；下坡时，倒转轮椅，缓慢退行；过台阶时，将轮椅后仰，前轮先过。

（3）轮椅的选择：

A. 座位高度：座位高度应与脚踏板配合，坐好后，大腿后侧与坐垫空隙约 4 cm（2～3 横指）。

B. 座位宽度：座位与臀部两侧之间应留有适当的空隙，两边各约 2.5 cm（约 2 横指）。

C. 座位深度：坐好后，腘窝部与座位前缘之间应留有适当的空隙，约 6.5 cm（4～5 横指）。

D. 扶手高度：在双臂内收的情况下，前臂放置在扶手背上，肘关节屈曲约 90°为正常。

2. 助行架的使用方法

（1）使用前：检查助行架是否平稳、脚底衬垫有无老化磨损、可调节按钮及连接杆处有无损坏、高度是否合适。

（2）使用时：行走过程中两眼平视前方，双手分别握住把手，站在助行架内中心位置。①固定型：提起助行架向前移动 20～30 cm 后放置平稳，迈出患肢，再移动另一侧下肢跟进，如此反复前进。②交互型：先将助行架向前移动一侧，然后再向前移动另一侧，如此来回交替移动前进。③前方有轮型：前轮着地，提起助行架后脚向前推 20～30 cm，迈出健肢，再移动患侧下肢跟进，如此反复前进。

3. 拐杖的使用方法

（1）使用前：检查拐杖是否平稳、脚底衬垫有无老化磨损、拐杖螺丝是否拧紧、高度是否合适。

（2）使用时：用较强健的手持拐杖，行走时身体略向前倾，手握拐杖柄来支撑体重，以免重心不稳，抬头向前看，不可一直看向地面或盯着双脚的移动。上楼梯时家属站后面保护患者，下楼梯时家属站前面保护。

4. 注意事项

使用任何器具，如出现头晕、乏力等不适，应就地休息，预防跌倒。

如何正确使用骨科支具

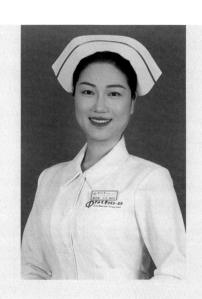

戴巧艳 中山大学附属第一医院显微创伤手外科区护士长，副主任护师，硕士研究生导师。任中华康复医学会修复重建外科专业委员会护理学组副主任委员、广东省护理学会显微创伤手外科护理专业委员会主任委员。获中华护理学会科技奖二等奖。

　　支具在骨科领域被广泛应用，主要分为上肢支具、下肢支具和躯干支具。然而，支具如果使用不正确，可能会引发一些并发症，如肢体血液循环障碍、再次骨折、血管或神经受压以及压疮等。

使用支具的目的有哪些

　　（1）固定受伤肢体。支具可以稳定和固定受伤部位，防止其进一步损伤和骨折的移位。这有助于减轻疼痛、缓解肌肉痉挛，并促进受伤部位的康复。

　　（2）限制关节的异常活动。支具可以限制关节的异常活动，减少关节的磨损和炎症，并改善肢体功能。

　　（3）矫正和预防骨骼畸形。支具可以用于矫正和预防骨骼畸形的发生及进一步加重。

　　（4）减轻肢体负担。在康复过程中，支具可以减轻肢体的负担，促进病变部位的康复。

　　（5）帮助康复训练。对于肢体功能障碍的患者，支具可以提供支撑和稳定，帮助进行肌肉锻炼和康复训练。

使用支具的方法包括哪些

（1）选择合适的支具。根据医护人员的建议选择合适的支具，不同类型的支具适用于不同部位和病症。

（2）保持皮肤清洁。在佩戴支具前，确保支具接触皮肤的部位干净、干燥。避免支具与皮肤直接接触，因为支具的吸汗性能较差，如有需要，可以使用干净的全棉毛巾垫在支具与皮肤之间。

（3）正确佩戴支具。按照医护人员的指导，将支具正确地佩戴在患处，确保佩戴位置准确。

（4）调整支具的松紧度。在佩戴支具时，根据自己的舒适度合理调整支具的松紧度。过紧可能会影响肢体血液循环，过松则不能起到支撑和保护的作用，一般以能伸入 1～2 指为宜。

（5）定期检查支具。如果发现支具松动、损坏或有其他问题，及时与医护人员或专业人员联系，进行更换或修复。

使用支具需要注意什么

使用支具时有以下注意事项：

（1）观察有无因支具压迫或固定过紧而引起压疮或肢体血液循环异常，如疼痛、肿胀、皮肤颜色变紫或苍白、末梢麻木、肌肉无力等症状。

（2）佩戴上肢支具或下肢支具时，尽量保持患肢高于心脏水平，以促进血液循环。

（3）保持皮肤的清洁，每日擦洗佩戴支具的部位。

（4）经常活动不受支具限制的关节，防止关节僵硬和肌肉萎缩。

（5）未经医护人员同意，切勿自行修改或拆卸支具。

如果出现下例症状，请立即就医：

（1）支具固定部位出现过敏反应，如皮疹、水疱等。

（2）支具固定部位出现剧烈或持久的疼痛。

（3）使用上肢支具或下肢支具时，手指或脚趾出现持续的刺痛或麻痹感。

（4）使用上肢支具或下肢支具时，手指或脚趾的颜色变紫或苍白。

骨科术后，康复锻炼不可少

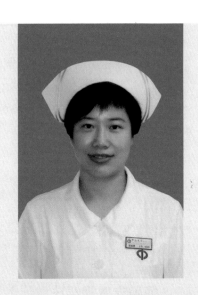

邓丽君 中山大学附属第一医院骨科—显微外科医学部科总带教，主管护师。主要从事骨科临床护理及教学管理工作。广东省护理学会骨科专科护士。任广东省护理学会脊柱专业委员会副主任委员。获中国现代医院管理典型案例奖。

　　临床中，骨科术后不少患者由于害怕疼痛或者对康复缺乏认知而不愿意锻炼。骨折后，如果长时间制动，会出现肌肉萎缩，关节挛缩、僵硬，骨折延迟愈合或不愈合等并发症，严重影响肢体功能。因此，骨折或骨科手术后，一定要牢记下列要点。

术后锻炼要趁早

　　骨科手术后，患者应在医生的指导下进行早期、全程的康复锻炼。早期功能锻炼有利于消肿，促进骨折愈合，减少关节僵硬，减少肌肉萎缩和肌力下降的程度，减少卧床并发症，促进神经肌肉反射和协调功能的恢复。

康复锻炼有重点

　　康复锻炼可分为 4 个阶段，每个阶段都有不同的康复内容。
　　第一阶段（伤后或手术后 1～2 周）：该阶段以消肿、止痛、避免肌肉萎缩、促进血液循环为主要目的，可进行呼吸锻炼以及强度适当的肌肉收缩训练。

第二阶段（伤后或手术后 3～4 周）：患者在该阶段可适当进行关节的屈伸活动。

第三阶段（伤后或手术后 5～8 周）：患者在力所能及的范围内，可加大活动次数及活动幅度，可开始进行平衡训练和步态恢复等康复训练，以不感觉疲劳、不引起中重度以上疼痛为宜，每次运动总时长应维持 20～30 分钟。

第四阶段（伤后或手术后 9～12 周）：患者在此阶段可以进行一些肌力及耐力的训练，同时可做些力所能及的轻微活动。例如：对于关节手术后患者，最重要的是肌力和关节活动度的训练。肌力训练以主动锻炼为主，如股四头肌训练；关节活动度训练，早期以被动训练为主，尽量进行允许范围内的关节最大的活动度训练。又如：对于脊柱手术患者，在保持脊柱稳定的情况下，早期以肌力训练为主，如颈部抗阻训练、腰背肌训练等，后期可进行脊柱（躯干）的动态稳定训练。

康复锻炼有讲究

骨折治疗的原则：复位，固定，功能锻炼。

功能锻炼的原则：循序渐进，动静结合，主动活动为主，被动活动为辅。

康复锻炼注意事项

（1）所有的康复锻炼都需要在专业医生和护士的指导下进行。

（2）锻炼过程中如出现疼痛不适、呼吸急促、肢体麻木、症状加重等，应及时停止，必要时到医院就诊。

（3）合理安排锻炼的频率和时间，不要过于频繁或长时间地锻炼，以免对身体造成负担。

（4）康复锻炼期间，应保证充足的营养和休息，以保证身体有足够的能量进行锻炼。

（5）保持积极的心态对康复锻炼非常重要。积极的心态可以帮助患者更好地应对康复锻炼中的困难，提高康复效果。

如何预防骨质疏松

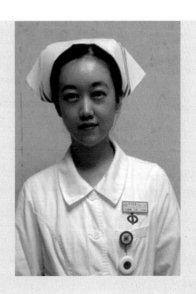

王孟媛 中山大学附属第一医院风湿免疫科主管护师。从事风湿免疫专科护理 10 年。任广东省护理学会风湿免疫科护理专业委员会常务委员。

骨质疏松在我国患病率高，但知晓率、诊断率、治疗率低，加强骨质疏松相关知识的科普，有助于降低致残率，减轻医疗负担。

什么是骨质疏松

骨质疏松是以骨量低下、骨组织微结构破坏为特征，导致骨脆性增加，易发生骨折风险的一种全身性骨骼疾病。

骨质疏松高危人群有哪些

骨质疏松多见于老年人群，尤其是绝经后女性。有骨质疏松家族史，以及不健康的生活方式，如体力活动少、阳光照射不足、吸烟、过量饮酒、高钠饮食等，都是发生骨质疏松的危险因素。此外，糖尿病、甲状腺功能亢进症、风湿免疫性疾病、胃肠道疾病、血液系统疾病的患者，以及长期服用糖皮质激素、质子泵抑制剂、抗癫痫药物、抗病毒药物、过量甲状腺激素等的患者易发生骨质疏松。

骨质疏松有什么表现

多数骨质疏松患者没有明显的临床症状，但随着骨量丢失、骨微结构破坏，患者可出现腰背疼痛或全身骨痛，夜间或负重活动时加重，可伴有肌肉痉挛、活动受限等。严重时患者可出现身高变矮或脊柱驼背畸形，多发性胸椎压缩性骨折可导致胸廓畸形，甚至影响心肺功能，出现胸闷、气促、呼吸困难等。严重的腰椎压缩性骨折可能会导致腹部脏器功能异常，引起腹痛、腹胀、便秘、食欲减退等。

骨质疏松高危人群在日常生活中需要注意什么

（1）加强营养，均衡膳食。建议摄入富钙、低盐（每天 5 g 以下）和适量蛋白质的均衡膳食，并补充维生素 D。

A. 建议 50 岁以上中老年人每日元素钙摄入量为 1000～1200 mg，每日最高摄入量为 2000 mg，但对于有高钙血症和高钙尿症的患者，应避免补钙。

B. 每日蛋白质的摄入量为 1.0～1.2 g/kg，日常进行抗阻训练的老年人每日蛋白质的摄入量为 1.2～1.5 g/kg。

（2）注意戒烟、限酒，避免饮用过量的咖啡或者碳酸饮料。

（3）充足日照。直接暴露皮肤于阳光下接受足够的紫外线照射，时间建议在上午 11 点到下午 3 点之间，每次晒 15～30 分钟。注意避免涂抹防晒霜，但应防止阳光照射灼伤皮肤。对于存在日光性皮疹的患者，如系统性红斑狼疮、皮肌炎患者，则需要避免日晒。

（4）预防跌倒，以免发生骨折。选择合适的服装和鞋子，科学选择和使用适老辅助器具，进行家居环境适老化改造等。

（5）规律运动。建议进行规律锻炼，推荐行走、慢跑、打太极拳和瑜伽等中、低强度的有氧运动及适当的负重运动。推荐增强肌肉功能的运动，包括重量训练及其他抗阻运动。

（6）尽量避免或少用影响骨代谢的药物，如糖皮质激素、抗癫痫药物、抗病毒药物、化疗药等。

健康身体姿势知多少

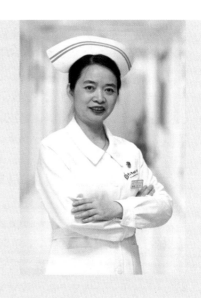

黄天雯　中山大学附属第一医院骨科—显微外科医学部、康复医学科、放射介入科、放射治疗科科护士长，主任护师，骨科、疼痛护理带头人，中山大学硕士研究生导师，护理学院菁英导师。获中华护理学会"杰出护理工作者"称号。任中华护理学会骨科护理专业委员会委员兼秘书、广东省护理学会骨科康复护理专业委员会主任委员。

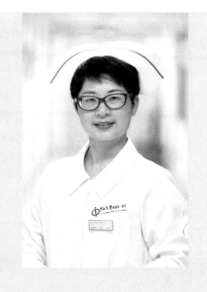

张伟玲　中山大学附属第一医院骨肿瘤科区护士长，主管护师。任中国抗癌协会骨及软组织肉瘤整合护理专业委员会主任委员、广东省护理学会骨科护理专业委员会副主任委员。

身体姿势包括站姿、坐姿及睡姿等。现代社会，低头看手机、伏案工作成了许多人的常态，长期姿势不良容易引起颈椎、腰椎、肩周等部位的疾病。因而养成正确的身体姿势，不仅有利于形体美，更有利于身体健康。在日常生活中，如何注意身体姿势，值得我们关注。

正确的坐姿

（1）颈部直立，腰背挺直，身体保持前后平衡，不过度向前倾、弯腰或后倾；弯腰驼背会引起疼痛或导致椎间盘损伤，因此，坐位时可在腰部垫一腰椎垫或毛巾卷，或使用其他物品进行辅助支撑，用于维持腰椎的正常曲度。

（2）调整椅子的高度，使身体能保持 3 个 90°状态：①手肘能弯到 90°；②膝盖处保持 90°；③大腿和整个后背呈 90°。

（3）使用电脑时，调整显示器，让屏幕离眼睛大概一臂的距离，避免眯着眼睛或者伸脖子；调整显示器高度，让屏幕的顶端和视线齐平。

（4）使用电脑时，将键盘放在双手自然摆放的地方，鼠标刚好在键盘旁边，操作电脑时，只动手肘，不动肩膀，保持肩胛骨下沉，不要耸肩。

（5）不宜久坐，最好每小时站起来走动一下。

日常生活中注意身体姿势

（1）站立时，两眼平视前方，胸部挺起，腰背平直，避免重心偏向一侧。

（2）手机屏幕中心与眼睛在同一水平，使头部保持直立位置，避免低头看手机，避免长时间盯看屏幕。

（3）避免过多、过度地弯腰及扭转腰椎的活动。

（4）避免穿高跟鞋影响脊柱弯曲，尽量穿舒适的低跟鞋。

（5）避免"葛优躺"、跷二郎腿、脖子夹电话等动作。

（6）避免趴着睡，仰卧时枕头垫于头及颈下，避免颈部悬空，枕头高度适宜，以 10 ～ 15 cm 为宜。

（7）骨科手术后身体姿势的维持须听从医护人员指导。

保持良好的身体姿势是一种习惯，需要长时间培养，应在能承受的疼痛和能力范围内，有序地进行科学练习，逐步改善身体的姿势。另外，适时适量进行体育锻炼，不仅能改善身体状态，还能愉悦精神，收获快乐，一举多得，但要谨记循序渐进，科学健身。让我们真正做到坐如钟、立如松、行如风，远离不良身体姿势引起的疼痛，享受更美好的生活！

得了肩周炎，怎么办

陈晓丹 中山大学附属第一医院东院康复医学科护士长，主管护师，国家级康复专科护士。任广东省护理学会神经与运动康复护理专业委员会副主任委员、广东省护士协会吞咽康复护士分会副会长、广东省护士协会泌尿康复护士分会副会长。

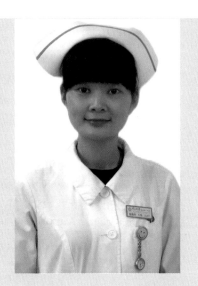

什么是肩周炎

肩周炎，又称"冻结肩""五十肩"，是肩关节周围组织发生的慢性损伤性炎症，是以肩关节疼痛和活动受限逐渐加重为主要症状的一组疾病。研究显示，肩周炎好发于40～70岁的中老年人，50岁左右为高发年龄，多见于女性。

日常生活中如何预防或减轻肩周炎症状

在日常生活中，我们可以通过做好以下几点来预防或减轻肩周炎症状：
（1）避免肩部受凉，做好肩部保暖，避免空调、风扇对着肩部直吹。
（2）保护肩膀，避免提拉重物、过度活动肩部。
（3）纠正不良生活习惯及不良姿势，避免走路看手机、低头玩游戏、躺在床上追剧、长时间打麻将等。

（4）出现肩部疼痛应及时到正规医院康复科就诊，理疗、热敷、推拿等方式能够帮助放松肌肉，促进血液循环，控制炎症，缓解疼痛。

（5）除了做好以上日常注意事项之外，还可以在家适度进行患侧肩部活动训练，具体方法如下：

A. 梳头法：双手交替做类似梳头动作，每次 15～20 下，每天 3～5 次。

B. 爬墙法：面壁而立，双臂紧贴墙面，手指带动手臂逐渐向上做爬墙动作，在可耐受的范围内逐渐提升手指高度，直至上肢上举至完全伸直状态（图 1）。

C. 划圈法：健侧手扶椅背，稍弯腰，患侧上肢自然下垂，患侧上肢往前后、左右方向做划圈动作，先顺时针方向划圈 10～20 圈，再逆时针方向划圈 10～20 圈，每天 3～5 次（图 2）。

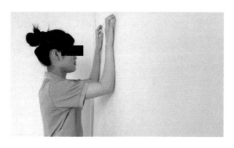
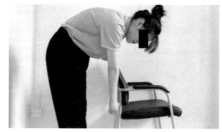

图 1　爬墙法　　　　　　　　　　图 2　划圈法

D. 自我牵伸训练：借助木棍及健侧上肢带动患侧上肢进行患侧上肢的自我牵伸训练，来改善肩关节活动度。患者取站立位，双手握木棍，患侧上肢在上、健侧上肢在下，健手向上推木棍，使患侧上肢上举、外展，维持该动作 10～15 秒，重复 5～10 次，以感到不疲劳为度，锻炼过程中躯干始终保持中立位（图 3）。

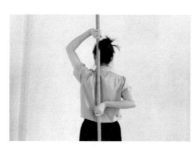
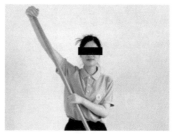

图 3　自我牵伸训练

　　患侧肩部活动训练须在专业人士评估及指导下进行练习，直到患者掌握其方法及注意事项后才可在家自行训练。在训练的过程中应注意循序渐进、劳逸结合，在能耐受、无痛感的范围内进行，切忌操之过急，避免加重症状。必要时遵医嘱进行药物治疗，如肩关节持续疼痛，或疼痛影响工作、睡眠时，可短期服用非甾体抗炎药（患者应到专业康复机构就诊，根据医嘱服药，切忌自行乱服药）。

脊柱歪了怎么办

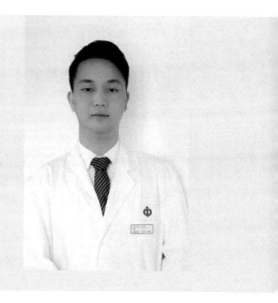

张振发 中山大学附属第一医院东院康复医学科物理治疗师，东院骨科康复团支部书记。任广东省护理学会神经与运动康复护理专业委员会常务委员。获批国家发明专利 1 项。获广东省康复医学会科学技术奖二等奖等。

什么是脊柱侧弯

脊柱侧弯（scoliosis）是指脊柱向侧方偏离人体中轴线，弯曲角度 Cobb 角大于 10°的一种三维结构上的畸形，常伴有椎体旋转、椎体楔形、生理弯曲改变或胸廓变形等畸形。

脊柱侧弯的流行病学

根据中华预防医学会脊柱疾病与控制委员会前期流行病学调查数据结合权威专家共识估计，我国中小学生发生脊柱侧弯的人数已经超过 500 万。脊柱侧弯已成为继近视眼、心理健康之后，影响青少年健康成长的第三大问题，这个危害花季少年健康成长的"隐秘杀手"所带来的伤害与造成的后果，绝不亚于前两项。

脊柱侧弯有什么危害

脊柱侧弯会引起关节活动受限、肌肉不平衡、腰背部疼痛、平衡功能受损，影响外观，产生高低肩、翼状肩、胸廓变形等问题，继而引发心理问题。侧弯严重者会造成呼吸功能障碍、大小便功能障碍，甚至是瘫痪。

脊柱侧弯有哪些类型

临床上，脊柱侧弯常分为特发性脊柱侧弯、先天性脊柱侧弯和继发性脊柱侧弯。其中85%～90%的患者为病因不明的特发性脊柱侧弯，该类型好发于处于生长发育时期的青少年，男女发生比例为1：（7～8）。

怎样识别脊柱侧弯

首先，对患者进行体格检查。患者尽量裸露背部，自然站立，双目平视，手臂下垂，掌心向内，静态观察患者双肩是否等高、双侧肩胛下角是否在同一平面、两侧腰凹是否对称、两侧髂嵴是否等高，以及棘突连线是否偏离中线。其次，让患者向前弯腰进行动态观察，从患者背部观察其颈段、胸段、胸腰段及腰段背部两侧是否等高对称。综上，若患者左右两侧结构不对称，则很大可能存在脊柱侧弯，需要进一步拍摄 X 光片进行观察；如测量到 Cobb 角大于 10°，则可确诊脊柱侧弯（图 1）。

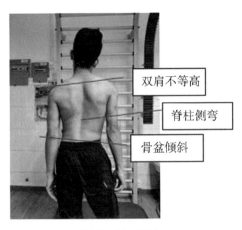

双肩不等高

脊柱侧弯

骨盆倾斜

图 1　脊柱侧弯

脊柱侧弯居家怎样治疗

早发现、早治疗是脊柱侧弯的基本治疗原则。临床上常见的保守治疗方式是通过医疗体操来纠正脊柱侧弯畸形。以腰椎左侧凸为例，居家运动方案可以参考以下几个方面。

1. 灵活性训练，适度活动脊柱

（1）猫式伸展：患者取手膝跪位，肘关节伸直；吸气时，整个脊柱往上拱，低头；呼气时，脊柱向下伸展，抬头（图2）。

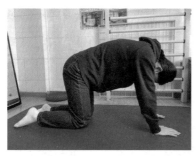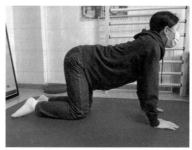

图2 猫式伸展

（2）牵伸短缩的肌肉：患者取跪坐位，双上肢伸直，身体趴在地上，然后双上肢带动身体往左右两侧转动，牵拉双侧短缩的肌肉（图3）。

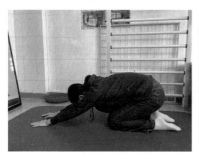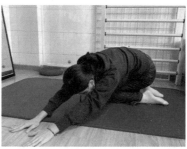

图3 牵伸短缩的肌肉

2. 肌力训练

患者取手膝跪位，一侧下肢后伸，脊柱保持水平，收下巴，可增加对侧位上肢向前伸直，然后交替训练（图4）。

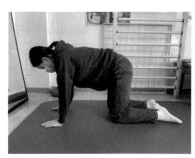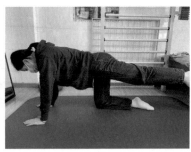

图 4　肌力训练

3. 稳定性训练

　　患者躯干躺在滚筒上，双上肢可放在身体两侧，双下肢弯曲，腰部贴紧滚筒，双脚交替抬离地面，进一步发展到双脚同时抬离地面，躯干始终稳定在滚筒上（图5）。

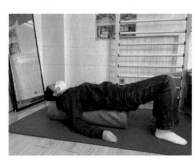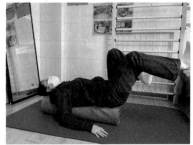

图 5　稳定性训练

　　以上每个动作每组可做8～10个，每天做3～5组。

　　如果在训练过程中或结束后出现不适，请及时就诊，咨询专业医疗人士。

日常生活中怎样预防脊柱侧弯

（1）尽量少背单肩包，背包尽量减重，特别是青少年。

（2）纠正不良的生活习惯，如坐姿不端正、跷二郎腿、"葛优躺"等。

（3）多参加户外运动，如游泳、吊单杠、跑步等运动。

髋关节置换术后，
如何进行康复

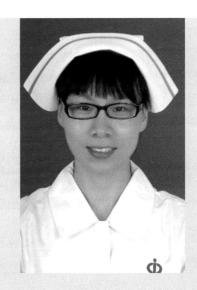

周玉萍 中山大学附属第一医院东院骨科护士长，副主任护师。从事创伤骨科与显微外科专科护理工作 20 余年。任广东省护理学会显微创伤手外科护理专业委员会副主任委员、广东省护理学会神经与运动康复护理专业委员会专家库成员。

人工全髋关节置换（total hip arthroplasty，THA）是治疗髋关节骨折的有效方法之一，可早期重建髋关节功能，彻底解决骨折不愈合及股骨头坏死等问题。术后体位管理及功能锻炼非常重要，能有效缓解关节疼痛、矫正畸形、恢复和改善关节的运动功能，避免假体脱位等并发症的发生。

什么是髋关节置换术

髋关节置换术又称人工髋关节置换术，是把完整的人工髋关节（包含股骨头部分和髋臼部分）或半髋关节固定在正常的骨质上，从而取代病变的关节，能很大程度地恢复髋关节的活动和正常功能。目前，人工假体常用的材料有金属类、高分子类、陶瓷类等。

术后如何进行康复

医生精湛的手术技术是髋关节置换术取得理想效果的基础，而术后康复也是手术获得理想效果的关键一步。术后体位及功能锻炼是术后康复的重要组成部分，应当遵循个体化、渐进性、全面性三大原则。

1. 术后体位

术后早期通常取仰卧位，抬高整个患肢或垫薄枕至足跟，在髋关节无旋转的情况下，取轻度外展位（20°～30°），在双腿之间安放避免患髋内收的 T 型枕。

2. 术后功能锻炼

（1）踝泵运动。手术当天麻醉恢复后，患者可以开始锻炼，有节奏地进行踝关节的屈、伸活动，在屈曲位和背伸位各停留 5 秒。屈伸一次为 1 组，每次活动 50 组，术后当天活动 4 次（共活动 200 组），以自身能耐受、不感到疲劳为宜。

（2）踝旋转。活动踝部先向另一足转，再向相反方向外转，5 个为 1 组。

（3）髋关节被动活动。患者取仰卧位，康复治疗师或家属一手握住患者患侧膝关节以维持髋关节稳定，另一手握住踝关节，双手同时往头顶方向推至髋、膝关节屈曲，再恢复至起始位。10 个为 1 组，手术当天做 2 组，之后逐渐增加频次。

3. 术后日常活动

（1）坐位。坐的时候，选择合适的椅子，座椅高低适宜，髋、膝关节屈曲不超过 90°，双腿自然下垂，双足平放于地面。

（2）坐位变换为站立位。坐位变换为站立位时，患肢向前伸直，保持屈髋小于 90°，双手扶住助行器，借助健侧肢体及双上肢力量站起，再平移患侧肢体至原位。

（3）行走。站立位平稳后可以借助助行器开始行走，双手将助行器向前移动 20～30 cm，抬起患肢向前迈一步，步距适宜，健肢跟进。在行走过程中，注意抬起患肢，足跟着地，避免脚底在地面拖行及踮起脚尖行走，以免加大对髋关节的冲击力。一般术后 3 天，拔出引流管后，肌力和关节活动度评估及格，即可下床活动。

注意事项

（1）术后功能锻炼应保证合适的频次，以患者自身能耐受为宜，循序渐进。

（2）术后 3 个月内预防关节脱位非常重要。在日常生活中，需要避免坐小板凳及蹲便，避免跷二郎腿或两腿交叉盘坐，避免侧身弯腰或过度向前屈，避免术侧髋关节内收、内旋姿势，睡觉时膝间夹抱枕。

（3）如果出现髋关节疼痛、活动受限、肢体不等长或其他不适症状，应立即停止运动，及时就诊。但也无须过度担心，不要因此而产生害怕活动的情绪。只要根据医生指导，正确进行行术后功能锻炼并坚持下去，就可改善髋关节功能。

老年人骨质疏松症的
日常管理

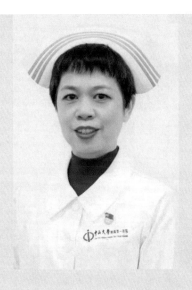

李小金 中山大学附属第一医院护理部副主任，主任护师，脊柱骨科康复护理学科带头人。任中国残疾人康复协会理事、中国残疾人康复协会康复护理专业委员会副主任委员、中国残疾人康复协会老年康复护理学科组组长、中华护理学会康复护理专业委员会委员、广东省护理学会神经与运动康复护理专业委员会主任委员。

　　老年人骨质疏松症发病过程十分隐匿，被描述为一种"静悄悄的流行病"。脆性骨折是老年人骨质疏松症最常见、最严重的后果之一，影响老年人的生活质量和独立生活能力，而骨折并发症导致的高致残率也严重影响老年人的健康状况及生活质量。

如何进行日常管理

防治骨质疏松症的三大原则是运动、补钙和维生素 D、饮食。

1. 运动

运动是防治骨质疏松症最有效和最基本的方法，可以选择增加耐力的运动、有氧运动等项目，如步行、快走、慢跑等，每次可以运动 30～40 分钟；也可以在家里选择垫脚运动或俯卧位下肢运动等。

2. 补钙和维生素 D

适量补充维生素 D 有利于人体对钙的吸收。多晒太阳可以促进维生素 D 的合成，晒太阳的时段建议在早上 11 点到下午 3 点之间，每次 10～30 分钟。

3. 饮食

注意饮食，多食用富含钙、维生素 D 的食物，包括乳制品、水产品（如虾、海鱼、紫菜、海带等）、坚果类（如榛子、松子、山核桃等）、深绿色蔬菜和可食用野菜。必要的时候可以遵医嘱予药物治疗。

如何进行居家运动

（1）踮脚运动。踮脚运动采用站立位（必要时可以扶墙、栏杆等以稳定身体），深吸气后，慢慢将足跟抬起，用足前掌支撑地面，维持 3 ～ 5 秒后放下足跟并呼气，反复进行 5 ～ 10 次（图 1）。

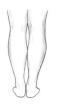

起始位 　　　　　　　足跟抬起，足前掌支撑地面
图 1　踮脚运动

（2）蹬腿运动。蹬腿运动采用仰卧位，一侧下肢屈髋屈膝，另外一侧下肢向前方蹬腿，双下肢交替做上述蹬腿运动，每组做 5 ～ 10 次，每日 1 ～ 2 组，也可以双下肢同时做蹬腿运动，类似踩单车。注意整个运动过程中尽量保持腰部贴床，感觉到劳累要及时休息（图 2）。

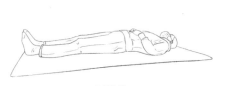 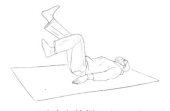

起始位 　　　　　　　双下肢交替做蹬腿运动

图 2　蹬腿运动

（3）前屈抱膝。前屈抱膝采用立位，腰椎前屈，双臂自然下垂，然后屈髋屈膝做下蹲动作，使胸腹部与大腿尽量靠近，双手环抱膝盖，维持 5 ～ 10 秒，重复 5 ～ 10 组（图 3）。

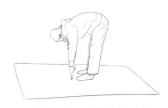
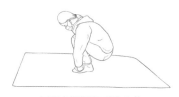

腰椎前屈，双臂自然下垂　　　　　　屈髋屈膝做下蹲动作

图3　前屈抱膝

（4）坐位前屈。坐位前屈采用端坐位，双手于体侧自然下垂，肩膀放松，然后向前弯腰，双手沿着小腿滑向地面方向，维持5～10秒，重复5～10组（图4）。

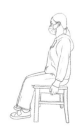
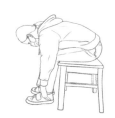

起始位　　　　　　　　　　双手沿着小腿滑向地面

图4　坐位前屈

（5）垫上平衡功能训练。患者坐于垫上，双手握哑铃，向前平举5～10秒，然后双手交替上下活动5～10秒，最后做扩胸动作5～10秒，每次5～10组（图5）。如果无法完成垫上平衡功能训练，可以改为坐在靠背椅上的平衡功能训练。垫上平衡功能训练同时也是肌力与耐力训练，因此训练的频率与哑铃的重量应视患者身体情况进行调整。进行平衡功能训练时，应注意保护患者安全，预防跌倒。哑铃的重量选择因人而异，以训练时不觉得吃力为适，有疲劳感时应减少练习时间。

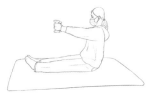
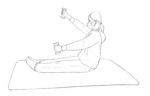
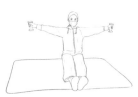

起始动作　　　　　　双手交替上下活动　　　　　　扩胸动作

图5　垫上平衡功能训练

（6）坐位平衡运动。坐位平衡运动包括以下动作：①双手交叉，举高放低；②双手交叉，向左上、右上摆动；③双手交叉，向左下、右下摆动；④头向前俯，上身向前倾，然后伸直上身与头部；⑤双膝向内合和分开。坐位平衡运动以每天做 2～3 次，每次 5～10 组为宜，训练时间与频次因人而异。

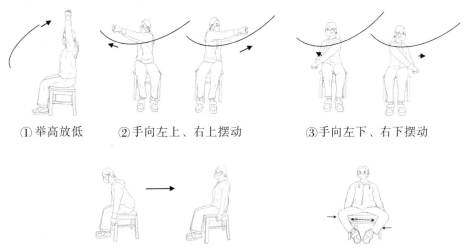

①举高放低 ②手向左上、右上摆动 ③手向左下、右下摆动

④头向前俯，上身向前倾，然后伸直上身与头部 ⑤双膝向内合和分开

图 6 坐位平衡运动

注意事项

（1）运动。选择有氧运动、增加耐力或平衡的运动项目，如室外的快走、慢跑、打太极拳等，每次 30～40 分钟，每周 3～5 次。运动应量力而行，循序渐进，持之以恒。高龄者可在家中行卧位或立位锻炼，如蹲下、起立、踮脚运动等，强化足部和腰部的运动。锻炼时要保持腰背挺直，每次运动感觉到劳累时要及时休息。锻炼时应不做用力不恰当的动作，注意防摔、防跌、防碰撞，尽量不穿拖鞋在光滑的地面上行走，活动不便的患者要依靠拐杖、轮椅等进行活动，必要时加用关节保护器等。

（2）在治疗的过程当中要规范用药，不可随意地中断用药。

（3）保持良好的生活与饮食习惯，不吸烟、不酗酒，少喝咖啡、浓茶和碳酸饮料，防止过多摄取食盐和糖。

（4）定期监测骨密度和骨质量变化以了解骨质疏松症的情况，实现早发现、早治疗的目的。

五招帮你赶走"老寒腿"

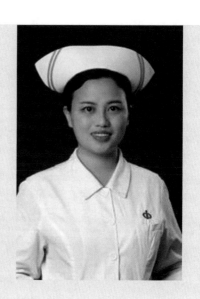

林哲欣 中山大学附属第一医院特需医疗中心主管护师，广东省老年专科护士。从事老年护理工作 10 余年。任中华护理学会老年护理专业委员会青年委员、广东省护理学会老年护理专业委员会副主任委员。

什么是"老寒腿"

"老寒腿"一般指骨性膝关节炎（knee osteoarthritis，KOA），是由膝关节及其周围组织损伤和修复失衡引起的涉及整个膝关节病理改变的慢性复杂性疾病，若常年缺乏锻炼、关节软骨营养不良，也会引发关节软骨退变、受损。骨性膝关节炎多见于老年群体，随着近年来社会老龄化趋势日益加快，骨性膝关节炎发病率也逐年升高。其实"老寒腿"的真正病因不是湿冷的天气，而是关节软骨老化和磨损，因此，平时要注意保护好膝关节。

骨性膝关节炎有什么表现

1. 膝关节疼痛

骨性膝关节炎往往发病进程缓慢。患者起病后，如果病情程度较轻，只是膝盖处有疼痛感，通常在活动、受累后疼痛加重，休息后疼痛感便会减轻。若病情继续发展，便会出现持续性疼痛症状。天气变化时或在潮湿、寒冷的环境下，膝关节疼痛加重，关节局部可有压痛。

2. 膝关节肿胀

骨性膝关节炎患者会因为软组织变性增生、关节积液、滑膜肥厚，或者脂肪垫增多而出现较为明显的膝关节肿胀症状。

3. 膝关节畸形

部分患者膝关节可能会出现内翻或外翻畸形、关节骨缘增大的症状。有些患者不能完全伸直膝关节，严重者的膝关节呈屈曲挛缩畸形。

4. 膝关节功能障碍

一般骨性膝关节炎发展到中期，患者便会有较为明显的功能障碍症状，临床多表现为膝关节僵硬、关节弹响、摩擦音等，适度活动后，症状可有所减轻。

平时如何保护膝关节

1. 秋裤保腿温

平时要注意腿部保暖，穿厚裤子和厚袜子，戴护膝等，避免对着冷风吹。夏季避免膝关节长时间泡在冷水中，导致寒气入体，增加疾病发生风险。

2. 减重减负担

肥胖者为骨性膝关节炎的高发人群，因此应提高肥胖者对减轻体重的重视度，适当控制体重可减轻膝关节的负担。

3. 锻炼讲方法

强有力的大腿肌肉可以明显改善膝关节的疼痛。《膝骨关节炎运动治疗临床实践指南》推荐每周 3 次的运动频率可以有效改善膝关节疼痛及改善躯体功能，主要推荐有氧运动、肌力训练、身心运动，如快走、游泳、骑行、直腿抬高（图1）、太极拳、瑜伽等。每次运动时长为 12 分钟到 1 小时不等，根据个人耐受能力而定，活动的时候觉得膝关节痛就要停下来休息，尽量减少走楼梯、跑步、负重深蹲等使膝关节负重的运动。

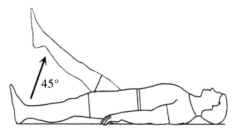

图 1　直腿抬高运动

4. 营养强关节

在饮食方面，应多吃含蛋白质、钙质、胶原蛋白、异黄酮的食物，如奶制品、豆制品、鸡蛋、鱼、虾、黑木耳、鸡爪、猪蹄等，既能防止骨质疏松，又能增强软骨的抗拉强度和弹性，增加水分维持软骨的润滑，辅助促进软骨组织的修复和再生，减轻关节炎的症状。

5. 疼痛找医生

如经常出现明显的膝盖疼痛、僵硬，要尽早到医院规范治疗。

综上所述，骨性膝关节炎是一种常见病，人们对其应高度重视，对膝关节的日常养护应该及早进行，发现问题应尽早干预。日常生活中注意膝关节保暖、科学运动等措施能够预防骨性膝关节炎发生。患有骨性膝关节炎者应尽早就医，根据疾病严重程度遵医嘱接受相应治疗，早期控制疾病进程，改善预后。

不想吃药打针来止痛，
物理止痛方法来帮你

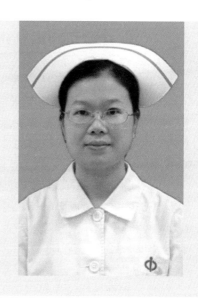

陈晓玲　中山大学附属第一医院关节外科、运动医学科区护士长，副主任护师。从事骨科护理工作 29 年。任广东省护理学会关节运动骨科专业委员会副主任委员、广东省护士协会运动医学与康复护士分会副会长。

疼痛是一种与实际或潜在的组织损伤相关的不愉快的感觉和情绪情感体验，或与此相似的经历。

疼痛被称为人体第五大生命体征，是人类对于潜在或已存在损害的一种重要提示，但同时，长期剧烈的疼痛也严重影响了人们的生活质量。

物理止痛方法的作用机制是什么

物理止痛方法主要是利用物理因子对机体的刺激作用，促进血液循环，降低神经兴奋性，改善组织代谢，加速致痛物质的排泄，缓解肌痉挛，起到去除病因、抗炎、止痛、消肿和恢复功能的作用。物理止痛方法包括冷疗法、热疗法、推拿按摩、针灸疗法、刮痧法及经皮神经电刺激等。其中，推拿按摩、针灸疗法、刮痧法及经皮神经电刺激等治疗可在康复科等专门的诊室由康复治疗师完成。

日常生活中最简单的物理止痛方法有哪些

日常生活中最简单的物理止痛方法是冷疗法和热疗法。冷疗期间局部温度保持在 10～15 ℃，持续时间每次 30 分钟；热疗期间局部温度保持在 40～43 ℃，持续时间每次 30 分钟。

1. 冷疗法

（1）冷疗法主要包括冰敷、冰水浴、冷喷雾、冷热交替治疗等。

（2）适用范围：继发于骨骼或神经系统病变的肌肉痉挛、腰痛；急性但创伤不严重的疼痛（推荐在受伤后 4～48 小时内使用）；预防术后疼痛或肿胀的发生；关节炎发作时的关节僵硬或类风湿关节炎急性发作；头痛、脑水肿等。

（3）注意事项：治疗结束后，检查皮肤，防止冻伤；冷气雾喷射禁用于头面部，以免造成眼、鼻、呼吸道的损伤；注意化学冰袋有无破损，以免内容物刺激皮肤；治疗时严格控制温度和时间，如出现皮肤颜色异常、感觉麻木及皮肤瘙痒、潮红、水肿、荨麻疹等冷过敏症状，应立即停止治疗。

2. 热疗法

（1）常见热疗法主要包括干热疗法、湿热疗法。

（2）适用范围：骨骼或神经系统病变引起的肌肉痉挛，关节或软组织疼痛，胃肠不适与痉挛等。

（3）注意事项：治疗前、中、后检查皮肤感觉和血液循环情况，防止烫伤皮肤；热敷袋加热前检查有无破口；热水袋外包保温套或毛巾，以免烫伤皮肤；使用红外线灯要严格控制灯距和照射时间，灯距以灯泡或辐射板与患处垂直距离 30～50 cm 为宜，照射时间应为 20～30 分钟。

如何合理使用止痛药

彭 莉 中山大学附属第一医院南沙院区骨科护士长，主管护师。任中华护理学会骨科护理专业委员会青年委员、广东省护理学会骨科康复护理专业委员会副主任委员。

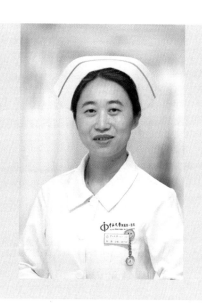

　　疼痛是一种与实际或潜在组织损伤相关的不愉快的感觉和情绪体验。根据疼痛程度，疼痛可分为四级：无痛、轻度疼痛（有疼痛但可忍受，不影响睡眠）、中度疼痛（疼痛明显，不能忍受，要求使用镇痛药物，影响睡眠）、重度疼痛（疼痛剧烈，不能忍受，须用镇痛药物，严重影响睡眠）。根据疼痛持续的时间，疼痛可分为急性疼痛（3个月以内）和慢性疼痛（持续3个月以上）。慢性疼痛如果得不到缓解，患者将感到极度不适，可能会引起或加重患者的焦虑、抑郁、乏力、失眠、食欲减退等症状，严重影响患者的日常生活。

　　止痛药可部分或完全缓解疼痛，使用止痛药是对抗疼痛最常用、最简单的方法。常见的止痛药物包括阿片类药物、非阿片类镇痛药、其他辅助类药物。患者应在医生的指导下根据疼痛程度用药：轻度疼痛者，可使用布洛芬、塞来昔布等非甾体消炎药；中度疼痛者，可使用弱阿片类药物；重度疼痛者，可选强阿片类止痛药。感到疼痛时如不及时镇痛，将会形成恶性循环；止痛药物如使用不当，治病不成反"致病"，轻者镇痛无效，重者甚至会导致消化道出血。

如何正确使用止痛药物

（1）应遵医嘱或按说明书要求按时使用止痛药物，镇痛效果更好，副作用更少，不能痛时吃，不痛时不吃。

（2）不要空腹服药，避免用药后引起恶心、呕吐等不适。

（3）用药期间不宜饮酒，避免产生不良反应。

（4）有消化性溃疡和胃肠道出血者应避免使用非甾体消炎药，宜选择对胃肠道刺激小的药物，并注意观察，必要时同时服用保护胃黏膜的药物。合并心血管疾病患者须在医生的评估下选择合适的止痛药物。合并肝功能、肾功能不全的患者应在医生的指导下调整止痛药的用法用量，尽量小剂量、短期使用，避免造成药物蓄积。

（5）勿擅自停药，应在医生的指导下逐渐减少用药量以避免产生不适。

（6）合理用药，即使是吗啡、哌替啶，科学使用也不会成瘾。

吃完止痛药物不舒服怎么办

（1）用药期间适量饮水，可多吃蔬菜、水果等，适当活动，以预防便秘。

（2）如出现头晕，应注意预防跌倒。

（3）如出现胃肠道不适，如恶心、呕吐等，应根据医生建议服用胃黏膜保护药物。

（4）如出现严重不适，请及时就医。

希望大家正确认识疼痛，合理使用止痛药物，以获得"无痛"人生！

如何正确评估疼痛

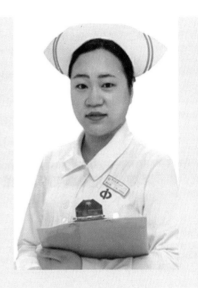

谭运娟 中山大学附属第一医院显微创伤手外科主管护师，首届中华护理学会骨科专科护士。从事显微创伤骨科专科护理工作 20 年。任广东省护理学会创伤骨科护理专业委员会副主任委员、广东省医学会显微外科学分会委员会委员。

什么是疼痛

疼痛是一种与实际或潜在的组织损伤相关的不愉快的感觉和情绪、情感体验，或与此相似的经历。疼痛是患者最常见的症状，是人体第五大生命体征，准确地评估疼痛是疼痛管理的第一步，并且贯穿于疼痛治疗的始终。因此，选择恰当的评估工具，及时正确地对患者的疼痛进行评估非常重要。

什么是疼痛评估

疼痛评估是指疼痛治疗前后及过程中，利用一定的方法测定患者的疼痛强度、类型、性质、部位等信息，为临床评判病情、制定治疗方案提供科学依据。

疼痛评估的要素有哪些

疼痛评估的基本要素包括疼痛部位（原发部位及其他部位）、强度（现在、过去最剧烈、最轻三个时间点的疼痛强度）、性质（搏动性痛、枪击样痛、刺痛、锐痛、抽筋样痛、热辣辣痛、酸痛、钝痛等）、时间（开始时间、持续时间、变化和节律）、对功能状态的影响（对活动、行走、睡眠、康复锻炼等的影响）、伴随症状（恶心、呕吐等）、加重或缓解的因素（失眠、焦虑等可加重疼痛，恰当的体位安置可缓解疼痛）以及既往镇痛治疗史（药物或非药物治疗史及治疗效果）和其他影响因素（对镇痛知识的了解、观念、期望值、对压力和疼痛的应对方式、社会文化背景等）。

疼痛评估工具如何选择

疼痛评估工具的选用原则：有良好的性能和效度；患者和医务人员都能快速而简单地使用该评估工具；要根据患者的年龄、文化背景选择合适的评估量表，同时便于持续评估。

根据《疼痛评估量表应用的中国专家共识（2020 版）》，常用的疼痛评估工具有数字评定量表、修订版 Wong-Baker 面部表情疼痛评估法、口头评定量表、视觉模拟量表。

（1）数字评定量表（numerical rating scale，NRS）：适用于 10 岁以上，有一定文化程度的患者。

（2）修订版 Wong-Baker 面部表情疼痛评估法（Wong-Baker faces pain scale revision，FPS-R）：适用于 3 岁以上的儿童或老年患者。

（3）口头评定量表（verbal rating scale，VRS）：适用于 10 岁以上，有一定文化程度的患者。

（4）视觉模拟量表（visual analogue scale，VAS）：适用于有一定抽象思维能力的成年人患者。

如何进行疼痛评估

患者可以根据自己对疼痛评估工具掌握的程度，选择一种合适的方法对疼痛进行表述。

（1）数字评定量表：疼痛评分尺上的数字从 0 到 10，代表着疼痛的 10 个等级。0 代表无痛，10 代表剧痛；数字越大，代表疼痛越明显（图 1）。

请患者说出最能代表自己疼痛程度的数字，患者所说的数字为患者的疼痛分值。

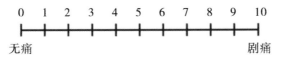

图1 数字评定量表

（2）修订版 Wong-Baker 面部表情疼痛评估法：脸谱图从左到右共有6张表情各异的脸谱。最左边的脸谱的表情自然愉悦，代表无痛；最右边的脸谱的表情代表疼痛难忍。越靠近左边的脸谱代表疼痛越轻，越靠近右边的脸谱代表疼痛越重（图2）。请患者指出哪个脸谱最能代表自己的疼痛程度，脸谱对应的数字即为患者的疼痛分值。

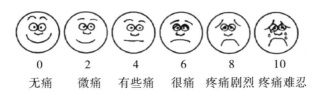

图2 修订版 Wong-Baker 面部表情疼痛评估法

（3）口头评定量表：图上的词语分为无痛、轻微疼痛、轻度疼痛、中度疼痛、重度疼痛、剧烈疼痛6个等级（图3）。请患者按照描述在6个词语中选择最能表示自己疼痛程度的词语，患者所选词语对应的数字即为患者的疼痛分值。

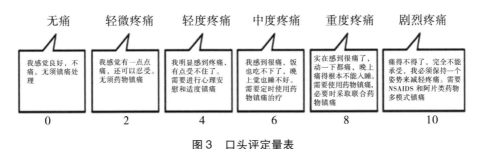

图3 口头评定量表

（4）视觉模拟量表：在白纸上画一条长10 cm 的直线，两端分别标上"无痛"和"剧痛"，即构成了 VAS（图4）。根据所感受的疼痛程度，在直线上做一记号，从起点至记号处的距离就是量化了的疼痛程度，为疼痛分值。

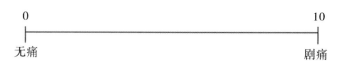

图 4   视觉模拟量表

注意事项

（1）当患者的疼痛分值大于等于 4 分时，术后每隔一段时间，采取镇痛措施后，患者均需要主动报告疼痛程度，以便医护人员对患者的疼痛进行动态评估。

（2）患者需要告知医护人员疼痛的具体部位、发生时间、有无放射到哪个部位、性质、程度等，以便医护人员对患者的疼痛进行全面评估，准确给患者镇痛。

（3）需要评估患者静息时及活动时的疼痛。

造口术后就诊指征
及就诊流程

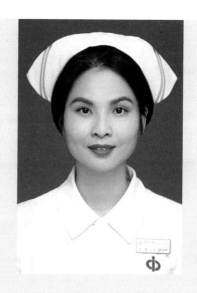

李　静　中山大学附属第一医院慢性伤口造口专科主管护师，造口治疗师。任中华护理学会伤口造口失禁专业委员会委员、广东省医疗安全协会伤口造口失禁安全管理专业委员会副主任委员、广东省护理学会造口专业委员会常务委员。

肠造口是一种不得已而为之的常见的外科治疗手段，其定义是用人为的方法将肠腔与体外直接相通。临床上根据造口部位，将肠造口分为回肠造口、结肠造口；根据造口性质，将肠造口分为永久性造口、临时性造口等。

为何肠造口术出院后要定期到慢性伤口造口门诊复查

肠造口术患者出院后应定期到慢性伤口造口门诊复诊，以便造口师及时了解患者的生理及心理的康复、对家庭及社会的适应、对造口的适应情况，以及放疗或化疗后的影响，及早诊断出造口及其周围并发症并给予适当的治疗和心理辅导，从而加强肠造口患者对自我护理知识的掌握，减少肠造口及其周围并发症发生，提高患者生活质量。

常规的就诊指征

（1）肠造口术后 10～14 天，需要拆除造口缝线或支架管，并检查造口水肿是否有所消退，泌尿造口缝线及支架管的拆除需要在手术医生协同下进行。

（2）家属或患者在住院期间未掌握肠造口居家护理相关知识时，应及时就诊，造口师会指导患者及其家属学习肠造口居家护理相关知识。

（3）造口袋出现频繁渗漏或粘贴不牢时，应由造口师协助寻找造口袋渗漏的原因，根据具体情况帮患者选择合适的造口袋。

（4）如果造口出现旁疝、狭窄、回缩等，或者造口周围皮肤出现溃烂（如发红、刺痛、瘙痒、出血等皮肤过敏情况）、造口周围出现疣状的突起等应及时就诊。

（5）日常的复诊时间：一般术后2周内复查1次，术后连续3个月每个月复查1次，之后每3个月复查1次或半年复查1次。

紧急就诊指征

若遇到如下情况，应立即到急诊就诊：

（1）造口出血。

（2）造口缺血坏死。

（3）造口脱垂无法回纳。

（4）输尿管造口无尿液排出。

（5）皮肤黏膜分离。

肠造口患者出院后
注意事项

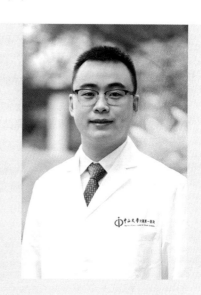

石　锐　中山大学附属第一医院南沙院区门诊护士长，主管护师，国际造口治疗师。任广东省护理学会门诊社区专业委员会常务委员。

出院后，肠造口患者自我观察有哪些内容

（1）造口黏膜颜色。造口黏膜正常颜色为粉红色或牛肉红色；异常颜色为苍白充血、紫红色、棕色、黑色等。

（2）排泄物。左半结肠、乙状结肠造口患者的大便多成形；右半结肠、横结肠造口患者的大便多呈糊状；回肠造口患者的大便多为水样便。

（3）造口周围皮肤。造口周围正常皮肤完整无损；异常皮肤出现潮红、皮疹、糜烂、水疱、破损等现象。

一旦出现以上异常情况，建议及时就医。

做了肠造口，生活中需要注意哪些方面

（1）衣。衣服以柔软、舒适为主，建议穿宽松的衣裤，避免穿紧身衣裤，以免压迫造口，应避免皮带压迫造口。

（2）食。进入康复期，造口患者根据需要而进食，无须忌口，但应定

量进食，避免暴饮暴食，同时应适当注意下列问题。

A. 少进食易产气的食物，如豆类、碳酸饮料等，避免肠道产气过多。

B. 少进食易产生异味的食物，如洋葱、大蒜等。

C. 避免进食容易引起腹泻的食物，如油腻食物、咖喱、冷冻食物等。

D. 避免进食容易引起便秘的食物，如油炸食品、巧克力等；适量进食粗纤维食物，如谷物、蔬菜类等。

E. 回肠造口的注意事项：回肠造口的管径小，故进食高纤维的食物可能会堵塞造口。为了避免引起回肠造口的堵塞，回肠造口者在饮食上应注意少食难消化的食物，同时要仔细咀嚼食物。回肠造口容易引起水和电解质平衡失调，应注意补充水和无机盐，尤其在炎热的天气及大量出汗时。如水分损失较多，尿量往往会减少，容易导致肾结石，因此，水分的摄取必须足够，在排除禁忌证的情况下，每天的饮水量至少要达到1500～2000 mL。

（3）住。避免造口碰撞到桌角，避免长期咳嗽、造口便秘、重体力活等使腹压增高的情况。

A. 沐浴：肠造口并非伤口，沐浴时只要不用花洒喷头直接冲造口就不会损伤造口，也不会影响造口袋粘贴的稳定性。手术切口愈合后，无论是粘贴造口袋还是撕除造口袋，均可像手术前一样沐浴。佩戴造口袋沐浴前最好先将造口袋排空、折起并用胶带固定或用保鲜袋套好，沐浴后用柔软、吸水性较强的毛巾将造口袋外层的水珠抹干即可；如佩戴的是两件式造口袋，沐浴后可换上干净造口袋。

B. 运动：患者可根据爱好和身体耐受能力，选择一些力所能及的运动，如散步、打太极拳、做体操、跑步、游泳等。尽量避免贴身运动，如摔跤，或者会产生轻微碰撞的运动，如篮球、壁球；避免举重运动，以减少造口旁疝发生。

（4）旅行。肠造口者在体力恢复后，可以外出旅游，领略大自然风光，陶冶情操，调节身心。无论坐船、飞机还是火车，对肠造口者均不会有影响。但在旅游中应注意以下事项：

A. 路程的选择要遵循由近到远、由易到难的原则逐步进行。

B. 物品准备：准备充足的造口袋，将部分造口袋提前剪好，连同造口用品放在随身的行李中，以便随时更换。

C. 旅行时最好佩戴造口腹带。

D. 饮食要注意卫生，尝试新品种食物时，应尽可能少食，无不适后再按正常量进食。

E. 最好养成随身自带一瓶矿泉水的习惯，这样既可以保证饮水，也可在有意外时用于冲洗。

（5）工作。肠造口不会影响患者工作。患者身体体力完全恢复后，可以恢复以前的工作，但应避免重体力劳动，必要时佩戴造口腹带以预防造口旁疝的发生。参加工作前宜排空造口袋或更换新的造口袋。

（6）性生活。良好的社会支持有利于造口患者获得较好的生活质量和心理状态。配偶是社会家庭支持中重要的元素。患者可进行提肛训练、盆底肌肉功能锻炼，体力恢复后可尝试恢复性生活。性生活前应排空造口袋或更换新的造口袋，并检查造口袋的密闭性。

（7）心理。造口手术只是将排便的出口由原来的肛门移至腹部，只要学会护理造口，掌握更换造口袋的方法，将造口带来的不便减到最低程度，调整心理状态，保持乐观态度，患者就能恢复往常的生活。

走出癌痛误区

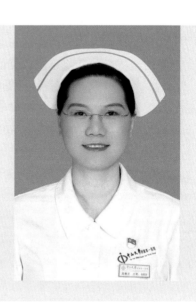

周惠兰 中山大学附属第一医院南沙院区肿瘤中心区护士长，主管护师，粤港肿瘤专科护士。从事肿瘤专科护理工作18年。任中华护理学会静脉输液治疗专业委员会青年委员、广东省护理学会肿瘤靶向免疫治疗护理专业委员会副主任委员。

什么是癌痛

疼痛是一种与组织损伤或潜在组织损伤相关的感觉、情感、认知和社会维度的痛苦体验。癌症疼痛简称癌痛，是指由肿瘤直接引起或肿瘤治疗所致的疼痛，是癌症患者最常见和难以忍受的症状之一。

癌痛有哪些误区

1. 误区一：能忍就忍

忍痛有害无益，如果癌症疼痛不能得到及时、有效的控制，患者往往感到极度不适，可能会引起或加重其焦虑、抑郁、乏力、失眠以及食欲减退等症状，显著影响患者的日常活动、自理能力、社会交往和整体生活质量。

患者应主动向医护人员如实描述疼痛的情况，在医护人员指导下进行病因治疗、药物治疗和非药物治疗，从而有效控制癌痛，达到无痛睡眠、无痛休息、无痛活动。

2. 误区二：实在忍不住再吃药

止痛药物要按时使用，切勿只有在疼痛剧烈时才用药。

按医嘱规律用药，才能安全有效地用药；按时用药，才能有助于体内维持有效的血药浓度，有效控制疼痛。

3. 误区三：止痛药会成瘾，能不吃就不吃

吗啡及其同类药物是癌痛治疗的常用药物，在癌痛治疗时应用吗啡类药物引起成瘾的现象极为罕见。

患者只要在医护人员的指导下用药，一般不会出现成瘾的情况，因此，不要因为担心成瘾而拒绝使用止痛药物。在用药过程中，如有不适，应及时与医护人员沟通，调整治疗方案。

如何预防阿片类药物治疗癌痛的不良反应

（1）便秘是最常见的不良反应，患者应多饮水，多吃蔬菜和水果，适当运动，保持每天排便的习惯，可以预防性使用缓泻剂。

（2）服药初期可能会出现恶心、呕吐的反应，1周左右症状会逐渐消失。患者应按医嘱合理使用止吐药物，针灸疗法、放松疗法、音乐疗法等也可以减轻症状。

（3）出现皮肤瘙痒时不可抓挠，以防皮肤损伤，局部可以使用润肤剂，严重者可以按医嘱使用止痒药物。

（4）如出现嗜睡或过度镇静等表现，应及时就医。

生活中不容忽视的 "锐器伤"

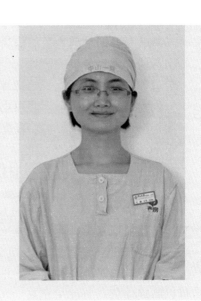

王　娜　中山大学附属第一医院产科助产士，主管护师，医院感染控制专科护士。从事妇产科护理学工作20年。任广东省护理学会围术期医院感染控制护理管理专业委员会常务委员、医院感染护理专业委员会常务委员。

什么是锐器伤

锐器伤（sharp instrument injury）指利用致伤物的锐利的刃缘和（或）锋利尖端作用于人体上所形成的损伤。具有锐利刃缘和（或）锋利尖端的致伤物，称为锐器。常见的锐器有刀、斧、匕首、剪刀、玻璃片、金属片、磁片及木刺等。锐器伤也高发于医务人员。医务人员锐器伤是指医务人员在工作过程中被针头、手术器械、玻璃制品、医疗仪器设备、医疗废弃物及其他医疗利器等刺伤或割伤皮肤而导致有被病原微生物感染风险的意外事件，是常见的职业危害。

锐器伤预防措施

（1）正确使用锐器。在使用刀具、剪刀等锐器时应保持专注和集中注意力，避免分心或匆忙操作。

（2）妥善保管锐器。锐器应放置在儿童无法触及的地方，避免儿童误触或不慎使用锐器导致伤害。使用完的锐器应及时收起放置在安全位置。

（3）佩戴防护装备。某些特殊行业，如工业行业和医疗的从业人员，可能需要接触锐器，应佩戴适当的防护装备，如手套、护目镜等。

（4）加强安全教育。家庭、学校、社会等应加强对儿童及青少年的安全教育，教会他们正确使用锐器的方法及注意事项，增强其安全意识及自我保护意识。

发生锐器伤该如何进行伤口紧急处理

对于院外锐器伤，如果锐器扎的深度较深，应尽快到医院，由医生使用专业器具，将深插入体内的异物予以拔除。在家中，如果锐器损伤不是很严重或者扎得不是很深，在去除锐器以后可以对伤口进行初步处理，处理步骤如下：

（1）挤压伤口。立即从近心端向远心端挤压伤口，尽可能挤出损伤处的血液；禁止进行伤口局部挤压、吸吮。

（2）冲洗伤口。用肥皂液和流动水清洗污染的皮肤，边洗边冲，在流动水下彻底冲洗干净伤口。

（3）消毒伤口。受伤部位的伤口用75%乙醇或0.5%碘伏消毒。

（4）包扎伤口。待伤口晾干后，根据具体情况决定是否需要包扎伤口。

注意事项

（1）如果伤口较深，要保持伤口处的清洁，不要胡乱涂抹药膏，要及时就医。

（2）如果伤口深且出血多，应立即采取一些止血措施，同时将患者送到医院救治。

（3）如果锐器生锈或伤口很深，应到医院处理伤口，由医生评估是否需要注射破伤风抗毒素。

发生烧伤
该如何正确急救处理

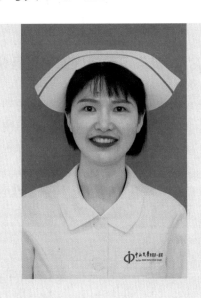

彭 冲 中山大学附属第一医院南沙院区烧伤整形外科区护士长，主管护师。烧伤与创面修复专科护士，中－欧国际伤口治疗师。任广东省护理学会烧伤与创面修复护理专业委员会常务委员、广东省医学教育协会创面修复委员会委员、广州护理学会烧伤创伤整形护理专业委员会委员。

什么是烧伤

烧伤一般指热力，包括热液（如水、汤、油等）、蒸汽、高温气体、火焰、炽热金属液体或固体（如钢水、钢锭）等，所引起的组织损害，主要伤及皮肤和（或）黏膜，严重者可伤及黏膜下组织，如肌肉、骨骼、关节，甚至内脏。

烧伤的分度

按照三度四分法，烧伤深度可以分为Ⅰ度烧伤、浅Ⅱ度烧伤、深Ⅱ度烧伤、Ⅲ度烧伤。

Ⅰ度烧伤主要表现为局部红斑，有轻度红、肿、热、痛，创面干燥、无水疱，多有烧灼感，一般愈合时间为5～7天，不遗留色素、瘢痕。

浅Ⅱ度烧伤表现为局部红肿，内有大水疱形成，水疱内有澄清渗液，疱皮脱落后基底红润潮湿、渗液多，疼痛明显，创面一般1～2周愈合，遗留有色素沉着，一般不遗留瘢痕。

深Ⅱ度烧伤表现为局部肿胀，水疱较小，基底呈暗红或红白相间，创面无感染情况下一般需3～4周愈合，面积大者需要手术治疗，创面愈合后可遗留瘢痕。

Ⅲ度烧伤创面为苍白或焦黄，呈碳化、干燥、皮革样表现，多数部位可见粗大栓塞静脉，创面疼痛感消失，感觉迟钝，创面愈合需要手术治疗，愈合后会遗留瘢痕。

生活中发生烧伤，该如何正确急救

生活中发生烧伤，应记住烧伤的院前急救五字口诀"冲—脱—泡—盖—送"，进行正确的院前急救处理。

（1）冲。发生烧伤后，首先应在远离致热源、安全的环境下，用流动水冲洗创面至少30分钟（表皮破损脱落也可以冲洗），以带走受伤局部皮肤热量，迅速降低局部温度，减少高温对深部组织的进一步伤害。对于受伤部位无法冲洗者，可改用冷敷处理，避免使用酒精等刺激性液体，也不可以用冰块或者过低温度的物品直接接触降温，以免造成冻伤。

（2）脱。脱去受伤部位的衣物，减少其在皮肤上的存留时间。注意不要在烧伤发生后立即脱去衣物，可将浸湿的外层衣物脱去之后，用剪刀剪开内层衣物，粘贴紧密者切勿强行撕扯，以免将烧伤的表皮随衣物一起撕下。摘除可能形成环形束缚的手镯、戒指等饰品，避免肢体肿胀时，血流不畅，导致肢体缺血坏死。

（3）泡。将受伤部位在10 ℃的冷水中浸泡30分钟，进一步降温及缓解疼痛，对于幼儿或者烧伤面积过大者，需要警惕其发生失温或者休克。

（4）盖。选取干净的床单、毛巾、衣物（非绒毛类材质）覆盖受伤部位。切勿在伤口上自行涂抹任何物品，如酱油、药膏等，以免影响医生判断病情及增加清理创面的难度。

（5）送。就近送医院治疗，送医时，注意携带当下服用药物的资料以及既往病历、证件等，如为特殊液体（化学溶液等）致伤，注意及时记录或者留取小份样品一起送至医院；四肢受伤时，应适度垫高患肢以减轻肿胀，并注意观察患肢的末梢血运。

注意事项

幼儿烧伤面积超过体表面积的1/5、成人烧伤面积超过体表面积的1/3时不宜冲洗和浸泡过长时间，以免出现低血容量性休克或者失温，应简单冲洗3～5分钟后迅速将患者送至医院就诊。

小面积浅度烧伤的
自我护理

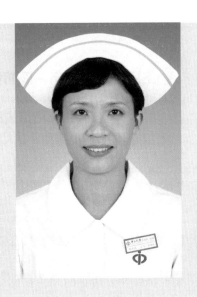

谢肖霞 中山大学附属第一医院烧伤与创面修复科护士长，副主任护师，国际伤口治疗师，烧伤与烧伤康复专科护士。任中华护理学会整形护理专业委员会专家库成员、广东省护理学会烧伤与创面修复护理专业委员会主任委员、广东省健康管理学会创面修复专业委员会副主任委员、广东省护士协会烧伤与创面修复护士分会副会长。

热力烧伤指由火焰、热液、高温气体、激光、炽热金属液体或固体等引起的组织损害。

烧伤面积怎么估算

小面积的烧伤的面积一般用手掌法来估算，用烧伤者本人五指并拢的手掌作为体表面积1%的烧伤面积，以此累加。小于体表面积的2%的浅度烧伤，创面无急性感染者可自行处理。深Ⅱ度、Ⅲ度以及大面积烧伤者，应及时到医院进行治疗。

怎样辨别烧伤创面的深度

用三度四分法将烧伤创面的深度分为Ⅰ度、Ⅱ度、Ⅲ度，Ⅱ度又分为浅Ⅱ度和深Ⅱ度。浅度烧伤是指Ⅰ度和浅Ⅱ度烧伤，深度烧伤是指深Ⅱ度和Ⅲ

度烧伤。

（1）Ⅰ度烧伤表现为创面红斑状、干燥、烧灼感，应马上行降温处理。

（2）浅Ⅱ度烧伤表现为局部红肿明显，有水疱形成，呈疱壁较薄的大水疱，疱液较多，水疱破裂后可见创面红润潮湿，感觉疼痛剧烈，换药 1 ～ 2 周即可愈合，遗留有色素沉着，不遗留瘢痕。深Ⅱ度烧伤也有可能有水疱形成，但水疱通常较小，疱壁较厚，水疱破裂后可见创面潮湿、红白相间。

（3）Ⅲ度烧伤可见创面达皮下或肌肉，创面无水疱，可见有皮革样痂皮。

日常生活中，发生小于2%体表面积的浅度烧伤应该怎么做

（1）不慎发生烧伤后要马上进行降温处理，予流动水冲洗。

（2）没有水疱及创面的Ⅰ度烧伤无须特殊处理。

（3）浅Ⅱ度烧伤创面先用碘伏消毒液擦拭消毒，然后用生理盐水冲洗创面，接着用无菌纱布擦干，最后用外用敷料包扎，预防感染。水疱直径小于 1 cm 时，保持水疱完整，避免摩擦，局部使用泡沫敷料或水胶体敷料包扎促进水疱自行吸收。水疱直径大于 1 cm 时，用碘伏溶液消毒局部皮肤后，用无菌注射器抽出液体，保持疱皮完整，再用泡沫敷料或水胶体敷料包扎，定期换药，1 周后去除疱皮。水疱已破裂者，用碘伏溶液消毒局部皮肤后，剪除疱皮，外用泡沫敷料或水胶体敷料包扎，定期换药。

（4）包扎要点：敷料厚度以不被渗液渗透为原则，如渗液渗透至敷料厚度的1/2时要及时换药。

（5）注意保持创面敷料的清洁、干燥，避免污染。

（6）如出现局部红、肿、热、痛加重，应及时到医院就诊。

长期卧床患者
如何预防压疮

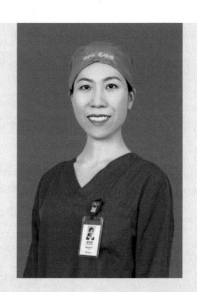

高明榕 中山大学附属第一医院重症医学科科护士长，主任护师，中山大学护理硕士研究生临床导师。从事危重症护理工作 21 年。任广东省危重症护理专业委员会主任委员。获中华护理学会科技三等奖、广东省护理质量改善项目一等奖、全国医院擂台赛中南赛区人气案例奖、国家卫健委医疗质量持续改进典型案例奖。

长期卧床患者，尤其是老年、消瘦、大小便失禁的患者，头枕部、臀部、足跟的皮肤容易出现发红、水疱、破损，伴随疼痛感，以上症状俗称褥疮或压疮。

什么是压疮

压疮，国际通用名称为压力性损伤，是指位于骨隆突处、医疗或其他器械下的皮肤和（或）软组织的局部损伤，可表现为完整皮肤或开放性溃疡，可能会伴有疼痛感。

为什么皮肤会出现压疮

出现压力性损伤的主要原因是身体局部组织因受到长期的压迫，出现缺血、缺氧，或者因为皮肤潮湿、营养不良、水肿，导致该部位出现皮肤发红、破损，甚至坏死。出现压力性损伤常见的部位是头枕部、肩胛骨、手肘部、骶尾部、坐骨结节和足跟等。处于不同体位时，出现压力性损伤的部位不同（图1）。

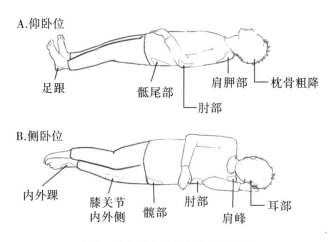

A.仰卧位

足跟　骶尾部　肩胛部　枕骨粗隆

肘部

B.侧卧位

内外踝　膝关节内外侧　髋部　肘部　肩峰　耳部

图1　发生压力性损伤的常见部位

如何预防皮肤压疮

日常生活中照顾长期卧床的患者，我们可以通过以下6点预防压力性损伤的发生：

（1）选择软硬适中的床垫，可以增加皮肤与床垫的接触面积，降低局部皮肤受到的压强。保持床单、衣裤平整，皱褶的床单、衣裤会在患者身上形成压痕，增加压疮的发生风险。

（2）至少每2小时协助患者翻身1次，翻身后观察压迫部位的皮肤是否发红。特别是消瘦、水肿、老年等压疮高危患者，可以缩短翻身的时间，通过体位改变，避免局部皮肤长时间受压，使组织重新得到血流灌注。

（3）在翻身或移动患者时，避免拉拽的动作，防止皮肤因摩擦造成的损伤。如患者体重较大，需要2人协助或借助辅助工具完成翻身动作。

（4）如果患者有大小便失禁，每次排泄之后，需要及时用温水或配方温和的专用清洁剂清洗患者会阴部位，并保持干燥，避免粪便、尿液对皮肤的刺激。如果床单、衣裤潮湿，要及时更换。不建议使用肥皂水或消毒剂进行清洗皮肤，这些可能对患者脆弱的皮肤造成刺激。可以使用护臀霜或造口粉、液体敷料等医疗产品，对患者会阴部皮肤进行保护，一定程度上能起到隔绝粪便、尿液的作用。

（5）局部受压的皮肤可外贴泡沫敷料减压。《预防和治疗压力性损伤：快速参考指南》及《中国压疮护理指导意见》推荐，选择透气性、减压效果好的泡沫敷料，能有效预防压力性损伤的发生。

（6）注意增加营养，控制血糖。消瘦、水肿、低蛋白血症等情况都会降低皮肤的抵抗力，导致患者更容易发生压力性损伤。长期高血糖会导致微血管障碍、神经损害、皮肤感染所致的皮肤溃疡，因此，血糖的控制非常重要。

第七篇　日常照护与居家

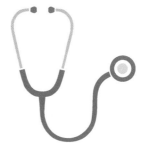

科学膳食全攻略
——吃什么，怎么吃

陈玉英 中山大学附属第一医院护理部区护士长，营养护理专科带头人，主任护师，硕士研究生导师。从事临床护理工作 30 年。任中华护理学会肠外肠内营养分会委员、中华医学会肠外肠内营养分会护理学组委员、广东省护理学会营养护理专业委员会主任委员。

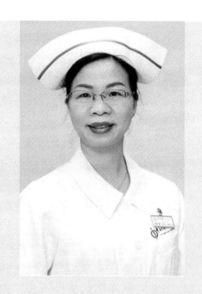

什么是膳食指南

俗话说"民以食为天"，足见饮食在生活中的地位。科学膳食是一门学问，"吃什么，怎么吃"成了每天的难题，而膳食指南为解决这个难题提供了科学的答案。膳食指南是根据营养科学原则和人体营养需要，结合当地食物的生产供应情况及人群生活实践，提出对食物选择和身体活动的指导意见。在"健康中国"成为国家战略的今天，为了引导全民合理膳食，中国营养学会发布了营养健康的指导性文件《中国居民膳食指南（2022）》。合理饮食是生存和健康的基础，不仅可以满足我们每天必需的营养素，还有利于自我的健康管理和慢性病预防。

如何做到科学膳食？每天应吃什么，怎么吃

《中国居民膳食指南（2022）》给出了平衡膳食的八大准则，让"吃什

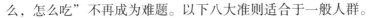

么，怎么吃"不再成为难题。以下八大准则适合于一般人群。

1. 食物多样，合理搭配

平衡膳食模式是最大程度保障人体营养需要和健康的基础，食物多样是平衡膳食模式的基本原则。多样的食物应包括谷薯类、蔬菜水果类、畜禽鱼蛋奶类、大豆坚果类等。建议平均每天摄入 12 种以上食物，每周摄入 25 种以上食物。我国日常膳食以谷类为主，按照平衡膳食模式，建议居民平均每天摄入谷类食物 200 ~ 300 g，其中全谷物和杂豆类 50 ~ 150 g，薯类 50 ~ 100 g。根据平衡膳食模式中供能的计算，建议碳水化合物供能占 50% ~ 65%，蛋白质占 10% ~ 15%，脂肪占 20% ~ 30%，以达到合理搭配的要求。

2. 吃动平衡，健康体重

适量运动及膳食平衡是保持健康体重的关键。建议每周应至少 5 天进行中等强度，累计 150 分钟以上的身体活动；坚持日常身体活动，主动身体活动最好每天走 6000 步；注意减少久坐时间，每小时站起适当活动，动则有益。

3. 多吃蔬果、奶类、全谷、大豆

蔬果是日常维生素、矿物质、膳食纤维等的重要来源，奶类和大豆可提供丰富的钙和优质蛋白质等，因此每天应多吃蔬果、奶类、大豆及其制品，作为平衡膳食的重要组成部分。提倡"餐餐有蔬菜，天天吃水果"，即每天摄入蔬菜不少于 300 g，其中深色蔬菜应占 1/2；外加摄入 200 ~ 350 g 新鲜水果。另外建议每天饮用 300 mL 液态奶，常吃全谷物，适量吃坚果。

4. 适量吃鱼、禽、蛋、瘦肉

鱼、禽、蛋、畜肉含有人体所需的优质蛋白质、维生素等。但摄入过多的畜肉会导致摄入过多的脂肪和胆固醇。推荐每天吃肉 120 ~ 200 g。优先选择吃鱼，每周 2 次或 300 ~ 500 g。每天吃 1 个鸡蛋，鸡蛋营养丰富，蛋黄不要丢弃。少吃肥肉、烟熏或腌制肉类。

5. 少盐少油，控糖限酒

食盐、添加糖、烹调油和动物性油脂摄入过多，容易诱发龋齿、肥胖、心脑血管慢性疾病。培养清淡的饮食习惯，推荐成年人每天食盐不超过 5 g，烹调油 25 ~ 30 g，糖不超过 50 g，最好控制在 25 g 以下，不喝或少喝含糖饮料及酒类，成年人如要饮酒也应控制一天摄入的酒精量不超过 15 g，儿童、青少年、孕妇及乳母不应饮酒。

6. 规律进餐，足量饮水

规律进餐就是合理安排一日三餐，定时定量，饮食有度，也是实现合理膳食的前提。每天主动足量饮水，建议成年人每天饮用 7 ~ 8 杯水，相当于

男性每天饮水 1700 mL，女性每天饮水 1500 mL。推荐喝白开水或茶水，少喝或不喝含糖饮料，不用饮料代替白开水。

7. 会烹会选，会看标签

优秀的烹饪技术，可以在满足口腹之欲的同时吸收营养，美味与营养兼得。了解各类食物的营养特点，会看各种食品的营养成分表，挑选新鲜健康、营养素密度高的食物。食物的制备和储存应生熟分开，避免细菌交叉感染，防止病从口入。

8. 公筷分餐，杜绝浪费

围桌共食应使用公筷、公勺，或采用分餐或份餐的形式，降低病从口入的风险。尊重和珍惜食物，按需备餐，传承健康的生活方式，树饮食文明新风。

让我们一起践行科学膳食理念，吃出健康与美丽！

青少年该如何健康饮食

廖昌贵 中山大学附属第一医院南沙院区器官移植科护士长，副主任护师。首届中华护理学会营养支持专科护士，国家三级公共营养师，广东省护理学会"百佳护士"。任广东省护理学会营养护理专业委员会专家库成员、广东省护理学会器官捐献与移植护理专业委员会常务委员、广东省护理学会护理管理专业委员会委员。

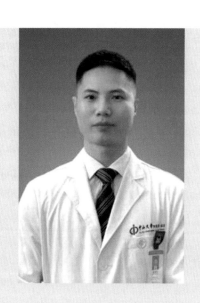

青少年怎样吃才算健康

第一，饮食中一定要补充充足的蛋白质。奶制品是必须的，如早餐饮用一杯牛奶（200～250 mL），午饭加一杯酸奶（100～125 mL）。争取每天吃1个全蛋，每周吃鱼2次，每餐都有瘦肉。

第二，一定要吃早餐。如果不吃早餐，将会严重影响机体的营养和代谢。早餐要丰盛，品种多样，合理搭配，如燕麦片、面包、鸡蛋、牛奶、蔬菜、水果的搭配必不可少。

第三，要控制肥肉、油脂、蛋糕及甜食的摄入。如果出现青春期肥胖，成年之后很难减重。

第四，每天要吃够500 g的绿色蔬菜，再吃2～3个香蕉或苹果，这样可以补充充足的维生素、矿物质及膳食纤维。

总的来说，青少年的健康饮食原则是平衡膳食，不要挑食，也不要偏食，高蛋白、热量充足、高营养，但是一定要少油、少盐、少甜。

青少年对能量和三大宏量营养素的需求

青少年的能量需要量要满足基础代谢、身体活动、食物热效应以及生长发育。其中，生长发育需要的能量包括新组织中合成及储存的能量，年龄越小，其占总能量需要量比例越大。能量和宏量营养素主要来自膳食的碳水化合物、脂类和蛋白质。

（1）青少年蛋白质需要量包括蛋白质的维持量以及生长发育所需储存量，每天需要摄入蛋白质55～75 g。处于生长阶段的青少年对蛋白质缺乏更为敏感，常表现为生长迟缓、低体重、免疫功能下降等，但过多蛋白质摄入会使尿钙排泄增多、肝肾负担加重等。鱼、禽、肉、蛋、奶等动物性食物，以及大豆制品是优质蛋白的良好来源，其中优质蛋白的摄入量应占膳食总蛋白的50%。青少年尤其应增加豆制品摄入，保证每日摄入豆制品20～25 g。

（2）适宜的脂类摄入量对于维持青少年的发育与健康必不可少。膳食脂肪摄入过多会增加超重肥胖、高血压、血脂异常等的风险；而脂肪摄入过少，会导致必需脂肪酸的缺乏，影响青少年正常的生长发育。我国6～17岁儿童膳食脂肪摄入量应占供能比的20%～30%。其中，二十二碳六烯酸（docosahexoenoic acid，DHA）和二十碳五烯酸（eicosapentaenoic acid，EPA）能促进大脑及认知发育，建议青少年增加摄入富含DHA的海鱼。反式脂肪酸对青少年生长及心血管系统损害较大，其供能比小于1%。应减少摄入含氢化植物油的加工食品，如威化饼干、奶油面包、派、夹心饼干等。

（3）青少年碳水化合物推荐摄入量应占膳食总能量的50%～65%。青少年应该摄入营养素密度高的食物，限制纯能量食物的摄入，减少含糖饮料、甜点等的摄入，后者与超重肥胖、龋齿发生关系密切。

青少年对维生素的需求

维生素是一类维持青少年正常生长发育必需的低分子量的有机化合物。虽然青少年对维生素需要量少，但其不可缺少。青少年比较容易缺乏的维生素主要包括维生素A、维生素C、维生素D等。

（1）维生素A。青少年需要充足的维生素A保持黏膜完整，维护视力健康，维持免疫功能，每天的维生素A摄入量应为630～820 μg视黄醇活性当量（retinol activity equivalent，RAE）。维生素A主要来源于各种动物肝脏、鱼、蛋黄、奶制品等，占青少年维生素A全部来源的1/3。维生素A原

（类胡萝卜素）在深色蔬菜如胡萝卜、菠菜、南瓜中含量较高，青少年应保证每日摄入蔬菜的 1/3～1/2 为深色蔬菜。

（2）维生素 D。维生素 D 主要促进人体对钙的吸收和利用，也参与调节机体免疫功能，每天建议摄入量为 10 μg。长期维生素 D 缺乏会导致骨软化、骨质疏松，多见于亚急性佝偻病，以骨质增生为主，容易出现腿疼和抽搐。维生素 D 的食物来源极为有限，仅富含于某些海洋鱼类的肝脏。维生素 D 主要靠皮肤经过适当的日光紫外线照射后合成，或额外补充维生素 D，因此，建议青少年应保证每日 60 分钟户外活动。

（3）维生素 C。维生素 C 具有抗氧化作用，在铁的利用、叶酸还原、胆固醇代谢，以及抗体、胶原蛋白、神经递质合成等方面发挥重要作用，每天建议摄入量为 90～100 mg。维生素 C 的主要来源是新鲜的蔬菜和水果，青少年每日应至少保证摄入 300～500 g 蔬菜和水果。

如何通过饮食改善
肿瘤患者的营养状况

赖淑蓉　中山大学附属第一医院胃
肠外科中心区护士长，副主任护师。
从事胃肠外科工作近 30 年。任广东省
护理学会加速康复专业委员会副主任
委员、广东省护理学会肿瘤靶向免疫
治疗护理专业委员会专家库成员等。

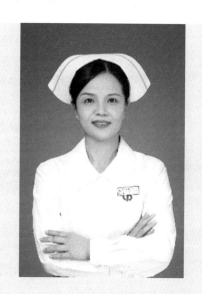

如何改善肿瘤患者的营养状况

营养不良是恶性肿瘤患者的常见并发症。研究报道显示，约 20% 肿瘤
患者的直接死亡原因是营养不良，因此，通过营养支持改善肿瘤患者的营养
状况，具有至关重要的作用。改善肿瘤患者的营养状况，重点在于以下几个
方面。

1. 增加高蛋白食物的摄入

肿瘤患者在治疗期间多摄入优质蛋白质，一方面有利于减少肿瘤患者肌肉
丢失，另一方面有助于伤口愈合并为白细胞再生提供原料。摄入抗氧化营养素
可以阻止过多的自由基对机体正常组织的伤害，降低抗肿瘤治疗的副作用。因
此，肿瘤患者应在平衡膳食的基础上适当增加摄入优质蛋白质及抗氧化营养素
含量丰富的食物，如蛋类、奶类、鱼禽畜肉、豆制品、深颜色新鲜蔬果、全谷
类食物等。

2. 饮食多样化

一般建议除了食物过敏或需要遵医嘱忌口的食物外，不提倡肿瘤患者过分忌口，应注意食物的多样化，每天吃不少于 12 种食物，每周吃不少于 25 种食物，保障各类营养物质的均衡摄入。

3. 不需要大量进补

肿瘤患者的消化吸收能力是比较差的，大量进补容易加重胃肠道负担，不利于患者的术后康复。若需要进补，最好是在医生的指导下，开具有针对性的处方进行进补。

4. 科学喝汤

据科学研究发现，各种汤的营养只有原料的 5%～10%，大部分营养物质尤其是蛋白质都在汤渣里，且大量喝汤会影响其他食物的摄入，使得膳食单一，反而容易导致营养不良。因此，正确的喝汤方法应该是汤和汤渣一起吃，也可以在喝汤的同时加入口服营养补充剂以增加营养。

5. 适当、科学运动

建议肿瘤患者适当、科学运动。适度的运动是安全有益的，有利于患者改善乏力，减少肌肉丢失。鼓励肿瘤康复期人群每天至少进行中等强度的身体活动 30 分钟，每周累计 150 分钟，包括隔天一次的力量训练，同时应注意将运动融入日常生活中，避免久坐的生活方式，坐 1 小时起来活动一次，每日累计的活动时间在 2 小时以上。如果患者手术治疗后 1 个月内或者患者体力较差，最好的活动方式是散步，每次 20～30 分钟，根据自己体力情况适当调整活动强度，每天保证一定的活动时间，累计保持在 2～3 小时；如果患者体力极差或者长期卧床，建议每 1～2 小时起来活动一次或翻身、进行四肢锻炼、床上做踩脚踏车运动、做踝泵运动等力所能及的活动，有利于维持肌肉的储备和力量；如果有冠心病、白细胞低、重度贫血等并发症，则建议在专业人士指导下制订个体化的运动计划。应注意不要空腹运动，建议锻炼前半小时或 1～2 小时内进食 25 g 碳水化合物（1 个水果或 1 片面包）和 6～10 g 蛋白质（医学营养粉），锻炼时可小口多次饮水，锻炼结束后建议尽早或 1～2 小时内进食更多的碳水化合物和优质蛋白以补充糖原及促进肌肉合成。

呼吸道传染病流行期间
如何做好个人防护

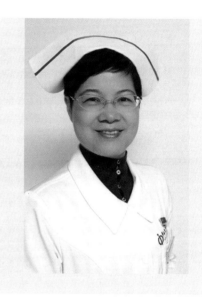

何瑾云 中山大学附属第一医院护理部护士长，主任护师。任中华护理学会医院感染管理专业委员会委员、广东省护理学会围术期医院感染控制护理管理专业委员会主任委员、广东省护士协会第二届理事会感染控制护士分会副会长。

就医期间，为什么要做好个人防护

首先，做好个人防护可以降低感染的风险。医院是患者的集中地，细菌和病毒相对比较集中，存在着传播疾病的风险。特别是在呼吸道传染病流行期间，做好个人防护尤为重要。

其次，做好个人防护可以保护自己和他人的健康。注意个人卫生，及时洗手或进行手消毒，可以有效减少病菌在手部的滋生和传播，降低医院感染发生率。

此外，做好个人防护也是对医护人员的尊重和支持。通过做好个人防护，患者在降低自身感染风险的同时，还可以减轻医护人员的工作压力，保护他们的健康。

就医期间，如何做好个人防护

首先，提前预约挂号非常重要。通过使用医院 App、微信公众号或自助机进行预约挂号，提前了解就诊流程及就诊科室，尽可能在网上办理缴费、查询检查结果等业务，可以减少在医院停留的时间，避免人员聚集，减少接触物体表面的机会。

其次，注意佩戴口罩。就医途中和就诊期间，全程佩戴一次性使用医用口罩、医用外科口罩或以上防护等级的口罩（不可佩戴有呼气阀的口罩）。口罩可以有效阻止飞沫的传播，减少呼吸道疾病的传播。

再次，保持"一米线"距离也很重要。在候诊和排队时，与他人保持1米以上的距离，避免近距离接触时的飞沫传播。另外，尽量选择楼梯步行；若选择乘坐电梯，尽量分散乘梯，避免同梯人数过多。

最后，应注意个人卫生。随身携带免洗手消毒液或消毒湿巾，方便随时进行手消毒；避免用未清洁的手触摸眼、口、鼻，可以减少细菌病毒进入体内的途径；在医院内咳嗽或打喷嚏时，尽量不要摘下口罩，必要时用纸巾遮住口鼻，或者采用肘臂遮挡口鼻；同时，尽量避免直接触摸门把手、电梯按键、挂号机、取款机等物体表面，若无法避免，触摸后应及时用洗手液或肥皂在流动水下洗手，或用免洗手消毒液揉搓双手。

通过以上的防护措施，可以有效降低疾病的传播风险。就医期间，请务必做好个人防护，这样既能保护自己健康，也为他人的健康贡献一份力量。个人防护是一种社会责任。

你的口罩佩戴正确吗

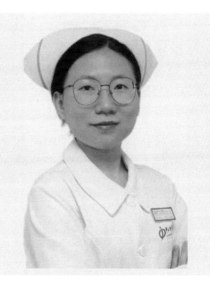

钟乔欣 中山大学附属第一医院急诊科护师。广东省护理学会医院感染防控专科护士。任广东省护理学会围术期医院感染控制护理管理专业委员会青年委员副组长。

呼吸道传染病的常见病原体有新型冠状病毒、流行性感冒病毒、肺炎支原体、呼吸道合胞病毒等，主要通过呼吸道飞沫、吸入带有病原体的气溶胶或密切接触等途径传播。冬季和春季是呼吸道传染病的高发季节，人群普遍易感。正确佩戴口罩是预防呼吸道传染病的有效措施。

如何正确选择口罩

（1）呼吸道传染病患者或有呼吸道传染病症状者建议佩戴 N95 或 KN95 等颗粒物防护口罩（无呼吸阀）或医用防护口罩，其他人员建议佩戴一次性使用医用口罩或医用外科口罩。

（2）儿童呼吸道传染病患者或有呼吸道传染病症状者建议选用儿童防护口罩，其他儿童建议选用儿童卫生口罩。

（3）口罩产品应符合相关国家标准或行业标准。

如何正确佩戴一次性使用医用口罩

（1）在戴口罩前应先洗手（使用洗手液或肥皂）或进行手消毒（用免

洗手消毒剂揉搓双手)。

(2) 检查确认口罩的外包装完好无损，检查口罩的质量并区分口罩的正反面及上下方向（图1、图2）。

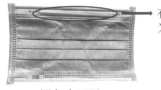

深色为正面　　　　　　　　　　　浅色为反面

有金属条为上方

无金属条为下方

图1　口罩正面　　　　　　　　　　图2　口罩反面

(3) 双手拿着口罩的两条系带，戴上口罩（图3）。

(4) 双手拉开口罩的皱褶至下颌处（图4）。

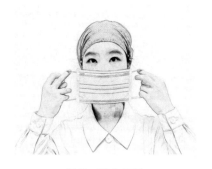
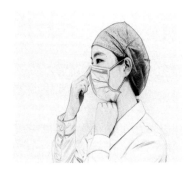

图3　戴上口罩　　　　　　　　　　图4　拉开口罩皱褶

(5) 调整口罩的位置以覆盖口、鼻和下颌（图5）。

(6) 将双手食指放在口罩金属鼻夹的中部，用指尖向内按压的同时顺着金属鼻夹两侧移动，根据鼻梁形状塑造金属鼻夹，直至金属鼻夹完全贴合鼻梁形状（图6）。

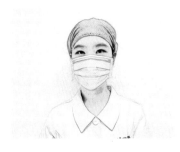
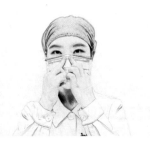

图5　调整口罩位置　　　　　　　　图6　口罩塑型

注意事项：不要单手按压金属鼻夹塑形，不要把口罩的内外面或上下方向戴反。

如何正确摘脱口罩

摘脱口罩应按以下步骤进行：
（1）摘脱口罩前先洗手或者进行手消毒。
（2）双手捏住口罩的两条系带摘口罩。
（3）手捏住口罩的两条系带将口罩丢进生活垃圾桶。
（4）洗手或进行手消毒。

如何保持口罩的有效性

口罩的正确使用、储存和清洁是保持其有效性的关键，因此保持口罩的有效性需注意以下几点：
（1）戴口罩后要确保口罩盖住口鼻和下颌，鼻夹要压实。
（2）口罩外表可能沾染了传播呼吸道疾病的细菌和病毒，因此，在任何时候都不要去触碰口罩的外面。
（3）如果口罩出现潮湿、脏污、变形、损坏、异味，应及时更换，每个口罩累计佩戴时间不超过 8 小时。

发热患者就诊须知

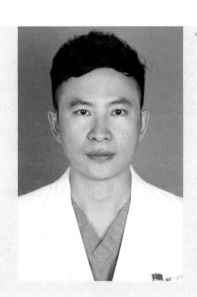

刘强强 中山大学附属第一医院急诊科科副护士长，副主任护师。任广东省护理学会急诊护理专业委员会副主任委员、广东省护士协会男护士分会副会长。

　　发热门诊（fever clinic）是医院用于排查/诊断以发热为首发症状的急性传染性疾病患者，亦为病情需要的患者提供临时治疗的医疗场所，是医院传染病控制的主要单位。发热是急性传染病的常见临床症状之一。一般情况下，我们把在腋窝处测量的体温≥37.3 ℃称为发热。一旦出现发热症状，就要保持警惕，尽快就医。应做到"两不要，一及时"：不要带病上班、上学，不要自行服药处理；在做好个人防护的基础上，应及时前往发热门诊就诊。

去发热门诊前应注意什么

（1）做好个人防护，正确佩戴一次性使用外科口罩或医用防护口罩。
（2）携带本人的身份证、医保卡和病历本。
（3）如果是未成年人或老年人，需要家属陪同就诊。
（4）避免乘坐公共交通工具。

发热门诊就诊流程是怎样的

（1）在预检分诊处测量生命体征，向医护人员陈述主要症状。

（2）在挂号收费处挂号，前往诊室候诊，并在就诊后缴纳检查和治疗费用；为避免人群拥挤，建议通过手机 App 进行费用缴纳。

（3）在咽拭子标本采集室采集标本。

（4）前往治疗室、CT 室等完成其他相关的治疗和检查。

（5）在发热门诊检后区域等待检查、检验结果；结果出来后，由医生制定进一步的治疗方案。

如何正确配合采集鼻拭子或咽拭子标本

（1）若鼻腔或口腔有相关疾病，比如鼻黏膜出血、张口困难等，请提前告知。

（2）在采集咽拭子时，张大嘴巴，露出两侧咽扁桃体。

（3）在采集鼻拭子时，头稍后仰，使鼻腔正对前方。

就诊过程中，如何做好个人防护

发热门诊是发热患者聚集的医疗场所，急性传染病传播的风险高，因此需做好个人防护，应注意以下几点：

（1）正确佩戴一次性使用外科口罩或医用防护口罩，切勿在就诊过程中随意脱下口罩。

（2）勤洗手或使用免洗手消毒液进行手卫生。

（3）遵守秩序，与其他人保持 1 米距离。

在治疗期间，室内定时开窗通风，勤换衣物，合理膳食，按时服药，注意休息。

如何做好就医期间的手卫生

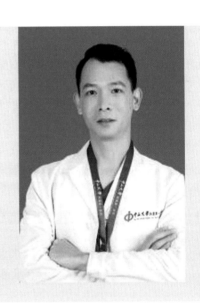

梁启财 中山大学附属第一医院重症医学科感染防控专科护士，主管护师。从事急危重症患者护理工作 10 余年。任中华护理学会医院感染管理专业委员会青年委员、广东省护理学会危重症感染护理专业委员会副主任委员。

为什么要洗手

手是人体带细菌最多的部位之一，一只手沾有 40 多万个细菌，1 cm² 的手掌可能聚集 3500～4500 个细菌，每个指甲缝里可能有 4.5 万～5 万个细菌。当身体抵抗力下降的时候，病原体可通过手、口、眼、鼻的黏膜接触进入人体，诱发各种疾病。规范洗手可以大大减少手上的细菌量，是预防感染最经济、有效且最简便易行的方法。

手卫生包括洗手与手消毒两个部分。洗手是指用不含抗菌剂的流动水或肥皂洗手，以去除手部皮肤碎屑、污垢和表层细菌的过程；而手消毒是指用含抗菌剂的皂液或消毒剂擦手的过程。

什么时候应该洗手

到医院就诊时，有以下情形必须要洗手：
（1）准备食物前、用餐及服药等饮食行为前。

（2）接触眼、口、鼻等黏膜部位之前。我们的眼皮、鼻腔和口腔里都有大量的黏膜细胞，黏膜的作用在于分泌黏液以保持湿润，当微生物以某种方式接触到黏膜并与受体结合，感染就开始了。接触眼、鼻和口腔前洗手可以减少细菌、病毒进入体内的机会，从而降低疾病的威胁。

（3）接触电梯按钮、门把手、钱币等公共设施和物品后。公共设施物体由于多人共用，其表面往往会有很多病菌残留，此时，有效的洗手才能避免这些病菌传播。

（4）大小便后。人的排泄物里有很多致病菌，便后洗手可以远离致病菌。

（5）接触自己伤口、引流管道前（后）。伤口大多是无菌的，而双手如果在触碰伤口前未经清洗则会有导致伤口感染的可能。

（6）做完检查或者治疗后。做检查或治疗时不可避免会触碰到各种公共物品，返回病房前有效洗手才能不将细菌、病毒带回病房。

（7）手上有明显可见的污物时。有明显污物意味着手被污染，此时必须要洗手。

（8）戴口罩前、脱口罩后。手上可能沾有细菌或病毒，如果不洗手就佩戴口罩，手上的细菌或病毒会污染口罩，口罩便会成为传播疾病的媒介；使用后的口罩的细菌和病毒含量会大大增加，可能会在脱口罩过程中污染手，若此时不洗手则可能会感染细菌或病毒而致病。

怎样洗手

记住六步洗手法，即六字口诀"内—外—夹—弓—大—立"，确保手的每个部位都能够得到有效的清洗。

（1）内：掌心相对，手指并拢相互摩擦。

（2）外：手心对手背沿指缝相互揉搓，两手交换进行。

（3）夹：掌心相对，双手交叉指缝揉搓。

（4）弓：弯曲手指使关节在另一手的手掌心旋转揉搓，两手交换进行。

（5）大：一手握住另一手大拇指旋转揉搓，两手交换进行。

（6）立：将五个手指尖并拢放在另一手的手掌心旋转揉搓，两手交换进行。

整个洗手揉搓过程不少于15秒，每个动作不少于5次。

洗手有流动水下洗手法及免洗手消毒液洗手法两种方式。如果手上有肉眼可见的污染物时，应选择在流动水下洗手，即先在流动水下淋湿双手，取适量洗手液均匀涂抹至整个手掌、手背、手指和指缝，然后按六步洗手法揉搓洗手。如果手上没有肉眼可见的污染物时，可使用免洗手消毒液洗手，洗手方法仍然遵循六步洗手法。

请记住，洗手是预防感染发生的一项关键措施！掌握正确的洗手时机与方法，共同"手"护健康！

输液港带管患者如何
进行居家护理

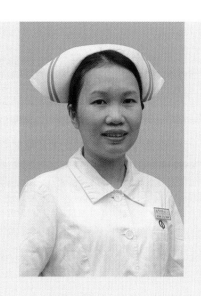

曾云菲 中山大学附属第一医院护理部静脉治疗专科主管护师。从事静疗专科护理工作15年。任中华护理学会静脉输液治疗专业委员会青年委员、广东省护理学会静脉治疗护理专业委员会常务委员。

输液港作为一种中心静脉管道，是由埋植在皮下部分的港座和尖端位于上腔静脉或下腔静脉的导管组成的。它在临床上应用较广泛，可以长期留置在患者体内，方便使用，适用于输注任何性质的药物，即使带管，对患者生活影响也较小。患者在带管期间需要做好输液港的自我管理，居家期间需要关注以下注意事项。

治疗间歇期需要多长时间维护一次输液港

出院后需要每4周到医院维护一次输液港，以保持管道通畅，保持输液港底座与导管连接的完整性，预防导管相关性感染、堵管等并发症发生。

错过了维护时间怎么办

如果没有按要求每4周到医院进行导管维护，即使时间延后也要尽快到当地医院门诊让专业人员评估后维护1次，以免堵管等情况发生。

带管回家后可以立刻洗澡吗

拔除无损伤针 24 小时内保持敷料干洁，24 小时后方可撕除敷料，观察穿刺点及周围皮肤无异常后方可每天进行淋浴。

居家期间日常活动有哪些注意事项

保护输液港底座，避免碰撞，避免背包肩带磨损输液港底座周围皮肤组织；避免输液港侧上肢做摆臂运动，如蝶泳、蛙泳、篮球、羽毛球、跳绳等运动；避免输液港侧上肢提重物（<5 kg）。

日常出行穿着有哪些注意事项

治疗间歇期，在保证输液港底座表面皮肤完好的情况下，应尽量穿宽松的衣服，避免摩擦。颈部和前胸部皮肤与正常人一般，无须刻意遮盖，不影响穿着效果。

出现以下情况应及时到医院就诊

输液港底座周围皮肤出现红肿、疼痛，皮肤破损、底座裸露等，输液港侧颈部皮肤出现红肿、疼痛，发生发热、气促、胸闷等情况时，应及时就医。

若前往中山大学附属第一医院进行输液港维护，可以下载"掌上中山一院"App，进入首页预约"静脉治疗专科"号，于中山大学附属第一医院本部 1 号楼 5 楼候诊。静脉治疗专科护士会为患者进行评估，给予皮肤消毒、置入无损伤针、冲封管等维护操作。

静脉输液知多少
——血管通路器材选择

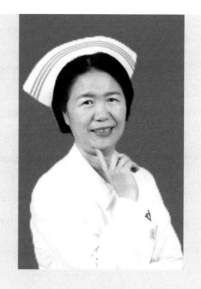

陈利芬 中山大学附属第一医院静脉治疗专科及肿瘤专科护理小组带头人，主任护师，硕士研究生导师。任中华护理学会静脉治疗专业委员会副主任委员、广东省护理学会静脉治疗专业委员会主任委员、广东省护士协会肿瘤分会副会长。

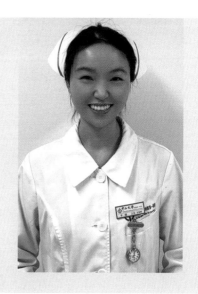

于　瑞 中山大学附属第一医院器官移植科主管护师。从事静脉治疗专业工作10年。中华护理学会静脉治疗专科护士。任广东省护理学会静脉治疗专业委员会常务委员。

哪些患者需要静脉输液

静脉输液是指将无菌药液输入患者静脉血管内，是临床常用的一种治疗方法。不能经口进食者、剧烈呕吐者、大手术患者、严重烧伤和大出血患者，还有严重感染或者需静脉化疗者均需要静脉输液。

临床常用的静脉输液工具有哪些

静脉输液工具也称血管通路器材，是建立血管通路进行输液的器具。临床常用输液工具包括：一次性静脉输液钢针（图1）、静脉留置针（图2）、静脉中等长度导管（medial venous catheter，MC）（图3）、中心静脉导管（central venous catheter，CVC）（图4）、经外周静脉置入中心静脉导管（peripherally inserted central catheter，PICC）（图5）、输液港（implantable venous access port，PORT）（图6）。

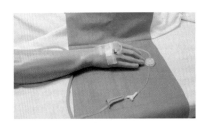

图1　头皮钢针输液

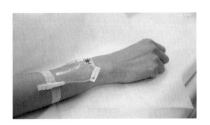

图2　Y型留置针

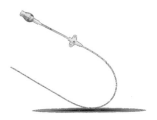

图3　静脉中等长度导管

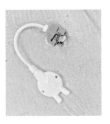

图4　经颈静脉穿刺中心静脉导管

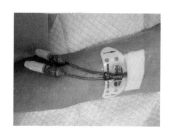

图 5 双腔耐高压三向瓣膜 PICC

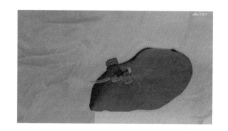

图 6 连接 PORT 的无损伤针

谁来选择静脉输液工具

合理选择静脉输液穿刺工具，可以减少患者的穿刺次数，减轻患者痛苦，减少穿刺并发症的发生。静脉输液工具的选择比较复杂，经过静脉治疗专业训练的护士才能做出正确的判断。临床上，一般由专业护士做出专业判断，并与医生、患者沟通，共同决定输液工具类别。

怎样选择静脉输液工具

头皮钢针由于对血管损伤大，易导致药物外渗，增加针刺伤的风险，因此只能作为单次、短时（小于 4 小时）、非刺激性药物输液工具的选择。

静脉留置针可用于短期间歇性或连续性输注等渗或接近等渗的液体，可留置 72 ～ 96 小时。

MC 适用于短期或持续输注等渗药物，间歇性或短期输注高渗或腐蚀性药物，预计治疗时间为 1 ～ 4 周的患者，但不用于输注化疗药物。

CVC 多用于短期大量而快速的静脉输液，常用在失血量可能较大的手术，或者是急救时维持血压、重症患者建立输液通路，也用于中心静脉压测量及血液透析治疗；可输注渗透压大于 900 mOsm/L 的药液。

PICC 适用于需输注高渗透压、细胞毒性、刺激性药物（化疗药、肠外营养液等）者，外周穿刺困难者，需要中长期静脉输液（连续输液 7 天以上）者，但留置时间不宜超过 1 年。

PORT 主要用于长期或间断性接受化疗的肿瘤患者，在没有发生严重并发症时可以终身留置，但需要通过手术将港体埋于皮下，操作较其他输液工具复杂，通常由医生和护士共同完成 PORT 留置手术。

病例：容先生，57 岁，诊断为肝门部胆管癌，需行化疗，化疗方案为顺铂＋吉西他滨，每月 1 个疗程，需行 6 个疗程治疗。这位患者应该选择怎样的输液工具呢？首先考虑到患者输注的顺铂属于细胞毒性药物，pH 值为 2.2～3.0，对血管刺激性大，同时考虑到患者需间歇多次静脉化疗，预期治疗时间在 6 个月左右，为了保护血管，预防发生药物外渗，保证输液安全，减少患者的穿刺次数，因此建议选择 PICC 或输液港进行输液。

总之，根据患者的病情、全身情况、治疗方案、预期治疗时间、血管情况、年龄、伴随疾病、患者意愿以及医院资源等，医护人员会为患者选择合适的输液工具。

静脉输液知多少
——静脉输液常见问题处理小技巧

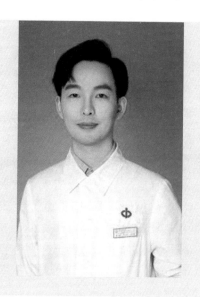

罗　聪　中山大学附属第一医院心血管儿科与结构心病区主管护师。广东省静脉治疗专科护士。任广东省护理学会静脉治疗专业委员会常务委员。

什么是静脉输液治疗

静脉输液治疗（intravenous infusion therapy）是将药物或血液通过针头注入血管的一种治疗方法，是住院患者最常见的治疗方式之一。静脉输液可以保证药物或血液快速、有效地进入血液循环，达到治疗的目的。但是，静脉输液也有可能出现一些问题，需要注意和处理。

输液滴数能不能自行调节

不能。输液滴数是医生根据药物的种类、性质和患者的病情、年龄等因素决定的，不同的药物有不同的输液速度。一般来说，成人的输液滴数在 40 ～ 60 滴/分钟，儿童在 20 ～ 40 滴/分钟。输液速度过快或过慢，都会影响药物的效果和安全性。输液速度过快可能导致心脏负担过重、肺水肿等危险情况，输液速度过慢可能导致药物浓度不足、治疗效果不佳等问题。因此，患者不能自行调节输液滴数，要由医护人员调节。

输液不滴了怎么办

首先，要检查一下输液管是否有扭曲或受压的地方，如果有，就要解开或移开。其次，要看看输液袋是否放得太低或者手臂是否举得太高，如果是，就要调整一下位置。最后，要看看输液开关是否打开了，针头是否有回血现象。如果以上都没有问题，可能是针头堵塞或移位了，这时候应请护士来处理，千万不要自己用力挤压输液管或拔动针头，以免造成更大的伤害。

输液过程中手肿了怎么办

如果发现在输注普通补液时，穿刺部位出现肿胀和疼痛，可能是针头滑出了血管，导致药物流入了皮下组织，即药物渗出（图1）。这时候应立即停止输液并告诉护士。护士会拔掉针头，并重新找合适的血管穿刺。对于已经肿胀的部位，可以用新鲜土豆切片敷在上面，或者用50%硫酸镁溶液湿敷，这些都可以帮助消肿和止痛。如发现在输注化疗药等腐蚀性药物时发生药物外渗，应立即通知护士处理。

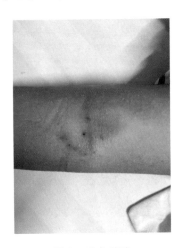

图1 药物渗出

留置针处红肿疼痛怎么办

如果发现沿着留置针针头所在的血管出现红线、红肿、发热、疼痛等症状，可能是发生了静脉炎（图2）。静脉炎是由于长期输注刺激性强的药物或者针头刺激血管壁引起的。出现这种情况，应告诉护士，停止输液，护士会拔掉针头，并换新的血管穿刺。对于发炎的部位，可以用50%硫酸镁或75%酒精湿敷，或者用喜辽妥软膏外涂，这些都可以帮助消炎和止痛。

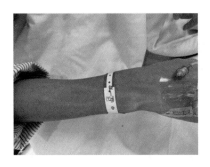

图2　静脉炎

为了避免输液过程中出现不良反应，还应注意什么

（1）在留置针头期间要注意保护针头，不要让针头受到外力或摩擦，也不要让输液管扭曲或受压。

（2）输液中和输液后不要剧烈活动或提举重物，以免导致针头移位或血管损伤。

（3）输液中要随时观察输液部位，如果发现异常情况，应及时告知医护人员。

PICC 定期维护，
你重视了吗

李 云 中山大学附属第一医院口腔颌面外科主管护师。中华护理学会静脉治疗专科护士。任广东省护理学会口腔颌面外科护理专业委员会副主任委员。

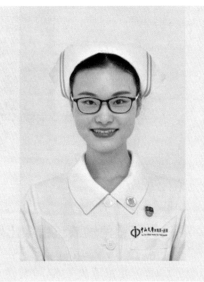

什么是 PICC

经外周静脉置入中心静脉导管（PICC），是经上肢贵要静脉、肘正中静脉、头静脉、肱静脉、颈外静脉（新生儿还可以通过下肢大隐静脉、头部颞静脉、耳后静脉等）穿刺置管，导管尖端位于上腔静脉或下腔静脉的导管。

PICC 适用于哪些人群

（1）需要输注高渗或高浓度药液（如甘露醇、脂肪乳、氨基酸等）、细胞毒性药物、刺激性药物（如化疗药物）的患者。

（2）缺乏外周静脉通路及需要长期静脉输液（连续输液 7 天以上）、需要反复输血或血制品或反复采血的患者。

（3）家庭病床的患者及需要营养和呼吸支持治疗的早产儿。

PICC 为什么要定期维护

PICC 维护是专业人员通过评估导管、穿刺口皮肤及肢体活动等情况后，做局部皮肤消毒、更换敷料及接头、冲封管以及健康宣教等操作。PICC 定期维护的目的：①保持导管通畅；②保持局部皮肤清洁、干燥、完整；③保持导管固定完整、牢固；④预防导管相关性感染等并发症发生。

PICC 纱布敷料要求至少每 2 天更换 1 次，透明敷料至少每 5～7 天更换 1 次。

当发现 PICC 有异常时应该怎么做

当出现以下情况时，应及时前往当地有条件的医院进行处理：

（1）穿刺点渗血、渗液且按压无效。

（2）穿刺部位出现局部红肿、疼痛且有分泌物。

（3）穿刺点周围皮肤瘙痒、发红、出现皮疹。

（4）置管侧手臂肿胀不适，甚至出现发热、气短、胸闷等情况。

（5）导管外露部分血液回流。

（6）导管脱出体外等。

如发生导管破损或断裂、输液接头脱落的紧急情况，应自行用胶布固定外露的导管并立即就医。

居家如何做好 PICC 维护

良好的 PICC 维护可以避免和减少并发症的发生，保障导管的正常使用，因此，居家进行 PICC 维护要注意以下几点：

（1）睡觉时不要压迫置管侧的手臂，可以平躺或侧卧朝向未置管侧手臂，不可用置管侧手臂支撑着起床。

（2）穿脱衣服时置管侧手臂要先穿后脱，衣服的袖口不宜过紧，避免穿脱衣服时将导管带出。

（3）洗澡时可以选择淋浴，避免盆浴或泡浴，以防泡湿贴膜。淋浴前可先用保鲜膜缠好置管侧手臂，并用胶带封闭上下边缘，再用干毛巾包裹，毛巾外用保鲜膜再次缠绕；淋浴时高举置管侧手臂；淋浴后检查透明敷贴是否潮湿、进水或松动，穿刺点是否干洁，如有不适应及时去就近医院更换。

（4）置管后可以做一般家务，如煮饭、洗碗、扫地；可以做轻度运动，如弯曲、伸展等。不可以提过重的物品，不可以在穿刺侧手臂扎止血带、测血压，不可以游泳、打球、托举哑铃、抱小孩、拄拐杖、拖地等。

PICC 置管患者如何做好
穿刺配合与居家健康管理

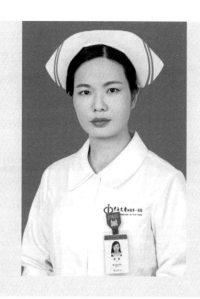

李　莉　中山大学附属第一医院重
症医学科主管护师。广东省护理学会
静脉治疗专科护士。任广东省护理学
会脓毒症护理专业委员会副主任委员。

PICC 导管的优点是什么

　　PICC 是一种经外周静脉置入的中心静脉导管，导管尖端位于上腔静脉
或下腔静脉。PICC 输液用药起效快、对血管刺激性小、并发症少。导管采
用高级别硅胶材料，与人体生物相容性高，质地柔软、安全舒适，可长期留
置（最长可达 1 年），可满足慢性病患者、重症患者中长期输液治疗及癌症
患者的静脉化疗需要。PICC 具有安全性高、舒适、可中长期留置等优点，
是慢性病患者及癌症患者输液治疗的"生命线"。

PICC 置管患者如何做好穿刺配合和居家健康管理

1. 置管前准备

（1）置管前一晚放松心情，保证充足的睡眠。

（2）清淡饮食，可适当饮水，保证循环血容量充足，促进血管充盈。

（3）做好局部皮肤清洁，如使用沐浴露清洁置管侧腋窝及手臂。

（4）穿宽松衣物，建议选择对襟上衣，方便穿脱置管侧衣物，避免穿连衣裙、紧身衣或套头上衣等。

（5）了解 PICC 置管相关知识，避免精神过度紧张。若精神紧张，难以自我调节，可提前与医护人员沟通，可采用音乐疗法等手段有效缓解紧张和焦虑。

（6）签署置管知情同意书。

2. 置管中配合

（1）置管侧上肢外展与躯干呈 90°，呈舒缓放松状态。

（2）头偏向置管侧对侧。

（3）置管过程中避免咳嗽，必要时可戴口罩。

（4）置管部位消毒铺巾后，四肢不可碰触无菌巾内面，不可随意改变体位，以免破坏无菌屏障。

（5）置管过程中如出现胸闷、气促、头晕等不适，应立即告知医护人员。

3. 置管后居家健康管理

PICC 置管后，在治疗的间歇期，患者可带管回家正常生活和工作。居家生活中，患者应做好穿刺口的自我观察和管理。

（1）每 5～7 天定时至静脉治疗专科门诊进行常规换药维护。当敷料出现污染、潮湿卷边、渗血渗液，穿刺口出现红肿、异常分泌物时，应随时去医院就诊。

（2）患者可做一般的日常工作和家务，如做饭、洗碗、写字等，提倡适度锻炼，避免置管侧肢体血栓形成。严禁提超过 3 kg 的重物，不做引体向上、游泳、打羽毛球等大幅度运动。

（3）洗澡时用防水保护套或丝袜加毛巾包裹穿刺部位，避免敷料泡水后变得松动导致导管脱出。

（4）严禁在置管侧手臂扎止血带、测量血压等，避免血液反流导致血管堵塞。

（5）穿衣服时先穿置管侧，脱衣服时先脱对侧，再脱置管侧。穿着宽松棉柔衣物，袖子不宜过紧，避免牵拉导管。

（6）适当锻炼，注意保暖，避免感冒咳嗽导致胸腔内压升高引起导管回血。

学会自我观察，当出现以下情况时应及时去医院就诊

（1）穿刺部位出现局部肿胀、疼痛，臂围增大 2 cm，肢体麻木，导管体内部分脱出体外。

（2）导管体外断裂或破损。

（3）敷料松脱。

（4）穿刺口出血，按压无效。

（5）不明原因体温升高到 38 ℃以上。

（6）置管侧肢体肿胀或麻木不适。

（7）突然出现胸闷、气促、呼吸困难。

如遇特殊紧急情况，请先电话咨询医务人员，按医务人员指导进行初步处理，确保安全后再就医。

居家一次性无菌物品
如何储存与使用

杜合英 中山大学附属第一医院消毒供应中心主任护师，硕士研究生导师。从事手术室和消毒供应专科护理工作 35 年。任中华护理学会消毒供应专业委员会副主任委员、广东省护理学会消毒供应专业委员会主任委员。

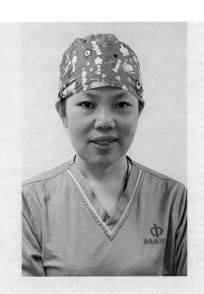

　　一些糖尿病患者在出院后需要长期注射胰岛素，注射部位消毒使用的棉签、注射针头等均为一次性无菌物品。另外，有很多的家庭也会储存适量的一次性无菌物品，如纱块、棉球、棉签等，进行伤口的初步消毒和包扎。下面让我们来了解一下这些一次性无菌物品的储存和使用方法。

什么是一次性无菌物品

　　经过灭菌处理且仅作为一次性使用的物品，叫做一次性无菌物品。灭菌处理是指用物理或化学的方法杀灭全部微生物，包括致病微生物和非致病微生物及细菌芽孢。

使用一次性无菌物品的原则

　　合格的一次性无菌物品应标明灭菌日期和使用期限，过期物品一律不能使用。一次性无菌物品一人一次性使用，不得重复使用。无菌物品掉落在地或误放于不洁之处，均应视为受到污染，不可作为无菌物品使用。

一次性无菌物品的储存方法

选择大小合适、清洁、密闭、防潮的储存箱储存一次性无菌物品，物品按不同类别、失效日期先后顺序放置使用。储存箱放在清洁干燥、离地面20 cm 以上、离墙 5 cm 以上、避免阳光直射的地方，储存的温度一般低于24 ℃，相对湿度低于70%。

一次性无菌物品的使用方法

使用之前检查包装袋上面的使用期限，确保在有效期之内使用；检查包装袋有无裂缝、穿孔，有无潮湿、污渍；打开包装袋后还需要检查包装袋内的物品是否清洁，有无污渍、异物等。符合以上所有要求的一次无菌物品，方可被使用。

家庭长期氧疗知多少

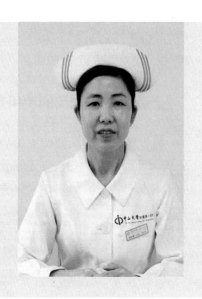

柯彩霞 中山大学附属第一医院呼吸与危重症医学科主任护师。任中国研究型医院学会护理学分会呼吸与危重症护理学组副组长、中华护理学会呼吸护理专业委员会秘书、广东省护理学会呼吸护理专业委员会主任委员。

慢性阻塞性肺疾病（chronic obstructive pulmonary disease，COPD），简称慢阻肺，主要特征是持续存在的呼吸系统症状和气流受限，通常与暴露于有害颗粒或气体引起的气道和（或）肺泡异常有关。COPD 与慢性支气管炎及肺气肿密切相关。当慢性支气管炎和肺气肿患者功能检查出现气流受限时，都可诊断为 COPD。

家庭长期氧疗是 COPD 患者氧疗的重要方式之一，即让患者平均每天吸入浓度为 25%～29%、流量为 1～2 L/min 的氧气 15 小时以上，可延长 COPD 慢性低氧血症患者的预期寿命，纠正因病程进展而导致的重度低氧血症，延缓疾病进展，并提高患者运动耐力和生活质量。家庭长期氧疗通常通过呼吸机或氧气瓶来实施，患者通过鼻导管、面罩等装置进行吸氧。

家庭长期氧疗的作用

（1）家庭长期氧疗可以纠正慢性缺氧患者的低氧血症，而不会明显加重二氧化碳潴留，同时对肺功能也能产生有利影响。

（2）家庭长期氧疗可降低肺动脉压，延缓肺源性心脏病进展。每天氧疗时间越长，肺动脉压改善越明显，每天吸氧 15 小时以上能纠正多数重症 COPD 患者肺动脉的恶化。

（3）家庭长期氧疗不仅可以减轻静息状态下的呼吸困难，也可以改善活动后气促，增加日间活动范围，提高运动耐力。

家庭长期氧疗的注意事项

（1）每天吸氧时间不少于 15 小时。

（2）湿化瓶内装蒸馏水或冷开水 1/2 ～ 2/3 满即可。

（3）注意鼻腔的清洁。

（4）对于 COPD 患者，需调节氧流量至 1 ～ 2 L/min；接氧管吸氧，氧流量不可以过高，过高的氧流量会引起呼吸中枢抑制，加重呼吸困难。

（5）需要停止吸氧时，应先脱下氧管，再关闭开关。

（6）中途需要调节氧流量时，应先脱下氧管，再进行调节，调节好后再戴上氧管；吃东西的时候也要将氧管脱下，以免呛咳。

（7）每天清洁、消毒湿化瓶一次。每天要煮湿化瓶，水煮沸后，再煮 5 ～ 15 分钟，这样才能达到消毒的目的。

（8）氧气机或氧气筒的放置不能靠近火源、热源、油或一些易燃的物品。患者或家属要记住，不可以在氧气机或氧气筒附近吸烟。

（9）氧表的旋转开关不可以涂油，也不能用带油的手去拧开关，以免发生意外。

（10）如出现气喘、呼吸困难等不适，而家庭氧疗又不能够缓解症状时，应马上到医院就诊。

如何进行家庭空气净化管理

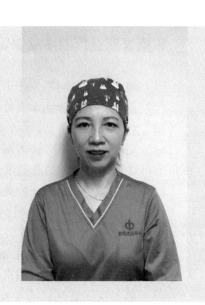

梁金秀 中山大学附属第一医院消毒供应中心区护士长，副主任护师。从事护理工作 35 年，在消毒供应专科工作 26 年。任广东省护理学会消毒供应专业委员会副主任委员。

什么是空气净化

空气净化是降低室内空气中微生物、颗粒物等的含量使其达到无害化的技术或方法。

如何做好家庭空气净化管理

1. 自然通风

流感季节或家里有呼吸道传染病患者，空气净化管理最简单的方法是打开门窗自然通风。自然通风是利用建筑物内外空气的密度差引起的热压或风压，促使空气流动而进行的通风换气。每天自然通风不少于 1 次，最好每天 3 次，每次不少于 30 分钟。

注意事项：进行自然通风时应根据季节、室外风力和气温适时调节通风频率与时间。

2. 机械通风

机械通风是通过通风设备，利用风机、排气扇等运转的动力，使空气流动。家庭常用的通风设备有排气扇、空调等。

3. 空气消毒

（1）紫外线消毒。紫外线消毒适用于无人状态下的室内空气消毒。一般而言，用移动式紫外线灯消毒的直接照射时间应在 30 分钟以上；当室温低于 20 ℃、高于 40 ℃或相对湿度大于 60% 时，应延长照射时间至 1 小时。要注意保持紫外线灯表面清洁，发现灰尘、油污应及时擦拭。

注意事项：紫外线灯消毒室内空气时，房间内应保持清洁干燥，减少尘埃和水雾。

（2）家用空气消毒器。家用空气消毒器适用于有人状态下的室内空气消毒，起到抑制病毒、除菌的作用。

注意事项：①消毒时应关闭门窗；②进风口、出风口不应有物品覆盖或遮挡；③用湿布清洁机器时，须先切断电源；④消毒器的检修与维护应遵循产品的使用说明。

（3）化学消毒法。化学消毒法适用于无人状态下室内空气的消毒。常用的方法为喷雾法，即采用 3% 过氧化氢、5000 mg/L 过氧乙酸，按照 20 ～ 30 mL/m³ 的用量进行喷雾消毒。消毒前关好门窗，作用 30 ～ 60 分钟后打开门窗彻底通风。

家庭使用消毒液的注意事项

余　娟 中山大学附属第一医院消毒供应中心专科护士，主管护师。从事消毒供应专科工作 10 余年。任广东省护理学会消毒供应中心专业委员会委员。

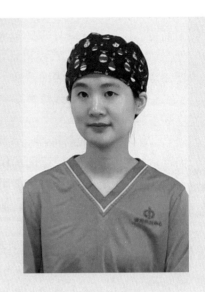

什么是消毒液

消毒液是液体的消毒剂，用于杀灭传播媒介上的病原微生物，使其达到无害化要求。消毒液使用广泛，可用于皮肤消毒、环境消毒等，酒精、84 消毒液、安尔碘等均是消毒液。

1. 酒精

酒精具有较强的渗透能力，能够穿透细菌的细胞壁和细胞膜，进入细胞内部与细胞内的蛋白质相互作用，引起蛋白质变性和细胞功能的紊乱，最终导致细菌死亡。

2. 84 消毒液

84 消毒液的主要成分为氯化钠和次氯酸钠，具有强氧化性，可以消灭细菌和病毒，生活中也可用于漂白。在使用过程中，次氯酸钠与空气中的二氧化碳反应生成次氯酸，从而达到快速杀灭细菌和病毒的效果。

3. 安尔碘

安尔碘是强效消毒剂，由碘和表面活性剂组成，在使用过程中能够快速释放碘，碘可以杀灭多种微生物，而对组织的刺激性小，适用于皮肤、黏膜的消毒。

使用消毒液的注意事项

在日常生活中使用上述消毒液时，要注意以下事项：

1. 消毒液的存放

（1）消毒液应储存于阴凉干燥处，避免阳光直射，储存温度宜在 30 ℃以下。

（2）注意不要用饮料瓶盛放消毒液，以免产生视觉混淆或久置后遗忘，造成误用。

（3）应放在儿童不能触碰的地方，避免儿童误服误用。

2. 消毒液的使用

（1）应尽量选用市售产品，如75%的酒精、碘伏消毒液，不要自行配制消毒液，以免消毒液浓度不达标而起不到消毒效果。

（2）开启新的消毒液时应注明开瓶日期及失效日期，超过有效期的消毒液不能再使用。

（3）消毒液只能用在说明书标识的对象上，不可超范围使用。

（4）进行皮肤或黏膜消毒时，不能用同一根棉签反复蘸取瓶内消毒液进行消毒，这样会污染消毒液。污染后的消毒液无法达到消灭伤口细菌和病毒的作用，并可能造成伤口的二次污染。

（5）消毒时间应达到说明书中的最低时间要求才有效。

（6）使用时要避免消毒液喷溅到眼睛、皮肤等处，以免造成不必要的伤害。

（7）使用75%的酒精等易燃消毒液时，不可大面积喷洒，并禁止明火。

（8）每次使用后应及时盖紧消毒液的盖子，保持密闭，有些消毒液易挥发，以免未达有效浓度而达不到消毒效果。

放疗和化疗知多少

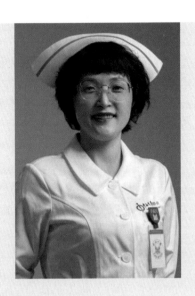

杨云英 中山大学附属第一医院放射治疗科护士长，肿瘤专科护士，副主任护师。从事临床护理工作 29 年。任广东省护理学会近距离及精准放疗护理专业委员会主任委员。

据国家癌症中心最新数据，2022 年中国恶性肿瘤新发病例为 482.47 万例，城市地区恶性肿瘤死亡病例为 140.06 万例。手术、放疗、化疗是治疗癌症的三大治疗手段。合理规范的抗肿瘤治疗能够有效地提高肿瘤患者长期生存率。

什么是放疗

放疗，即放射治疗，是将精准剂量的放射线对准人体的肿瘤细胞进行照射，破坏肿瘤细胞的 DNA，从而直接或间接损害其增殖能力，致使癌细胞死亡的一种治疗方法。放疗可根治恶性肿瘤，既保证患者的生存，又保证患者的生存质量。放疗作为恶性肿瘤的局部治疗手段，在很多实体肿瘤治疗中，其治疗效果与手术类似。相对于手术，放疗有着更好的保留器官功能的优势。

什么是化疗

化疗，即化学药物治疗，是一种应用化学药物杀灭肿瘤细胞或组织的治疗方法。手术和放疗属于局部治疗手段，只对治疗部位的肿瘤有效，对于潜在的转移病灶（癌细胞实际已经发生转移，但因为技术手段的限制在临床上还不能发现和检测到）和已经发生临床转移的癌症就难以发挥有效治疗作用。化疗是一种全身治疗的手段，无论采用什么途径给药（口服、静脉和体腔给药等），化疗药物都会随着血液循环遍布全身的绝大部分器官和组织。因此，对一些有全身扩散倾向的肿瘤及已经转移的中晚期肿瘤，化疗是其主要治疗手段之一。

放疗和化疗的不良反应有哪些

放疗过程极为短暂，每次治疗时间持续 5～10 分钟，治疗过程中一般不会出现明显的不适，也不会感到疼痛。患者常在放疗后 3～5 天出现不适，根据放疗的部位不同，出现的不良反应也不同，常表现为恶心呕吐、骨髓抑制、放射性皮炎等。

化疗药物属于一种细胞毒性药物，注射时若外渗于皮下组织，可引起局部的肿胀、疼痛，甚至是坏死。同时，化疗药物的使用也会引起恶心呕吐（最常见）、骨髓抑制、暂时性脱发、各器官毒性等不良反应。

但是，绝大部分的放疗和化疗的不良反应可以通过有效措施进行预防和治疗，临床上出现严重的不良反应的患者占少数，因此无须太过担忧。

放疗有辐射吗

目前放疗常用的放射设备是直线加速器，放射线是放疗过程中由直线加速器产生的，机器停止运行后射线便消失。因此，患者治疗完成后身上是不会有辐射的，更不会对家属有影响。而且根据国家放射治疗辐射安全与防护要求，目前放疗机房防护安全措施做得非常严格，治疗机房外的区域都不产生辐射。

排痰护理

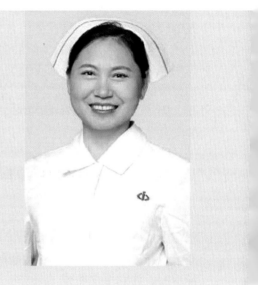

薛卫华 中山大学附属第一医院重症医学科心胸外科 ICU 护士长，副主任护师。从事心血管监护工作及心胸外科 ICU 护理工作 26 年。任广东省护理学会危重症护理专业委员会副主任委员、广东省护理学会 ECMO 护理技术专业委员会专家库成员。

为什么要排痰

健康成人每天能产生 10～100 mL 的气道分泌物，其裹挟大量经气道吸入的有害物质和病原微生物，通过气道黏液纤毛摆动和咳嗽反射将其清除。吸烟、环境暴露和疾病因素常导致黏液纤毛摆动机制受损，从而导致气道分泌物潴留。

什么是排痰护理

排痰护理是指清除呼吸道分泌物的护理技术，包括有效咳嗽、叩击、体位引流和吸痰技术。

如何进行有效排痰

1. 有效咳嗽

咳嗽是最重要的呼吸系统保护性反射之一，可清除较大气道中过多的黏液和异物，有助于正常的黏液纤毛转运清除，确保气道通畅。有效的咳嗽步骤：

（1）患者取坐位或半卧位。

（2）屈膝，上身前倾，双手抱膝或在胸部和膝盖上置一枕头，两肋夹紧。

（3）深吸气后屏气 3 秒，用腹部的力量做爆破性咳嗽，将痰液咳出。

2. 叩击

叩击指用手叩打胸背部，借助振动，使呼吸道分泌物松脱而排出体外。叩击的手法：

（1）患者取坐位或者侧卧位。

（2）操作者将手背隆起，手掌中空，手指弯曲，拇指紧扣食指。

（3）操作者通过手腕有节奏的屈曲和伸展，以一定的速度和力量叩拍患者胸壁，边叩击边鼓励患者咳嗽。

（4）叩击顺序是自下而上，由外向内（避开脊柱和肾区）。需要注意的是，不可在裸露的皮肤、肋骨上下、脊柱、乳房等部位叩击，避免叩击创伤或外科手术部位，切勿直接在骨突起上进行叩击。

3. 体位引流

体位引流指患者利用特殊体位，将肺与支气管所存积的分泌物，借助重力作用使其流入大气管并被咳到体外。体位引流的实施要点：

（1）患者体位要求患肺处于高位，其引流的支气管开口向下，便于分泌物顺体位引流而咳出。

（2）患者间歇深呼吸并尽力咳嗽，协助者可轻叩相应部位，提高引流效果。

（3）痰液黏稠不易引流时，可先予蒸汽吸入、超声雾化吸入、祛痰药。

（4）宜选择空腹时进行体位引流，每日 2～4 次，每次 15～30 分钟。

（5）体位引流时如出现头晕、面色苍白、出冷汗等，应立即停止引流。如出现大量引流液涌出，应注意防止窒息。

4. 吸痰技术

吸痰技术指经口、鼻腔、人工气道利用负压的原理将呼吸道内的分泌物吸出以保持呼吸道通畅。该技术不适宜患者居家操作，有需求者可前往医疗机构由专业技术人员操作。在紧急状态下，可利用注射器吸痰和口对口吸痰。

老年人安全进食小窍门

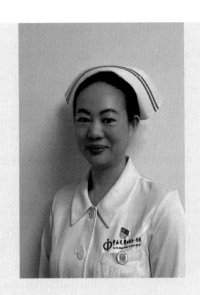

陈妙虹 中山大学附属第一医院特需医疗中心病房/老年医学科护士长，主任护师，硕士研究生导师。从事老年护理工作近 30 年。任中华护理学会老年护理专业委员会委员、广东省护理学会老年护理专业委员会主任委员。

老年人随着生理功能的下降，容易发生吞咽障碍，吞咽障碍易出现误吸、吸入性肺炎等严重并发症。及时发现吞咽障碍高危人群，指导其安全进食的方法，可减少并发症的发生。

什么人容易出现吞咽障碍

高龄，患有卒中、帕金森病、老年痴呆等神经系统疾病，口咽部器质性病变，食道梗阻等人群容易出现吞咽障碍。

出现什么情况提示存在吞咽障碍

出现进食速度缓慢、吞咽费力、食物长时间停留在口中不吞咽、口水或食物从口中流出、食物或水从鼻腔流出、进食或喝水时出现呛咳、不明原因的发热、反复发作的肺炎等情况提示存在吞咽障碍。

吞咽障碍的危害有哪些

吞咽障碍会导致误吸、噎呛、吸入性肺炎、营养不良、脱水，严重者甚至出现窒息死亡。

什么是误吸

误吸（aspiration）是指人们在进行吞咽时，食物或口腔分泌物误入气道。误吸可分为显性误吸和隐性误吸。显性误吸是指误吸发生时老年人有呛咳、窒息等明显症状，反之则为隐性误吸。

什么是噎呛

噎呛是指进餐时食物噎在食管的某一狭窄处或呛到咽喉部、气管而引起的呛咳、呼吸困难，甚至窒息。

什么情况提示发生噎呛

早期表现为进食时突然不能说话、欲说无声，口咽部积存大量食物，有呛咳；如果食物进入气管，大部分人常不由自主地一手呈"V"字状紧贴于颈前喉部，并用另一手指口腔。

中期表现为胸闷、窒息感，食物吐不出，手乱抓，两眼发直。

晚期表现为大汗、面色苍白、口唇发绀、意识不清、烦躁不安，进一步可出现大小便失禁、抽搐、昏迷，甚至呼吸、心跳停止。

吞咽障碍者如何安全进食

（1）进食环境：环境安静，光线充足，避免分心。

（2）食具的选择：

A. 匙羹：柄粗长、匙面小（容量 5～10 mL），边缘钝。

B. 碗：广口平底或边缘倾斜。

C. 杯：切口杯，不直接用吸管喝水。

（3）体位选择：最好取坐位。体力较弱者，可取半坐卧位，头部抬高30°以上。

（4）食物选择：选择的食物应柔软，密度及性状均匀；有适当的黏度，不易松散；通过口腔和咽时容易变形；不易粘在黏膜上。

（5）一口量：因人而异，一般建议 2～6 mL。

（6）口腔清洁：每次吞咽后反复空吞，减少食物在咽部残留。每次进食后漱口或进行口腔清洁。

另外，喂食时避免匆忙，待患者完全咽下，张口确认无误后再送入食物；喂食过程中发生呛咳应暂停喂食，待呼吸完全平稳再喂食物，呛咳严重、频繁者则停止喂食，必要时遵医嘱使用管饲。将食物放到口中不同位置，方便食物咽入，例如，若患者左面部无力，食物可以放在口腔右侧。

居家出现误吸或噎呛怎么办

（1）轻度者，老人可以自行咳嗽，清理呼吸道。

（2）不能缓解者，给予膈下腹部冲击施救。具体做法为协助老人取站位，施救者站在老人背后，双臂环绕老人腰部，令老人弯腰，头部前倾。施救者一手握空心拳，拳眼顶住老人腹部正中线脐上方两横指处，另一手紧握此拳，用力快速向内、向上冲击，冲击随即放松。重复该动作直到异物吐出。

（3）尽早呼叫医务人员或送院抢救。

导尿管感染如何预防

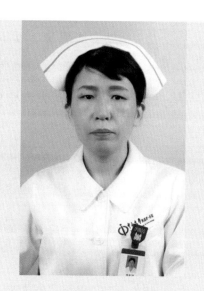

白利平 中山大学附属第一医院重症一科护士长，副主任护师。从事重症护理工作 23 年。香港成人 ICU 专科护士。任广东省护理学会应急救护和快速反应专业委员会主任委员、广东省护士协会临床营养护士分会副会长。

留置尿管是在导尿后将尿管保留在膀胱内引流尿液的方法，是临床常用的基础护理技术，广泛用于排尿困难、麻醉、手术及危重患者的尿量观察等。

什么是导尿管感染

导尿管感染是指留置尿管时出现尿频、尿急、尿痛等尿路刺激症状，或者有下腹触痛、腰部叩痛，伴或不伴发热，并且在尿液检查中男性白细胞计数（white blood cell count，WBC）≥5 个/高倍视野、女性 WBC ≥10 个/高倍视野。

留置尿管的适应证

（1）尿潴留患者。
（2）麻醉手术留置尿管。
（3）盆腔手术时避免误伤膀胱。

（4）用于危重、休克患者记录尿量及检测尿比重。

（5）检查膀胱功能，检测膀胱容量、压力及残余尿量。

（6）膀胱和尿道的疾病诊断及治疗，如进行膀胱造影或对膀胱肿瘤患者进行化疗等。

（7）某些泌尿系统疾病，术后留置尿管，便于持续引流和冲洗。

（8）昏迷、截瘫或会阴部有伤口者留置尿管，应保持会阴部清洁、干燥。

哪些措施可以预防导尿管感染

（1）尽量缩短导尿管留置时间。医护人员每天评估尿管留置的必要性，如果病情不需要，应尽早拔出。

（2）稳妥固定导尿管，保持尿管通畅。引流管留有足够长度，避免活动的时候牵拉尿管。

（3）保持导尿管及集尿袋的密闭。不要随意分离导尿管及集尿袋，保持集尿袋位置低于膀胱水平，但不能接触地面。

（4）应早期下床活动，适当锻炼，保持良好的作息习惯。

（5）病情允许时应多喝水，饮食清淡，每天饮水量不少于 2000 mL，这样可促使多排尿，尿液可以起到冲刷尿道的作用。

（6）保持尿道口及会阴部卫生清洁。每日进行 2 次会阴部的清洁。

（7）长期留置导尿管的患者，不宜频繁更换导尿管，具体更换频率可参照产品说明书。若导尿管阻塞或不慎脱出或留置导尿装置的无菌性和密闭性被破坏，应立即更换导尿管。

（8）应当及时清空集尿袋中尿液并使用个人专用的收集容器收集。清空集尿袋中尿液时，要避免集尿袋的出口触碰到收集容器。

（9）患者沐浴或擦身时应当注意对导尿管的保护，不应当把导尿管浸入水中。

气道异物梗阻的急救

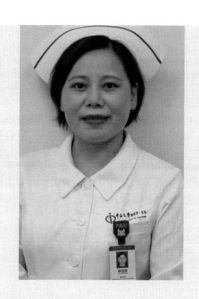

赖晓娟 中山大学附属第一医院急诊观察区护士长，副主任护师。广东省急诊专科护士。从事急危重症护理工作及护理临床教学 20 余年。

气道异物梗阻

气道异物梗阻是指异物进入呼吸道，导致空气无法顺利到达肺部。当较大的异物堵塞气道时，甚至可引发急性窒息甚至死亡。

气道异物梗阻的表现

（1）不完全性气道异物梗阻表现为憋气、呼吸困难、咳嗽不止、反射性呕吐、发绀，张口吸气时可以听到异物冲击性的高啼声。

（2）完全性气道异物梗阻表现为不能言语、不能咳嗽、不能呼吸、颜面部发绀、肢体抽搐、昏迷倒地，继之呼吸心跳停止。

气道异物梗阻的急救处理

一旦出现气道异物梗阻，抢救生命可能就在几秒钟，现场及时的应急处理很关键。日常生活中我们可以根据患者的状况采取不同的处理方法。

（1）轻度气道梗阻：鼓励患者用力咳嗽，直至异物咳出。

（2）重度气道梗阻：

A. 针对昏迷者：立即呼救并拨打"120"，随后立即进行心肺复苏。心肺复苏过程中，吹气前检查异物是否已经在口腔里并及时清理异物。

B. 针对意识清醒者：立即实施海姆立克法进行急救。

气道异物梗阻自救：没有工具时，患者可在自己肚脐上方进行有力冲击。患者一手握空心拳，用拳头拇指侧抵住腹部剑突下、脐上腹中线部位；另一手紧握此拳头，用力快速将拳头向上、向内冲击，每次冲击时动作要明显分开。患者还可选择将上腹部抵压在坚硬的平面上，如椅背、桌缘、走廊栏杆，连续向内、向上冲击。重复操作，直到把气道内异物清除为止。

针对清醒的成年人和大于1岁的儿童，采用腹部冲击法。患者取立位或坐位。救护员站在患者身后，双臂环绕患者腰部，让其弯腰，头部前倾。救护员一手握空心拳，握拳手的拇指侧紧抵患者剑突和脐之间，另一手抓紧此拳头，用力快速向内、向上冲击。

针对小于1岁的婴儿，使用背部叩击和胸部按压法。救护员一手固定住婴儿的头部，将其面部朝下，保持头低脚高，用另一只手的手掌根部在婴儿肩胛骨连线中点处给予5次快速的叩击，然后将婴儿翻转成面部朝上，保持头低脚高，检查有无异物排出。若没有发现异物，立即用食指和中指在婴儿两乳头连线中点处按压5次，如果仍不能解除梗阻，继续交替进行。

针对孕妇或肥胖者，使用胸部冲击法。救护员站在患者身后，两臂从患者腋下环绕其胸部。一手握空心拳，拇指置于患者胸骨中部，注意避开肋骨缘及剑突，另一手紧握此拳向内、向上有节奏冲击。

气道异物梗阻的预防措施

（1）对于儿童，在吃花生、瓜子、果冻等食品时，需要大人看护，避免在吃这些食品时做剧烈运动；将容易导致气道堵塞的小物件，摆放在儿童不易触碰的地方，防止其误食。

（2）对于成人，避免酗酒，进食时避免谈话或者大笑。

危险的有机磷农药

李　元　中山大学附属第一医院南沙院区急诊区护士长、急诊专科护士，主管护师。从事急诊护理工作 13 年。任中华护理学会急诊护理专业委员会专家库成员、广东省护理学会高级生命支持护理专业委员会主任委员。

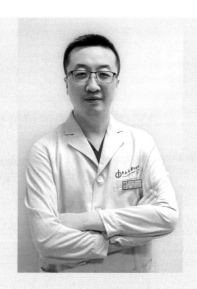

彭　磊　中山大学附属第一医院南沙院区急诊区护士长、急诊专科护士，主管护师。从事急诊护理工作 12 年。任广东省护理学会急诊专业委员会常务委员。

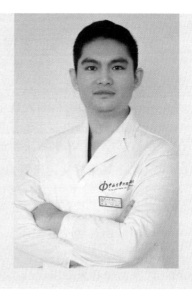

什么是有机磷农药中毒

有机磷农药是常见的杀虫剂，具备较强毒性，使用过程中会通过皮肤黏膜或者消化道等使人体中毒，严重时会危及生命。有机磷农药主要通过胃肠道、呼吸道、皮肤和黏膜吸收，吸收后迅速分布于全身各脏器，危及生命。进入体内的有机磷农药会控制胆碱酯酶活性的激发，从而使神经递质乙酰胆碱逐步累积，影响胆碱能受体功能的发挥，导致神经系统运作紊乱。

有机磷农药中毒的可能途径

（1）劳动中接触。有机磷农药的生产、运输、配制过程中，若不重视防护，皮肤很可能接触农药，导致中毒。一般而言，即便接触量比较小，但在饮酒或者发热等因素的影响下，人们依旧会因为吸收毒物而中毒。

（2）误食污染物。误食已经被污染的食品，如瓜果或者蔬菜等，会在肠道吸收过程中出现中毒问题。经消化道途径吸收毒素与经呼吸道吸入有机磷农药相比，有着更为急促的发病倾向。

（3）不正确使用有机磷农药。有机磷农药使用者未进行个人防护，经过皮肤接触、呼吸道感染等导致中毒。

有机磷农药中毒的表现及程度

1. 中毒症状

通过皮肤吸收有机磷农药中毒患者，往往在接触后 6 个小时表现出不良症状；口服有机磷农药中毒的患者，会在 2 个小时内急促发病，病程时间长，且容易反复。中毒患者可能存在如下症状：

（1）烟碱样症状。患者自身的运动神经异常兴奋，出现肌肉痉挛或者肌力减退的趋势，心率异常加快，血压异常升高，严重情况表现为心力衰竭或休克。

（2）中枢神经功能受阻。患者中毒的起始阶段出现头痛、失眠、烦躁以及头晕等症状。患者在中毒后期会表现为抑制趋势，出现乏力、惊厥及嗜睡，严重的患者可能出现脑水肿，最后因呼吸中枢麻痹而死亡。

（3）其他典型的临床症状。中毒患者会出现瞳孔缩小、大汗淋漓等症状。

2. 中毒程度

（1）轻度中毒。患者有头痛、恶心、乏力与食欲降低的现象，体内血胆碱酯酶活力降到50%左右。

（2）中度中毒。患者以轻度中毒的症状为基础表现为烟碱样问题，伴随瞳孔缩小、呼吸困难、腹部疼痛感强、精神恍惚以及血压持续升高等，体内血胆碱酯酶活力降到30%左右。

（3）重度中毒。患者心率异常加快、肌束震颤，大小便失去控制，最终出现昏迷和麻痹症状，甚至有一定脑水肿趋势，体内血胆碱酯酶活力降低到20%左右。

如何预防有机磷农药中毒

（1）使用农药前，应穿好防护服，戴好口罩、帽子、手套。
（2）单次农药喷洒工作时间不宜过长。
（3）使用完农药回家后要及时洗手、洗澡、更换衣物。
（4）应保证存放农药的房间通风良好。
（5）水果、蔬菜等农产品应清洗干净后食用。

怀疑有机磷农药中毒时，应该怎么做

一旦怀疑有机磷农药中毒，应立即中断患者与毒物的接触，保持现场安全，避免更多人接触毒物，切勿自行给患者服用任何药物或饮料。

（1）对于意识清醒患者：①立即拨打"120"急救电话；②若现场有经过专业培训的人员，可进行催吐；③脱去任何可能被污染的衣物，并用肥皂和水清洗；④用大量清水冲洗接触部位；⑤尽量让患者保持冷静，减少恐慌。

（2）对于意识不清患者：①将患者置于稳定侧卧位，不要尝试催吐，防止呕吐物阻塞呼吸道，确保呼吸道通畅；②立即拨打"120"急救电话，请求专业医疗援助；③观察患者的呼吸和意识状态；④向急救人员提供患者可能接触的毒物信息。

影像检查知多少

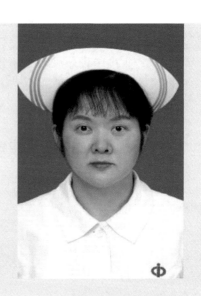

陈伟玲 中山大学附属第一医院放射诊断科副主任护师。从事护理工作32年。广东省护理学会慢病专科护士。任广东省护理学会影像护理专业委员会副主任委员、秘书。

"精准医学，影像先行。"随着国家医疗事业的不断推进，影像医学和检查在临床诊断、治疗评价中的作用越来越明显。为了能让检查图像更清晰、准确，患者需要在检查前、中、后积极配合，因此向患者科普影像检查的相关注意事项和要求很重要。

增强 CT 检查前为什么要多喝水

由于做增强 CT 检查前要根据体重注射 80 ~ 100 mL 的碘对比剂，因此建议在检查前喝 600 mL 以上的饮用水。检查当天多饮水、多排尿，既可以加速对比剂的肾代谢、减轻肾脏负担，又能够减少对比剂过敏的发生。心、肾功能不全患者，饮水量要咨询医生。

腹部 CT 检查前为什么要禁食，为什么要喝甘露醇水

（1）腹部 CT 检查前禁食有两个目的：一是保证胆囊的充盈，以便分辨其是否有病变；二是检查过程中如果发生过敏反应，呕吐物进入气道会引起

窒息。

（2）检查前喝甘露醇水是为了充盈胃肠道，它能将皱褶的胃壁撑开，以便观察病变和胃壁的关系。同时，甘露醇水还有一定的显影作用，有利于成像。

增强 CT 检查前为什么要打针

增强 CT 检查前打针是为了在静脉注入碘对比剂，血管内的碘对比剂在 CT 下可以成像，表现为高密度影，由此可以诊断一些血管性疾病；此外，对于病变的供血动脉、引流静脉也可以进行评估。

增强 CT 检查前打了碘对比剂，会不会增大辐射剂量呢

答案是不会的，碘对比剂中没有辐射物质，不会增大辐射剂量。增强 CT 检查的作用有：①区分血管和其他软组织；②了解比较大的肿瘤中的血流变化，帮助判断肿瘤的性质；③了解有无淋巴结肿大；④了解肿瘤是否侵犯血管。

磁共振你不知道的那些事

周春燕 中山大学附属第一医院放射诊断科主管护师。从事 ICU 护理工作 10 余年。

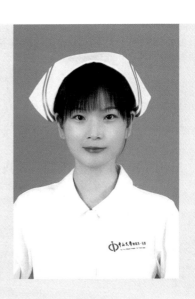

　　磁共振检查是一种常见的影像技术，是以影像学检查手段为基础，利用较强的外部磁场和人体中的氢原子核，在特定脉冲作用下产生磁共振现象，属于专业性的检查方法，能够用于全身各个部位的检查，了解是否出现病变，并且掌握病变的范围，为临床治疗提供重要的帮助。

核磁共振检查有辐射吗

　　磁共振检查没有辐射。它是利用强烈的外磁场和人体内的氢原子核共振产生图像。它与 CT 检查不一样，使用的不是 X 射线，对人体不会产生辐射。孕妇也可以做磁共振检查，但是妊娠的前三个月非必要不建议做。

为什么做磁共振检查要塞住耳朵

　　磁共振检查的机器发出的声音非常大，音量在 100 dB 左右，使用耳塞可以降低 30 dB 左右的音量。

为什么磁共振检查会产生噪声

噪声的产生与梯度磁场的切换有关，梯度磁场越大，噪声越大；梯度磁场切换越快，声音越粗糙。在扫描不同身体部位时，不同的序列会产生不同的声音。

磁共振检查需要多长时间

检查时间根据检查部位不同而有所不同，平均一个部位需要 10 ～ 20 分钟，但是实际检查的部位通常不止一个。有时候根据病情，检查人员需要在平行扫描的基础上进行加强扫描，患者配合不佳也会造成检查时间的延长。因此实际检查时间会更久，甚至达到一两个小时。

为什么磁共振检查中患者不能动

磁共振检查与照相类似。磁共振检查仪器是一台大型的并且非常精密的"照相机"，如果患者在检查时随意摆动身体，最后得到的图像将会是模糊的，对疾病的判断有很大的影响。此种情况下，检查人员会重新扫描，致使患者检查时间增加。

体内有金属物品做磁共振检查有什么影响

高强度的磁场会造成体内金属的松动，进而引起金属移位或脱落，引发出血等症状。金属物品还会使扫描区域产生伪影，导致无法看清扫描部位。因此，患者需要在检查前取下假牙、假肢、助听器等物品。

体内有钢板、支架就不能做磁共振检查了吗

体内含有心脏支架、钛合金的钢板或钢钉等金属的患者做磁共振检查一般不受影响，可以做 1.5 T 及以下的低强度磁共振。但是安装有心脏起搏器或人工耳蜗的患者不能做磁共振检查。

CT 检查知多少

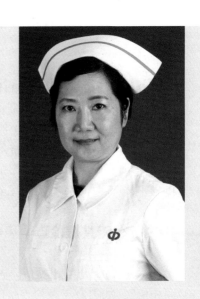

林　芝 中山大学附属第一院放射诊断科护士长，副主任护师。从事内科临床护理和放射诊断科护理工作 39 年。任中华护理学会放射介入专业委员会委员，广东省护理学会影像专业委员会主任委员。

　　随着影像科学技术的迅猛发展，影像设备日新月异，"精准医疗，影像先行"的理念越来越被广大人民群众认知和接受，早发现、早排查、早治疗是广大患者的愿望。

腹部 CT 检查前为什么要禁食

　　（1）腹部 CT 检查前禁食可以保证胆囊的充盈，因为进食以后胆囊就会将储存的胆汁排入肠道用于帮助消化食物，胆汁排出后胆囊就会缩小，胆囊壁就会增厚，不容易观察胆囊腔内的情况，也不容易区分是病变还是胆囊壁。

　　（2）检查过程中如果发生过敏反应，呕吐物进入气道会引起窒息，检查前禁食可以避免此状况发生。

　　（3）减少胃肠道内的食物和粪便，因为食物和粪便的成分比较复杂，会影响对胃肠道里面及周围结构和病变的观察。

为什么喝甘露醇水

饮甘露醇水是为了充盈胃肠道，它能将皱褶的胃壁撑开，以便观察病变和胃壁的关系，同时可以帮助清除食物和粪便，避免其影响图像。甘露醇水还有一定的显影作用，有利于对胃肠道的观察；同时，有一定的水化作用，可以减少对比剂的不良反应。

糖尿病患者做碘造影检查前后要停用二甲双胍吗

（1）肾功能情况正常者检查前不必停用二甲双胍，使用碘对比剂后停用二甲双胍 48～72 小时，复查肾功能正常后可继续用药。

（2）肾功能异常者检查前须停用二甲双胍，肾功能处于中度损害时，检查前应停用二甲双胍 48 小时；检查完成至少 48 小时后且再次检查肾功能无恶化的情况下可以恢复服用。

增强 CT 检查前后需要注意什么

（1）检查前应认真阅读碘对比剂使用知情同意书，完全理解后签字。

（2）注射对比剂时患者多会出现一过性发热等常见现象，此时无须紧张。

（3）检查前半小时常规饮水 500～800 mL（禁食、禁饮者除外），促进碘对比剂的排出，减少碘对比剂不良反应的发生。

（4）检查完成后需要观察 30 分钟，无特殊不适，拔除留置针后方可离开 CT 检查室。检查当天建议多饮水、多排尿。